KB161001

한약
독성학 Ⅲ

한약
독성학 Ⅲ

Toxicology for Herbal Medicine Ⅲ

| 박영철 · 이선동 지음

한국학술정보

책을 발간하면서

전통의학의 모든 면에서 앞선 중국을 독성분야에서만이라도 앞서 보자는 생각으로 2010년에 저술을 시작하여 2017년 올해 마지막으로 『한약독성학 III』를 출간하게 되었다. 서술방향은 현대 독성학에 대한 이론을 바탕으로 한약 탕제 및 개별 한약재에 대한 분석이라는 전제로 시작했지만 자료가 너무 부족하였다. 특히 한약에 대한 독성 및 부작용에 대한 국내 자료는 거의 전무하여 부득이하게 국외 자료에 의존하여 서술하게 되었다. 국외 자료는 주로 영어권 저널이었지만 한약 및 식물유래 천연물에 대한 독성에 대한 연구는 극히 제한적이었다. 이러한 연구의 제한으로 한약독성학 III 권까지 한약재에 대한 독성자료는 전 세계에서 수행된 연구의 대부분이라고도 할 수 있다. 그러나 독성과 관련된 자료의 대부분을 분석하여 참고하였지만 책 내용의 약 30% 정도는 독성보다도 약리기전에 대한 내용을 담아 한약독성학의 내용은 한약의 약리 및 독성 기전이 좀 더 정확한 표현이 된다.

2012년에 발간된 『한약독성학 I』에서 독성학의 기본원리에 대한 소개와 개별 한약재의 약리와 독성에 대해 논하였으며 2013년에 발간된 『한약독성학 II』에서는 육미지황환(탕), 보중익기탕, 십전대보탕, 귀비탕 등을 포함한 20여 종의 탕제에 대한 약리와 독성에 대해 논하였다. 따라서 한약독성학의 I과 II는 독성학의 기본원리를 바탕으로 개별 한약재 및 탕제에 대한 독성과 약리에 대한 고찰이라고 할 수 있다. 한약독성학 III은 개별 한약재, 일부 한약재 대한 독성 및 약리에 대한 소개가 있지만 총 3권의 한약독성학 시리즈 중에서 꽃이라고 할 수 있는 한약의 안전성등급화를 위한 근거중심독성평가(evidence based toxicity evaluation)에 대한 내용이다.

한약을 비롯하여 중약 등의 전통의약에 대한 안전성 문제는 서구에서 식이보충제 및 임상에서 보완대체의약으로 사용 증가에 따른 부작용의 국제적 이슈화에 기인하지만 다음과 같은 3가지 이유가 우리나라 한약의 안전성 문제의 주요 요인이라고 할 수 있다. 첫 번째, 교통 및 통신의 발달로 온라인 시장이 활성화되어 독성을 유발할 수 있는 한약재 및 한약제품을 손쉽게 소비자에게 전달될 수 있다는 점이다. 두 번째,

한약재가 전통적인 처방전에 기반을 둔 처방이 아니라 시대적 요구에 의해 새로운 처방전의 개발과 적용에 의한 부작용을 들 수 있다. 세 번째, 한약과 양약의 약물상호작용에 의한 독성 또는 부작용이다. 즉 질병치료의 극대화를 위한 양약과 한약의 전문적인 복합처방을 하거나 소비자의 작위적인 결정에 따라 한약과 양약의 동시복용에 의한 약물상호작용에 따른 부작용의 발생이다.

이와 같은 전통의약 및 식물유래 천연물에 대한 독성 및 부작용을 극복하기 위해 안전성등급화가 꾸준히 제시 또는 개발되어 왔으며 우리나라를 비롯한 일본과 중국에도 영향을 주어 한약의 등급화에 관심이 갖게 되는 원인이 되었다. 그러나 우리나라를 비롯하여 중국 등에서 한약과 중약의 안전성 확보를 위해 개발된 등급화는 임상에서 적용의 어려움 때문에 거의 사용되지 않고 있다. 등급화 개발의 근간이 되는 것은 임상적 경험과 동물에 대한 독성시험 자료 등의 다양한 자료가 이용되는데 중약의 등급화는 각각 자료는 통합되지 않고 나열되어 있어 어느 것을 적용할지에 대한 선택의 혼동을 준다. 따라서 등급화가 임상적 경험과 동물에 대한 독성시험의 근거를 융합하여 하나로의 제시가 필요하다. 본 책에서는 인체등가용량 근거안전역 (human equivalency-based margin of safety, HED-based MOS)을 이용하여 세계 최초로 임상자료와 비임상자료의 통합을 통한 한약의 안전성등급화가 개발되었으며 다양한 한약재에 대한 안전성을 5의 등급으로 분류하여 제시되었다. HED-based MOS를 기초로 개발된 안전성등급화는 한의학 역사에서 근거중심평가(evidence based evaluation)의 중요한 사례라고 할 수 있으며 특히 전통의학 분야에서 한의학이 중국의 중의학을 앞설 수 있는 유일한 분야라고 할 수 있다.

한약독성학 III에서 안전성등급화 다음으로 중요한 내용은 한의학에 대한 시스템 생물학(systems biology) 응용을 위한 고찰이라고 할 수 있다. 한의학 및 중의학에서 서양원리적 약리연구는 시기적으로 크게 3종류의 연구인 화학물질 초점 연구 (chemistry focused study), 약물 표적 연구(target directed study) 그리고 최근에 시작된 시스템생물학 기반 연구(systems biology based study) 등의 모델로 구분된다. 특히 시스템생물학 기반 약리적 연구모델은 인간유전체프로젝트가 완성된 2000년대 이후부터 중의학 또는 한의학에서 크게 응용되고 있어 이에 대한 이해는 한의학의 근거중심접근(evidence based approach)을 위한 중요한 도구라고 할 수 있다. 특히 서양의학에서 획일적 치료(one disease-one target-one-size-fits-all)에 의한 환자치료에 있어서 난관을 극복하기 위해 맞춤의학(personalized medicine)을 지향하고 있다. 이러한 측면에서 오래전부터 한의학에서는 환자개인의 증상과 신체 조건을 바탕으로 그에 적합한 치료 방법을 선택하여 의료행위의 맞춤의료를 수행하여 왔기 때문에 오늘날의 시스템생물학은 한의학의 근거중심접근(evidence based approach)을 위해 반드시 이해할 필요성이 있는 중요한 분야이다.

한약독성학의 저술을 통해 독성 분야에서만이라도 중의학을 넘을 수 있는 기회가 되길 간절히 바랐지만 국제저널의 인용을 통해 중국의 중의학이 우리나라의 한의학보다 많이 앞섰다는 것을 저술 기간 내내 새삼 확인하였다. 다행히 지난 6년의 저술 기간 동안에 HED-based MOS의 응용과 임상 및 독성시험 자료의 융합을 통한 안전성등급화를 개발하고 일부 한약재에 대한 등급을 제시하여 세계의 전통의학 분야에서 우리나라 한의학의 우수성을 입증하는 초석이 되는 기대를 가질 수 있게 되어 저술의 보람으로 느낀다. 끝으로 3권의 『한약독성학』이 나오는 데 도움을 주신 대구가톨릭대학교 GLP센터와 상지대학교 한의과대학 예방의학교실의 여러 선생님들께 감사드리며 한약의 독성학 분야에 있어서 발전에 기여하신 학자들께 머리 숙여 경의를 표한다. 또한 출판에 여러 도움을 주신 한국학술정보(주)의 대표 이사님과 관련 선생님들께도 감사드린다.

저자 일동

▌ 차 례

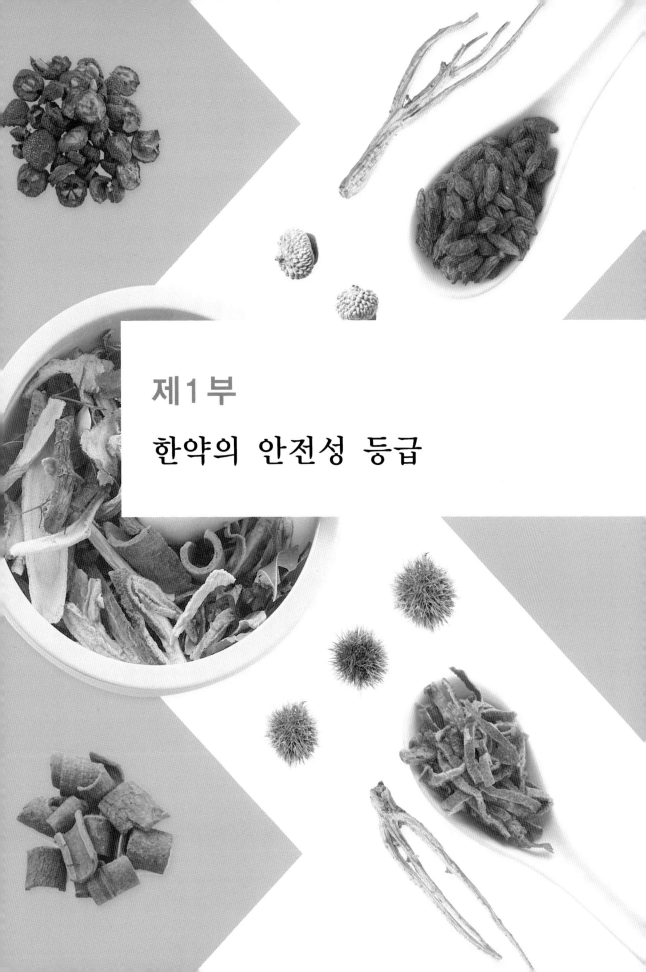

제1부

한약의 안전성 등급

제1장 한약독성연구의 국제적 현황과 안전성등급화 방안

◎ 주요 내용

- 한방의 원리를 배제하고 단순히 한약재 측면에서 보면 우리나라의 한약은 서양에서 보완대체의학의 원료와 같다.
- 서구에서는 한약이 제도권으로의 흡수를 위해 과학적 데이터를 적용하여 이용할 수 있는 보완대체의료의 범주로 통합 흡수하기 위한 육성전략이 추진되고 있다.
- 서구에서 한약재 및 식물유래 제품의 독성은 각 병원에서 보고되는 증례 보고서(case report)가 관련 정부부처의 데이터베이스에 축적되어 다양하게 분석되어 정책에 반영되고 있다.
- 한약재의 독성 및 안전성에 따라 한약재를 분류하는 것을 한약 등급화라고 하며 한약의 안전성과 독성에 대해서 오래전부터 제시되었지만 최근에 한약 등급화에 대한 관심이 국제적으로 높아지고 있다.
- 현재까지 한약의 안전성등급화 과정에서 가장 어려운 점은 동물자료 및 임상자료 분리로 인한 임상 사용 가능성인데 근거중심접근 방법은 이러한 어려운 점을 해결한 한약의 안전성등급화이다.

한약 독성에 대한 국제적 이슈를 논하기 위해서는 한약의 범위와 의료체계에서의 한약에 대한 이해가 필요하다. 우리나라에서 한약은 완제품의 의약품을 의미하며 한약재는 한약을 조제하는 데 사용되는 원료약재로 구분하고 있다. 이와 같은 구분을 우리나라 및 일본 그리고 중국에서는 동일한 개념으로 적용할 수 있지만 서양에서는 한약과 한약재를 구분하기가 쉽지 않다. 이러한 측면에서 한약독성의 국제적 이슈에 대한 이해는 우리나라에서 한약의 형태와 국제적으로 약물 또는 임상에서 어떠한 형태로 응용되고 있는가에 대한 공통성을 통해 이루어지는 것이 바람직하다. 우리나라에서 한약은 결국 식물유래 열수추출물의 처방에 기인하기 때문에 단순추출물 또는 복합추출물과 유효성분의 추출물 등을 포함한 모든 식물유래 원료의 투여에 의한 독성에 대해 논할 필요가 있다.

한의학에서 식물유래 원료는 오랜 기간 전통약물로 이용되어 질환의 예방과 치료에 응용되어 왔다. 특히 우리나라에서는 일부로 편입되어 한약 처방이 이루어지지만 최근까지도 서양에서는 의료체계 내에 포함되지 못하고 있다. 이는 한약의 독성에 대한 국제적 현황을 임상적인 측면에서 확인하기 어려운 원인이기도 하다. 그러나 최근에 미국을 비롯하여 서양에서는 보완대체의학으로 분류하여 임상적인 응용뿐 아니라 의료체계 내 일부로 편입되고 있기도 하다. 예를 들어 미국은 2010년 한 해에 76억 달러, 유럽은 20억 달러를 식물성유래 제품을 수입하고 있으며 한 해에 성인 10명 중 4명이 보완대체의학(complementary and alternative medicine, CAM)을 이용하고 있다. 스위스와 스칸디나비아 지역은 10명 중 3~5명이 이용하는 것으로 나타났다. 호주에서는 이 수치가 크게 늘어 인구의 3분의 2 정도가 보완대체의학을 이용하였으며 방문 횟수는 일반 서양 의사를 방문한 횟수와 비슷한 수준이었다. 이와 같이 우리나라의 한약으로 분류되는 것이 서양에서는 대체의학의 한 부분으로 받아들여지고 있다. 따라서 한약독성의 국제적 이슈에 발맞추어 한약이 국제적으로 의료체계에서 어떻게 정의되고 있으며 의료체계에서 어떤 위치를 가지고 분류되고 있는가에 이해가 우선적으로 필요하다.

1. 의료체계에서 한약의 국제적 동향

1) 한의학과 보완대체의학의 정의

동서양을 막론하고 모든 나라에서는 식물성유래 원료를 이용한 전통요법이라는 것이 있다. 그러나 우리나라를 비롯하여 중국 및 일본 등 동북아 3국의 전통요법은 음양오행설, 정체관(holism) 등의 같은 원리를 기초로 한 전통의학으로 발전하여 오늘날의 의료체제에 편입되어 왔다. 반면에 서양에서는 근래까지 단순한 민간요법 수준에서 벗어나지 못하다가 과학적 의학이 지닌 한계성을 극복하기 위해 보완대체의학으로 분류하여 의료체제 속으로 편입이 이루어지고 있다. 따라서 한방의 원리를 배제하고 단순히 한약재 측면에서 보면 우리나라의 한약은 서양에서 보완대체의학의 원료와 같다고 볼 수 있다. 그러나 우리나라와 서양에서의 보완대체의학에 대한 정의는 차이가 있을 수 있다. 우리나라에서 보완대체의학이란 의과대학, 한의과대학에서 교과 과정을 통해 습득한 지식을 이용하여 의사, 한의사가 진료행위를 하는 방법을 제외한 전통적으로 전해내려 오는 민간요법, 침구요법, 기요법, 약초요법, 식이 및 영양요법, 찜질요법, 기공요법, 건강보조식품 등의 여러 가지 요법들을 의미한다. 반면에 서양에서는 한의학의 범주를 포함하여 보완대체의학으로 정의된다. 서양에서의 보완대체의학의 대표적인 유형으로 생약(herbal medicine), 중의학(traditional chinese medicine), 동종요법(homeopathic medicine), 아유르베다 의학(ayurvedic medicine)을 들 수 있다. 이 중 세계 보완대체의학 시장에서 생약(herbal medicine) 또는 한약재의 시장점유율이 가장 높다. 생약 및 한약재에 대해 WHO(세계보건기구)는 herbal medicine의 정의를 치료 및 건강 증진 효과가 있는 식물 기원 물질이나 제제로 한 가지 혹은 그 이상의 식물로부터 날 것 상태의 또는 가공된 성분을 함유하는 것으로 규정하고 있고 광물질, 동물성 물질이 사용되는 것도 포함되기도 한다. 또한 WHO는 한약재에 해당하는 herbs, 가공제품이나 추출물에 해당하는 herbal materials, 최종제품을 만들기 위한 herbal preparations, 최종제품인 finished herbal products로 용어를 정의하고 있다. 특히 생약 등의 안전성을 위해 WHO는 보완대체의학에 대해 강도 높은 표준화정책을 요구하거나 권장하고 있기도 하다. 따라서 한약의 독성은 보완대체의학에서 생약의 독성을 고려하는 것이 타당하며 보완대체의학에 대한 세계적 경향에 대한 이해가 한약독성의 현황을 파악하는 데 있어서 기초가 된다.

2) 보완대체의학의 국제적 현황

(1) 미국

○ 법적 제도

미국에서 한약재는 1994년에 제정된 DSHEA(Dietary Supplements and Human Education Act)법을 통해 식품보조제로 처음으로 분류되었다. 특히 한약의 안전성만 확보되면 판매가 가능하게 되어 한약 시장이 급성장하게 된 배경이 되었다. 이러한 급성장으로 한약의 임상효과에 대해서 보다 정밀하게 검증하는 보건의료정책에 대한 필요성이 대두되었다. 이에 부응하여 1998년부터 미국 국립보건원(National Institute of Health) 산하에 보완대체의약센터(National Center for Complementary and Alternative Medicine)와 천연건강보조식품 연구실(Office of Dietary Supplements)을 설립하여 한약에 대한 효능 연구가 다양하게 이루어졌다. 특히 이들 한약재의 유효성과 안전성을 보다 강화하고 신약의 측면에서의 개발을 위해 2000년대에는 미국 FDA는 「

Botanical Drugs Guidance for Industry」를 제정, 시행하였다. 이는 한약 또는 전통약물을 포함하는 한약재를 이용한 천연물신약의 등록허가 요건에 대한 새로운 규정이다. 즉 한약의 안전성과 유효성을 과학적으로 실증하는 자료를 제출하여야 천연물신약으로 등록 및 허가될 수 있다는 것이다. 이는 결과적으로 한약에 대한 현대화와 산업화를 통해 미국 주도권을 확보하기 위한 정책이라고 할 수 있다. 이후 미국에서는 한약이 식물의약품(botanical drug)으로 불리며 식물자원(조류, 미세균류 포함)을 원료로 제조된 의약품과 식품첨가물, 화장품 및 의료기기를 포함한다. 그러나 GMO 식물종으로 만든 제품, 식물을 기질로 사용한 효모, 박테리아 및 미생물의 배양물과 식물세포 배양물, 항생제·아미노산·비타민과 같은 약물이나 식품용도로 이미 허가받은 제품, 식물에서 정제한 물질(예: palitaxel) 또는 추출물로부터 합성된 화합물(예: estrogen)의 경우는 포함되지 않는다.

○ 현황과 육성전략

미국은 최근 동서양 의학의 구분을 넘어 통합의학으로 가고 있다. 지난 1990년 알래스카 주에서 의료인이 보완대체요법을 시술할 수 있도록 하는 법안이 통과된 이후, 지속적으로 다른 주에서도 '시술권의 자유'를 보장하는 법안이 통과되는 추세다. 또한 정부가 의료비 절감을 위해 보완대체의학 치료서비스를 활용할 수 있는 보험회사와 의료기관을 장려하고 있고 보완대체의학에 대해 보험금을 지불하고 있다. 최근에는 국가의료보험인 메디케어(medicare)에도 보완대체치료가 포함되도록 하는 법안이 제출되었다. 그뿐만 아니라 미국의 대학도 '통합의학(comprehensive medicine)'이라는 이름으로 기존의 정통의학에 다양한 보완대체의학을 융합하고 있다. 미국 국립보건원 산하에 보완대체의약센터 중심으로 보완대체의학 연구를 집중 지원하고 있다. 또한 미국에서는 전통중국의학에 대한 관심이 높아지고 있다. 미국 소비자들은 안전한 치료, 의료비용 상승, 의료수요 증가 등에 기인하여 보완대체의학에 대한 선호도가 높아 매년 1억 8천만 명의 미국인들이 중국의 한약재 또는 허브를 포함한 천연물에 약 20억 달러를 소비하고 있다. 이에 따라 미국 정부는 침술과 한약재에 대한 효능과 안전을 평가하기 위해 연구프로그램을 진행하고 있다. 이와 같은 미국의 육성전략은 기존 서양의학(정통의학)의 불합리한 점을 보완하기 위해 보완대체의학의 장점을 연구하여 결과적으로 체제의학으로 포섭하기 위한 전략으로 이해할 수 있다. 즉 제도권으로의 흡수를 위해 과학적 데이터를 적용하여 이용할 수 있는 보완대체의료의 범주로 통합 흡수하기 위한 육성전략을 추진하고 있다.

(2) EU

○ 법적 제도

EU는 2004년에 Medicines Directive 2001/83/EC법을 개선하여 「전통 약초의약품 명령 2004/24/EC(THMPD)」을 통과시켜 2011년 4월에 발효되었다. THMPD법은 의사 등의 의료전문가의 중재 없이 소매점에서 대중에게 직접 팔린 전통약물을 포함한 약초제품(herbal product)들을 대상으로 입법화한 것이다. 약초제품(herbal product)은 치료 또는 예방의 징후를 나타내면 의약품으로 분류되고 의약품으로 분류되지 않은 제품의 경우 비록 약리적 특성을 가진 식물을 포함한 경우에도 식품이나 화장품에 속한다. 한약재는 herbal drugs라고 지칭하며 처방은 fixed combination이라고 한다. THMPD법은 시장에 판매되는 모든 전통의학제품들은 반드시 30년의 안전한 사용이 있어야 한다는 것을 규정한 것이다. 또한 EU 외부에서 기원한 약초의약품은 적어도 15년 동안 EU 내에서 안전한 사용이 이루어져야 의료전문가의 처방이 없이 일반적 판매가 가능하다. 또한 EU 연방 내에서 소비되는 건강보조식품으로 여겨지는 한약도 반드시 전통의약품으로 관할관청에 등록해야 한다. THMPD법 이전의 유럽은 한약규제에 대해 각국 자율재량이었다. 한약도 유럽에서 15년을 포함하여 건강보조제로 판매된 지 최소 30년 이상이어야 전통의약품으로 허가자격이 된다. 이로 말미암아 새로운 한약상품이 기타 의약품과 유사하게 유효성과 안전성 기준을 통과하여야 의약품으로 판매가 가능하다. 결론적으로 THMPD법은 유럽 내에서 한약을 의약품으로 사용하려면 관할 규제당국에서 의약품으로 허가를 받아야 하거나 의약품 허가에서 요구되는 자료 중 일부를 전통사용경험에 대한 입증을 통해 생략할 수 있다는 규정을 의미한다.

○ 현황과 육성전략

EU에서도 치료 용도로 활용되는 모든 허브 또는 한약재가 일반 제약과 똑같은 절차를 거쳐 승인되고 있다. EU의 전통의약 시장규모는 지속적으로 상승하고 있는데 전 세계 약초시장의 50%를 점유하고 있다. 식물유래 약물의 처방비율이 평균 35%

정도로 제도권 내 활용빈도가 높을 뿐 아니라 일반인들이 비교적 쉽게 전통의약에 접근할 수 있다. 이와 같이 유럽에서 보인 보완대체의약의 육성전략은 과거 미국이 보완대체의약에 대한 인식이 배타적이었던 것에 비교하여 호의적인 입장이라는 것을 알 수 있다. 특히 보완대체의학을 서양의학(정통의학, conventional medicine)에 접목하여 서양의학을 보완하고자 했으며 이에 전통의학의 안전성을 확보하는 데 주력하고 있다.

(3) 일본

○ 법적 제도

일본에서는 한약을 '한방 약(kampo medicine)'이라고 부르고 있다. '캄포(kampo)'는 '한방(漢方)'의 일본식 표현으로 일본의 전통의학이다. 그러나 일본은 1868년 메이지유신을 통해 근대국가 체제로 개혁을 단행하였는데 이에 의한 영향으로 1877년 서양의학 위주의 의사 시험 실시로 인하여 일본 전통의학은 제도권 의료체제에서 사라지게 되었다. 이러한 이유로 국가차원의 한의약 관련 연구개발 지원은 미미한 경향이 있었다. 그러다가 전통의학이 다시 모습을 드러낸 것은 1976년 4개의 한약 처방이 건강보험 적용을 받게 되면서이다. 이후 동양의학회를 중심으로 한방의학에 대한 주요 연구가 시행되어 왔다. 특히 기존의 전통의학을 주도하던 동양의학회를 인정하면서 양의사들이 동양의학회에서 연수를 받아 한방전문의로 진행하는 체제로 정리되면서 자연스럽게 전통의학이 체제의학으로 흡수가 되는 방향을 설정한 것이다. 따라서 일본의 한방의학은 오래전에 양방의료에 편입되어 양의사를 중심으로 한방치료 병용 형태로 의료시혜가 이루어지고 있는 유일한 의료체계이다. 일본 전체 의사 수 23만여 명 가운데 동양의학 전문의는 2004년 현재 3,455명으로 조사되었다. 일본 문부과학성은 2001년 의대 교육과정을 표준화하기 위한 지침으로 의학교육 모델 코어 커리큘럼을 발표하였다. 여기에 "일본 한방약을 개략적으로 설명할 수 있다"는 문구를 포함시켰으며 결과적으로 전국 80개 모든 의과대학에서 동양의학 과목이 교과과정에 포함되었다. 이와 같은 일본의 특수성에 기인하여 일본의 보완대체의학은 동아시아 전통의학이 주류를 이루고 있으나 양의사들 위주로 전통의학이 연구되고 있다.

○ 현황과 육성전략

한약은 생약과 한방제제로 분류되고 있다. 생약은 한방제제 및 한약의 원재료가 되는 생물자원으로 한약재를 의미한다. 한방제제는 한약을 표준전탕 기준에 맞추어 GMP시설을 갖춘 제약회사에서 가공하여 생산한 제품을 의미하는데 처방 제제의 의료용 의약품, 비처방제제(over the counter medicine, OTC medicine)의 일반용 의약품, 배치용 가정 약으로 나누어지고 있다. 이러한 분류는 후생노동성(보건복지부)이 1985년 제정한「한방엑기스 제제 생산에 대한 관리지침」과 일본 한방생약제제협회가 1988년 만든「제조 및 품질 관리에 관한 기준(GMP: Good Manufacturing Practices)」에 기인한다. 따라서 일본에서 한약은 의약품으로 인정되기 때문에 관리규정이 의약품과 동일하다. 특히 한약 생산에 대한 기준을 설정함으로써 국가 차원에서 관리하고 생산자가 책임지는 제도가 확립돼 있다고 할 수 있다. 국가 차원의 관리하에 2005년 현재 148개의 한약처방이 건강보험급여 대상이며 900여 품목의 한약재제가 허가 시판되고 있다. 일본의 대표적 한방제제 생산기업인 쯔무라제약사의 한약재제 매출규모는 2009년 1조 2,605억 원에 달했으며, 일본은 민간 기업체 중심으로 한약재제의 생산과 고품질 한약 개발로 세계시장 주도권을 확보하기 위해 노력 중이다. 의료보험에서 급여하는 한방약재의 종류는 600종 이상으로 한방약재비의 29%를 차지하며 처방에 의한 사용과 소비자의 자유로운 구입이 가능하다.

(4) 중국

○ 법적 제도

중국은 한국과 더불어 동아시아 전통의학이 '제도권 내 의학'에 속하는 대표적인 국가이다. 중국은 1997년 '중약현대화 과학기술 산업행동계획'을 발표한 후 중약산업에 대한 대대적인 투자를 강화하고 있다. 특히 중국은 의사 체계를 중의, 서의, 중서결합의 3종류로 분류하지만 전통의학적인 방법뿐 아니라 현대의학적인 시술을 포함하여 의사의 의술 선택범위가 없다는 것이 특징이다. 이는 현대의학과 전통의학을 동일한 위치에서 상호 발전시키고 전통의학의 자원 확보가 잘 이루어지도록 한다는 중의학 정책방향과 기조에 기인한다.

○ 현황 및 육성전략

중국에서 한약은 중약(chinese herbal medicine, traditional chinese medicine, TCM)이라고 불리며 원료인 한약재는 중약음편이라고 한다. 또한 전통적인 한약재를 원료로 하여 알약, 가루약, 연고, 캡슐 등의 제형으로 제약회사에서 가공한 중약제품을 중성약이라 한다. 특히 중약의 분류는 출처 및 사용용법 등에 따라 5단계로 분류되고 있으며 또한 의료용 독성약품 관리방법이라는 법률까지 마련되고 있다. 중국은 중의학을 정부 육성 중점분야로 선정하고 대대적인 투자를 바탕으로 세계화를 추진하고 있다. 특히 중국은 중의약 산업을 육성하여 세계적 의료시장을 주도하기 위해 다각도적인 발전 정책을 추진하고 있다. 중의약사업발전 '11・5'규획(2006~2010)과 중의약표준화발전규획(2006~2010)은 중의약 국제표준제정의 주도권을 장악하고 중의약의 국제지위와 국제 경쟁력 강화 목표로 2010년까지 500개 항목의 중의약 표준을 제정 및 수정하였다. 중의약창신발전규획강요(2006~2020)를 통해서는 2020년까지의 중국 중의약의 총체적인 발전을 목표로 하여 "중의약의 계승, 혁신, 현대화, 국제화"를 중점전략목표로 상정하였다. 중의약과학연구발전강요(2006~2020)에서는 중의이론의 발전, 임상효과의 제고, 중약연구의 심화를 목표, 중의약국제과기합작규획강요(2006~2020)에서는 융합연구 및 국제사회 네트워크에서의 입지 강화를 목표로 시행되고 있다.

2. 독성 한약재 관리에 대한 세계적 동향

1) 미국

미국은 해마다 3백만 명에서 4백만 명의 중독 환자가 발생하고 있고 이 중 2백2십만 명 정도가 미국중독관리센터협회(The American Association of Poison Control Centers, AAPCC)에 보고되고 있다. 이러한 보고는 독성노출조사체계(Toxic Exposure Surveillance System, TESS)라는 데이터베이스에 저장되어 분석되고 있다. TESS에서는 AAPCC의 독성기준에 따라 물질의 독성 정도를 '무 영향(no effect)', '경미한 영향(mild effect)', '다소 영향(moderate effect)', '심한 영향(major effect)', '사망(death)' 등으로 분류된다. 따라서 한약재 또는 식물유래 제품에 대해 특별하게 분류하지는 않고 대부분의 다른 물질과 함께 다양한 정보를 응용하여 독성 정도에 대해 전문가들이 판단하게 된다. 따라서 TESS를 통해 한약재 또는 식물유래 제품의 자료 분석에 대한 독성을 평가하고 있다.

Woolf 등의 TESS 분석에 따르면 1993~2002년의 10년 동안 화학물질 독성을 유발한 환자 수는 21,533명이었다. 이 중 식물유래 제품과 관련하여 독성이 유발되어 보고된 환자의 수는 4,306명으로 19.9%로 확인되었다. 대부분의 환자는 의학적 진단을 통해 moderate effect와 major effect로 확인되었지만 2명이 사망하는 경우도 있었다. 일반적으로 독성물질 노출에 의한 위험률(hazard rate)은 의학적 진단을 통해 확인된 mild effect를 제외하고 moderate effect+major effect+deaths/1000exposures, 즉 노출 1,000명당 moderate effect, major effect, death의 발생수로 나타낸다. 10년 동안 미국에서 식물유래 제품 노출에 대한 위험률은 200명/1000명으로 20%로 추정되었다. 이는 식물유래 식이보조식품이나 한약을 섭취할 경우에 경중의 독성이 발생할 수 있는 확률이 20% 정도라는 것을 의미한다. 따라서 매년 식물유래 제품 및 한약의 위험률은 약 2% 정도로 추정된다.

TESS 자료의 분석을 통해 한약 및 식물유래 제품에 대한 위험률은 미국 FDA의 정책에도 반영된다. 미국 FDA는 2004년에 마황을 함유한 에페드라 알카로이드계(Ephedra alkaloids) 함유제제들이 심장마비, 뇌졸중 및 사망자 발생과 관련이 있다고 판단되어 4월부터 판매를 전면적으로 금지하는 조치를 취했다. 에페드라 알칼로이드계는 초마황(Ephedra sinica)의 줄기에 함유되어 있고 ephedrine, l-M-methylephedrine($C_{11}H_{17}ON$), l-norephedrine, d-norpseuciephedrine($C_9H_{13}ON$), d-N-methylpseudoephedrine, d-pseudoephedrine 등이 있다. 특히 ephedrine은 기관지 평활근의 긴장 완화를 유도하여 천식 및 기침 증상에 효능이 높아 중국에서 오랫동안 처방되어 왔다. 그러나 ephedrine은 교감신경 흥분작용과 혈압을 높이는 부작용을 유발하여 뇌졸중, 심근경색 등의 원인이 된다. 미국에서 마황은 식이보조식품(dietary supplement)에 첨가되어 체중감소를 비롯하여 에너지 강화 등의 용도로 판매되었다. TESS 분석에 따르면 1993~2002년의 10년 동안 마황으로만 구성된 식물유래 제품에 대한 위험률은 250명/1000명의 약 25%, 마황을 포함하여 여러 식물 및 내용물이 포함된 식물유래 제품은 267명/1000명의 26.7%이었다. 반면에 마황을 포함하지 않은 식물유래 제품의 위험률은 96명/1000명의 9.6%로 약 3배 정도 높았다. 이와 같이 미국에서 한약재 및 식물유래 제품의 독성은 각 병원에서 보고되는 증례보고서(case report)가 미국중독관리센터협회에 보고되며 이러한 자료는 TESS라는 데이터베이스에 축적되어 다양하게 분석되어 정책에 반영되고 있다.

2) 호주

한약재 및 식물유래 제품의 독성에 대한 모니터링은 치료용의약품식품관리청(Therapeutic Goods Administration, TGA)에서 이루어진다. TGA에서는 치료를 목적으로 하는 의약품과 식품에 대한 모니터링을 한다. 잠재적으로 독성이 우려되는 한약 및 식물유래 제품은 약물과 독물의 획일적 관리에 대한 기준(Standard for the Uniform Scheduling of Medicines and Poisons, SUSMP)에 따라 관리된다. 그러나 SUSMP에 포함되어 있는 독성식물에 대한 증거가 명확하지 않으며 지난 수십 년 동안 새로운 식물유래 물질 또는 한약재가 등록되지 않았다. 한약재에 대한 SUSMP의 관리방안도 상당한 문제가 제기되고 있다. 예를 들어 마황에 대한 SUSMP의 관리방안에 따르면 약사 또는 양의사는 마황을 취급할 수 있지만 한의사 또는 중의사에게는 허용되지 않고 있다. 이에 따라 호주의 일부 주정부는 이에 대한 시정을 요구하기도 하였다.

3) 유럽

유럽의 독성 한약재에 대한 관리는 European Medicines Agency(EMA)에 의해 관리되고 있지만 유럽연합을 구성하고 있는 각 나라마다 규제 방안을 가지고 있다. 영국은 Medicines and healthcare products Regulatory Agency(MHRA), 독일은 Federal Institute for Drugs and Medical Devices 등을 통해 독성 한약재에 대해 규제를 한다. 그러나 이러한 독성 한약재에 대한 규제 방안이 한약재를 위한 것이 아니라 다른 독성물질에 함께 적용된다.

4) 중국

중국에서는 Medicinal Toxic Drugs Control Regulation에 독성 한약재가 규제를 받

고 있다. 특히 부자 같은 16종류의 독성이 강한 한약재의 처방 제한에 대해서 규정되어 있다.

3. 독성 한약재 안전관리를 위한 안전성등급화

1) 안전성등급화의 개념과 필요성

(1) 한약의 안전성등급화(herbal-medicine classification for safety)에 대한 개념

한약의 독성은 한왕조(B.C. 202~A.D. 220)의『신농본초경』에서 처음으로 언급되었다. 특히 한약재 365종의 독성 강도에 따라 상품, 중품 그리고 독성이 가장 강한 하품으로 분류하여 처방에 유의할 것을 권장하였다. 상품은 독이 없어서 항상 복용하여도 되는 약재이며, 중품은 독성이 있을 수도 있고 없을 수도 있으며 질병 치료의 목적으로 이용되는 약재이다. 그리고 하품은 독성이 강해서 사기(邪氣: 질병발생 요인)를 치료하는 데 사용하며 오랫동안 복용할 수 없는 약재로 분류된다. 하품에 속하는 125종의 약재가 독성이 있거나 부작용을 유발하는 것으로 분류되었다. 또한 하품의 한약재가 처방에 이용될 경우에는 다른 약물과 조합을 통한 처방, 강력한 독성을 피하기 위해 점차적으로 증가하는 방식으로 투약, 장기간 투약의 삼가 등이 권장되었다. 이후 16세기 명나라 이시진의『본초강목』은 독성을 유발하는 약초를 따로 분류하였는데 이는 한약의 독성에 대한 체계적인 접근으로 평가받고 있다. 특히 독성을 유발하는 약초와 독성을 감소시키는 방법도 제안되었는데 한약재의 독성 및 안전성이 오래전에 제시되었다는 것을 알 수 있다. 이와 같이 한약재의 독성 및 안전성에 따라 한약재를 분류하는 것을 한약 등급화라고 한다. 한약의 안전성과 독성에 대해서는 오래전부터 제시되었지만 최근에 한약 등급화에 대한 관심이 국제적으로 높아지고 있다.

(2) 한약의 안전성등급화의 필요성

식물유래 제품에 대한 안전성이 대해 국제적으로 이슈가 되는 것은 서구에서 식이보충제 및 임상에서 보완대체의약으로 사용이 증가에 따른 부작용에 기인한다. 이러한 문제는 한약이 체제의료에 해당되는 우리나라를 비롯한 일본과 중국에도 영향을 주어 한약의 등급화에 관심을 갖게 되는 원인이 되었다. 현재 우리나라를 비롯하여 일본과 중국은 독성이 우려되는 한약재에 대해 전문적 의약품으로 분류하는 등 다양하게 한약재 등급화를 위해 진행되고 있다. 이와 같이 오늘날 한약 등급화는 한약의 안전한 사용을 위해 국제적 이슈화가 되고 있는데 한약 등급제의 필요성은 다음과 같이 요약된다. 첫 번째 이유로는 교통 및 통신의 발달로 온라인 시장이 활성화되어 독성을 유발할 수 있는 한약재 및 한약재품을 손쉽게 소비자에게 전달될 수 있다는 점이다. 2011년 건선(psoriasis) 치료를 위해 광방기(Aristolochia fangchi)를 함유한 중국제품을 온라인으로 주문하여 섭취한 호주 75세 남성이 신부전으로 사망한 사건이 발생하였다. 이후 호주 정부는 약물 및 독물의 표준관리를 위한 호주기준(Australian Standard for the Uniform Scheduling of Medicines and Poisons, SUSMP)을 통해 쥐방울덩굴속(Aristolochia)의 모든 종 사용하는 것을 금지하였다. 두 번째 이유로는 한약재가 전통적인 처방전에 기반을 둔 처방이 아니라 시대적 요구에 의해 새로운 처방전의 개발과 적용에 의한 부작용을 들 수 있다. 비록 일부 한약재가 식품원료로 분류되지만 대부분이 약으로 분류되고 있다. 약이라는 것은 질병치료를 위한 물질이라는 것이 보편적인 정의이다. 그러나 오늘날 한약재는 질환치료의 목적이 아니라 생리활성 증진 및 신체적 성장, 피부미용 등 질환치료 외적인 분야에 더욱더 적용되고 있다. 한의학의 가장 중요한 장점 중의 하나가 다양한 한약재의 배합을 통해 새로운 질환 또는 임상에 바로 적용할 수 있다는 것이다. 그러나 새로운 처방전이 정착하기까지는 다양한 시행착오가 있으며 이러한 과정에서 한약의 남용과 오용의 가능성이 높으며 결과적으로 부작용으로 작용할 수 있다. 특히 독성적인 측면에서 가장 중요하게 고려되는 것이 용량이며 용량에 따라 약이 될 수도 있고 독이 될 수 있다. 식물은 동일하거나 유사한 물질을 가지고 있는 경우가 많다. 대부분의 한약은 식물에서 유래하는 복합제제로 복용되는 특성을 고려할 때 새로운 처방전의 특정 성분의 과용량에 의한 독성 또는 부작용의 우려가 높다. 세 번째 이유로는 한약과 양약의 약물상호작용에 의한 독성 또는 부작용이다. 질병치료의 극대화를 위한 양약과 한약의 전문적인 복합처방을 하거나 소비자의 작위적인 판단에 따라 한약과 양약의 동시복용에 의한 약물상호작용에 따른 부작용의 발생이다.

2) 한약의 안전성등급화를 위한 근거중심독성평가

한약재의 독성에 따른 등급화는 <그림 1-1>과 같이 다양한 문헌의 고찰을 통해 설정할 수 있다. 한약재의 등급화를 위해 무엇보다도 중요한 것은 평가기준(evaluation criteria)을 설정하는 것이다. 평가기준으로는 위험-편익분석(risk-benefit analysis), 독성영향의 중증도(severity of toxic effect), 임상자료(clinical data) 및 비임상자료(nonclinical data) 등이 이용될 수 있다. 이와 같이 한약 등급화를 위해 다양한 과학적 자료를 이용한 독성평가를 근거중심독성평가(evidencebased toxicity evaluation)라고 하며 이는 근거중심의학(evidencebased medicine)의 예이다.

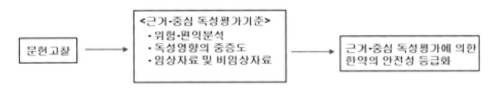

〈그림 1-1〉 근거중심독성평가를 위한 한약재 등급화의 절차

한약재 안전성의 등급화를 위해 다양한 과학적 자료를 이용한 독성평가를 근거중심독성평가(evidence based toxicity evaluation)라고 한다.

3) 위험-편익분석을 통한 근거중심독성평가

(1) 위험-편익분석과 한약재

독성에 대한 우려에도 불구하고 한약재에 대한 위험-편익분석(risk-benefit analysis)은 의료 및 치료용 사용의 결정을 판단하는 데 중요한 자료로 이용된다. 위험-편익분석이란 인간의 생명과 건강에 대한 잠재적인 위험요소를 편익과 비교할 수 있는 금전적 비용으로 변형하여 비용-편익분석을 적용하여 분석하는 기법이다. 이러한 기법은 서양의 약물 개발을 위해 적용되어 왔고 환자라는 소비자 차원에서 바람직한 정책을 결정하기 위해 이용되었다. 그러나 오늘날 서양 약물의 개발 차원과 동일하게 금전적 비용 측면에서 수천 년 동안 전통적으로 사용되어온 한약재에 대해 위험-편익분석을 수행하기에는 자료가 많이 부족한 상황이다. 독성 한약재의 위험-편익분석을 위해 전통처방전, 약전(pharmacopoeia), 한약재를 이용한 대량생산 제품, 한약재의 시장규모,

임상연구 등에 대한 문헌고찰이 필요하다. 그러나 대부분의 한약재에 대한 위험-편익 분석은 거의 이루어지지 않았다. 따라서 독성 한약재의 부작용에 대처하기 위해서는 경제적 비용을 기초로 수행하는 것보다 질환치료와 독성의 비중을 기초로 위험-편익 분석이 신속히 이루어지는 것이 바람직하다. 다음은 독성으로 논쟁이 많은 몇 가지 한 약재에 대해 질환치료-독성의 비중 비교를 기반으로 한 위험-편익분석에 대한 예이다.

○ 마두령(Aristolochia debilis)

마두령은 중국에서 전통적으로 기침, 호흡장애(panting), 혈담(血痰, blood in phlegm), 치핵(haemorrhoid), 복부통증 등에 대해 처방되어 왔다. 마두령은 기침과 천식에 대 한 처방전인 지수화담환(止數化痰丸)의 구성 한약재이다. 청목향(Aristolochia contorta, 마두령의 뿌리)이 마두령(Aristolochia debilis)이라는 이름으로 서로 상호 교환되어 사 용되기도 하였지만 중국의 약전에는 마두령의 열매(Aristolochiae fructus)로 사용되었 다. 그러나 마두령의 aristolochic acid는 신장독성을 유발하는 대표적인 한약재의 성 분이다. Aristolochic acid는 알카로이드이며 신장섬유화에 의한 신장병을 유발한다. Aristolochic acid에 의한 신장병 아리스토로킥산-유도 신장증(AAN, aristolochic acid nephropathy)로 통칭된다. AAN는 중국과 영국에서 문헌적으로 1960년대에 이미 보 고가 되었으며 1963년 aristolochic acid에 의한 신장기능 상실에 대한 보고가 처음으 로 이루어졌다. Aristolochic acid는 석회수(limewater), 감초액, 탄산수, 검은콩 탕액과 함께 마두령을 가열수치(heat processing)할 경우에는 감소되며 마두령에 의한 신장독 성도 감소된다. 또한 단삼(Salvia miltiorrhiza)과 계지(Ramulus Cinnamomi)와 함께 복합처방할 경우에도 마두령의 aristolochic acid에 의한 신장독성이 감소된다. 그러나 aristolochic acid은 AAN뿐 아니라 유전독성과 요로상피암도 유발하는 것으로 확인되 어 잠재적 위해성평가에 대한 더 많은 연구가 필요하다.

○ 세신(족도리풀, Asarum species)

세신은 족도리풀종으로 쥐방울덩굴과(Aristolochiaceae)에 속하며 뿌리를 세신이라 고 한다. 세신은 중국의 가장 오래된 신농본초경뿐 아니라 본초강목을 비롯한 여러 한방서적에 기록될 정도로 오랜 기간 동안 중의약에서 처방되어 왔다. 세신은 일반 감기, 두통, 치통, 축농증과 관절통 등의 치료를 위해 처방되어 왔다. 약리작용으로는 진정과 진통, 해열, 항염증, 마취 효과와 더불어 심장과 폐 등의 인체의 주요 부위에 작용한다. 세신은 감기 처방전인 천궁차조환(川芎茶調丸)과 소청룡합제(小靑龍合劑)의 구성 한약재로 많이 응용되었다. 세신도 aristolochic acid를 함유하고 있으며 이에 의해 복용한 환자에게 신장장애가 발생하는 것이 확인되기도 하였다.

○ 마황(Ephedra)

마황은 중국에서 오랫동안 사용되었으며 치료약물로 발전한 한약재이다. 전통적으로 마황은 천식, 기침, 감기, 고열, 오한, 코막힘 등의 치료에 처방되었다. 오늘날 마황은 중추신경계를 자극하는 약리작용과 체중감소 및 운동력 강화의 목적으로 사용된다. 특히 이중맹검법을 통해 마황이 다양한 약리작용이 있다는 것을 임상시험을 통해 확인하였다. 중국약전에서 마황은 치료용으로 등록되어 있으며 독성이 없는 한약재로 등급화되어 있다. 그러나 마황은 에페드라 알카로이드계(Ephedra alkaloids) 함유제제들이 심장마비, 뇌졸중 및 사망자 발생과 관련성이 보고되고 있다. 마황은 감기의 복합처방전인 소청룡합제(小靑龍合劑)과 천식의 복합처방전인 지수정천구복액(止嗽定喘口服液)의 구성 한약재이다.

(2) 한약의 위험-편익분석을 위한 치료지수(therapeutic index)

비록 처방전을 통해 한약재가 효능에 대해 고대 한방서적에 서술되어 있더라도 대부분의 한약재에 대한 근거중심 효능에 대한 자료가 부족하며 위험-편익분석은 불가능하다. 따라서 주어진 자료를 통한 한약재의 위험-편익분석 방법의 모색이 필요하다. 오늘날 한약재에 대한 독성시험은 LD_{50} 산출을 위한 시험이 가장 많이 이루어졌으며 이를 이용한 치료지수(therapeutic index)를 통해 한약재의 위험-편익분석을 위한 접근이 가장 유용하다고 할 수 있다.

(3) 치료지수(therapeutic index)와 위험-편익분석을 위한 용용

치료지수(therapeutic index)는 사람을 대상으로는 독성과 효능의 비(ratio)이지만 동물을 대상으로는 사망과 효능의 비이다. 이와 같이 치료지수는 사람 및 동물로부터 얻은 자료에 기인하지만 사람으로부터 독성과 효능자료를 동시에 얻기에는 어렵기 때문에 동물자료로부터 산출된다. 동물실험을 통해 얻는 치료지수는 <그림 1-2>에서 처럼 LD_{50}/ED_{50}의 비로 산출되며 치료비(therapeutic ratio)라고도 한다. LD_{50}(50% lethal dose)은 동물에게 약을 투여했을 때 개체군의 50%가 사망하는 용량이며 ED_{50}(50% effective dose)은 실험동물에 약물을 투여했을 경우에 개체군의 50% 동물에서 효능이 추정되는 용량이다.

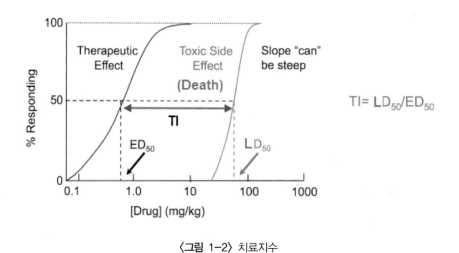

〈그림 1-2〉 치료지수

치료지수(therapeutic index, TI)란 LD_{50}/ED_{50}으로 계산된다. LD_{50}(50 lethal dose)은 동물에게 약을 투여했을 때 그 50%가 사망할 것으로 추정되는 용량이며 ED_{50}(50% effective dose)은 실험동물에 약물을 투여했을 경우에 50%의 동물에 유효하다고 추정되는 용량으로서 50% 효과용량이라고도 한다.

치료지수는 동물에서 얻은 자료인 LD_{50}을 응용되어 산출되는데 사람을 대상으로 임상시험을 통한 치료지수는 LD_{50}을 얻을 수 없기 때문에 독성영향(toxic side effect, TD)이 응용된다. 따라서 약물이 투여된 사람 전체의 50%에서 독성 또는 부작용이 나타나는 용량인 TD_{50}을 통해 치료지수가 산출되기 때문에 임상시험에서의 $TI=TD_{50}/ED_{50}$이 된다. 이와 같이 약물의 상대적 안전성 비교를 위한 치료지수는 효능을 나타내는 ED_{50}는 같으나 동물에서 얻은 자료에서는 LD_{50}, 사람을 대상으로 한 임상시험에서 얻은 자료일 경우에는 TD_{50}를 통해 얻을 수 있다.

동물실험

$$\text{Therapeutic ratio} = \frac{LD_{50}}{ED_{50}}$$

임상시험

$$\text{Therapeutic ratio} = \frac{TD_{50}}{ED_{50}}$$

이와 같이 치료지수는 약물의 안전성을 이해하는 데 중요한 자료인데 치료지수는 여러 약물의 상대적 안전성 비교를 위한 평가자료가 된다. 치료지수는 크면 클수록 약물의 투여가 안전하다는 것을 의미한다. 예를 들어 치료지수가 5를 가진 약물과 3을 가진 약물을 비교할 때 5를 가진 약물이 3을 가진 약물보다 더 안전하다. 이는 약물의 적정용량보다 많이 투여했을 경우에 추가용량의 범위에 대한 안전이 3을 가진 약물보다 5를 가진 약물이 더 크다는 것을 의미한다. 또한 치료지수가 작다는 것은 독성을 유발할 수 있는 용량에서 치료효과가 있다는 것을 의미한다. 따라서 치료지수는 약물 안전성의 우수성에 대한 하나의 조건이 된다. 또한 한약재 및 식물유래 성분도 동일한 또는 유사한 효능을 지닌 서양 약물과의 치료지수 비교를 통해 위험-편익분석이 가능하다. 여기서 추출된 약물의 위험-편익분석은 유사한 효능을 지닌 약물의 상대적 안전성을 비교하는 데도 좋은 자료가 된다. 예를 들어 <표 1-1>에서처럼 진정-진통의 유사한 효능을 지닌 식물유래 성분들과 합성물질의 치료지수의 비교를 나타낸 것이다. 식물유래 약물인 tetrahydrocannabinol은 마리화나(marijiana, 대마초), morphine은 양귀비과 아편의 주성분, cocaine은 코카잎의 주성분인데 각각의 치료지수는 1,000, 70, 15로 확인되었다. 반면에 합성물질인 remifentanyl, diazepam과 ethanol의 치료지수는 각각 33,000, 1,000, 10으로 추정되었다. 진정-진통제의 유사한 효능을 가진 약물일지라도 치료지수를 통한 약물의 안전성은 remifentanyl이 tetrahydrocannabinol보다 높다고 할 수 있다. 술의 주성분인 에탄올인 경우에는 치료지수가 10 정도로 안전성이 낮다고 할 수 있는데 특히 적정용량의 범위가 좁아 약간의 과용량이라도 독성을 유발할 수 있는 확률이 높다고 할 수 있다. 이들 물질들의 안전성과 효능 측면만 고려한다면 remifentanyl이 치료지수가 가장 높기 때문에 위험-편익분석에서 가장 우위에 있다고 할 수 있다.

〈표 1-1〉 다양한 약물의 치료지수

약물	TI (치료지수)	효능	약물유래
Remifentanyl	33,000	진정-진통제	**합성**
Tetrahydrocannabinol	1,000	진정-진통제	**식물**
Diazepam	100	진정수면제 및 근육이완제	**합성**
Morphine	70	진정-진통, 항우울제	**식물**
Cocaine	15	국소마취제	**식물**
Ethanol	10	진정	**합성**

(4) 치료창(therapeutic window)과 위험-편익분석을 위한 응용

치료지수가 LD_{50}/ED_{50} 또는 TD_{50}/ED_{50}의 비를 통해 약물의 상대적 안전성에 대한 비교를 위한 지수라면 치료창 또는 치료용량범위는 독성이 없이 투여할 수 있는 약물의 용량범위이다. <그림 1-3>의 A)는 치료창이 치료지수와의 차이를 나타내는데 치료창은 독성의 용량-반응곡선에서 독성이 시작되는 출발용량 전까지의 유효용량범위를 의미한다. 이와 같이 치료창은 독성 시작 전의 용량으로 계산되기 때문에 약물에 따른 개체 차이를 고려할 수 있어 치료지수보다 안전성 측면에서 더욱 신뢰성이 높다고 할 수 있다. 투여용량이 치료용량범위에서의 이탈은 2가지 의미를 내포한다. 치료창 이하의 용량 투여는 약물의 효능을 기대하기 어렵고 치료창 이상의 용량 투여는 독성을 유발할 수 있다. 또한 어떠한 경우에는 독성용량이 유효용량보다 더 큰 치료창을 가질 수 있다. 이러한 경우에는 <그림 1-3>의 B)처럼 독성(toxicity)의 용량-반응곡선이 유효성(efficacy)의 용량-반응곡선 쪽으로 화살표처럼 이동되어 치료창 자체가 성립되지 않으면 이를 '폐쇄(closed)'라고 한다. 치료창의 '폐쇄'인 경우에는 투여되는 용량에 의해 질환의 치료보다 독성이 더 강하기 때문에 위험-편익분석 측면에서 약물의 가치가 없다고 결론을 내릴 수 있다. 따라서 치료창은 치료차의 존재 유무와 범위의 크기에 따라 약물의 위험-편익분석에 응용될 수 있다.

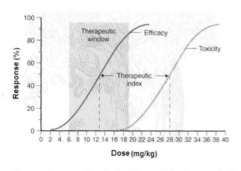

A) 치료창(therapeutic window)와 치료지수(Therapeutic index) B) 치료창의 "폐쇄(closed)"의 예

〈그림 1-3〉 치료창과 치료창의 'Closed'

A) 치료창(therapeutic window)은 독성(toxicity)의 반응-용량곡선의 출발용량 전까지의 약물의 유효용량범위를 의미한다.
B) 독성(toxicity)의 용량-반응곡선이 유효성(efficacy)의 용량-반응곡선 쪽으로 화살표처럼 이동되어 치료창 자체가 성립되지 않으면 이를 '폐쇄(closed)'라고 한다.

4) 독성의 중증도에 의한 근거중심독성평가기준

(1) LD$_{50}$에 따른 화학물질의 독성등급

약물의 독성 중증도(severity of toxic effect)에 따른 등급분류를 위해 가장 기본적인 독성지표는 LD$_{50}$이며 이를 기초로 하여 <표 1-2>는 랫드에 경구투여를 통해 설정된 기준에 따라 약물을 6등급으로 분류하였다. 물질의 LD$_{50}$이 1mg/kg 이하인 경우에는 극단 독성(extreme toxicity), 15,000mg/kg 이상인 경우에는 거의 무해로 분류되었다.

〈표 1-2〉 LD$_{50}$의 범위에 따른 물질의 6등급

Class	용량	독성강도
1	<1mg/kg	Extreme toxicity
2	1~50mg/kg	High toxicity
3	50~500mg/kg	Moderate toxicity
4	500~5,000mg/kg	Low toxicity
5	5,000~15,000mg/kg	Practically nontoxic
6	>15,000mg/kg	Relatively harmless

다음은 UN(United Nations)에서 만든 화학물질의 분류 및 표시에 관한 국제 표준화 제도(GHS, Globally Harmonized System)는 경구투여에 대한 LD$_{50}$의 상한가(upper limit)를 기초로 하여 <표 1-3>과 같이 독성의 강도를 5등급으로 분류하였다. LD$_{50}$이 5mg/kg인 물질은 가장 독성이 강한 Class 1부터 5,000mg/kg은 가장 독성이 약한 Class 5로 분류되었다.

〈표 1-3〉 United nations의 LD$_{50}$ 기초로 한 물질의 독성등급

Class	용량
1	5mg/kg
2	50mg/kg
3	300mg/kg
4	2,000mg/kg
5	5,000mg/kg

(2) 한약재의 독성중증도 및 독성자료에 따른 근거중심등급

한약재도 독성에 의한 부작용을 유발하는데 이러한 부작용은 경미한 두통이나 복통부터 조직의 손상이나 죽음까지 다양한 범위로 발생한다. 따라서 한약재의 등급분류에 있어서 독성의 중증도가 중요한 분류의 자료로 응용되며 이를 기초로 하여 <표 1-4>와 같이 인체에 대해 3개의 수준으로 한약재의 독성등급이 분류되기도 하였다. 먼저 사망에 대한 보고 또는 문헌이 있는 한약재 'Severe grade', 생명을 위협하는 ADR(adverse drug reactions, 약물유해반응)에 대한 보고서 또는 문헌이 있는 한약재는 'Moderate grade', 그리고 생명에 위협을 주지 않지만 ADR을 유발하는 한약재 경우에는 'Mild grade'로 분류되었다.

〈표 1-4〉 인체에 대한 중증도 보고 및 문헌에 따른 한약재의 독성등급

Grade	용량
Severe	사망에 대한 보고 또는 문헌이 있는 한약재
Moderate	사람의 생명을 위협하는 ADR에 대한 보고 또는 문헌이 있는 한약재
Mild	생명에 위협을 주지 않지만 ADR을 유발하는 한약재

* ADR: adverse drug reactions, 약물유해반응.

(3) 중의약에서 LD_{50}에 따른 독성등급과 한약재

중의약(Chinese herbal medicine)은 임상독성반응(clinical toxic response)에 따라 Highly toxic(심각한 독성), Moderate toxic(중간 정도의 독성), Mild toxic(경미한 독성) 등으로 등급이 적용된다. Highly toxic 등급은 부적절한 이용을 통해 조직손상 및 사망을 포함하여 극단적으로 심각한 증상(extremely severe symptoms)을 유발하는 한약재이며 생부자(raw aconite)가 이 등급에 포함된다. Moderate toxic 등급은 부적절한 사용에 의해 중요한 기관 상해 및 조직손상 등의 심각한 증상을 유발하지만 과용량에 의해서만 사망을 유발할 수 있는 한약재이며 수치된 부자(processed aconite)를 예로 들 수 있다. Mild toxic 등급은 부적절한 사용에 의해 독성반응은 유발하지만 사망을 초래하지 않은 한약재이며 세신을 예로 들 수 있다. 독성에 따른 중의약의 등급분류를 위한 기타 기준은 정량적 독성자료, 유효용량과 독성용량의 차이, 독성용량과 독성발현의 시간, 한약재의 수치와 품질 등이 있다. 정량적 독성자료에 기초로 하여 한약재의 등급분류는 LD_{50}이 응용되었다. 한약재 전탕(decoction) 경구투여에 대한

LD_{50}을 기초로 하였을 때 'Very toxic' 등급은 5g/kg 미만, 'Moderate toxic' 등급은 5~15g/kg, 'Mild toxic' 등급은 15~50g/kg, 그리고 'Non-toxic' 등급은 50g/kg 이상의 LD_{50}로 분류된다. 한약재의 등급에 따른 LD_{50}의 범위가 UN에 의해 분류된 등급에서보다 높은데 이는 투여용량이 순수 단일물질이 아니고 한약재의 건조량(dry weight)이기 때문이다. 즉 순수 단일물질은 물질 전체가 독성을 유발하지만 한약재인 경우에는 수많은 구성성분 중 일부 성분 또는 하나의 성분이 독성을 유발하기 때문이다. 이러한 분류는 중국에서 실제로 응용되고 있으며 <표 1-5>와 같이 일부 한약재의 등급을 부여할 수 있다. 한약재의 독성 측면에서 주목받고 있는 마두령(*Aristolochia debilis*), 마황(*Ephedra sinica*), 관동(*Tussilago farfara*), 세신(*Asarum sieboldii*), Aconite(초오 및 부자 포함) 등의 한약재 추출물에 대한 마우스의 경구 LD_{50}은 각각 146.5, 78, 124, 12~100, 6~18g/kg이다. 본 기준에 따라 이들 한약재는 각각 마두령, 마황과 관동은 'Non toxic' 등급, 세신은 'mild toxic' 등급, 그리고 초오와 부자는 'Moderate toxic' 등급으로 분류된다. 이러한 한약재의 독성등급은 중국약전(Chinese pharmacopoenia)의 것과 상당히 유사할 정도로 중국에서는 합리적 분류로 인식되고 있다. 그러나 LD_{50}은 1회 투여에 의한 급성독성의 독성지표이기 때문에 한약재의 장기간 섭취에 의한 만성독성에 대한 고려가 필요하다. 여기서 마두령은 'non toxic' 등급으로 분류되었지만 임상시험 또는 비임상시험을 통해 만성독성으로 신경독성이 확인되고 있다. 따라서 보다 정확한 한약재의 독성등급을 위해서는 만성독성에 대한 지속적인 관찰이 필요하다.

〈표 1-5〉 중의약에서 LD_{50}에 따른 독성등급과 한약재

등급	기준	설치류에 대한 한약재 경구 투여에 의한 LD_{50}	한약재
Very toxic	조직손상 및 사망을 포함하여 극단적으로 심각한 증상(extremely severe symptoms)을 유발하는 한약재	5g/kg 미만	
Moderate toxic	조직손상을 비롯한 심각한 증상(severe symptoms)을 유발하지만 과용량에 의해서만 사망을 유발할 수 있는 한약재	5~15g/kg	초오, 부자
Mild toxic	부적절한 사용에 의해 독성반응은 유발하지만 사망을 초래하지 않은 한약재	15~50g/kg	세신
Non toxic	아무런 증상을 유발하지 않은 한약재	50g/kg 이상	마두령, 마황, 관동

* 참고문헌: Yang, Kim.

5) 한약의 임상자료 및 비임상자료를 통한 근거중심독성평가기준

(1) 임상자료와 비임상자료의 확보방안

오늘날 약물의 인허가를 위해서는 크게 전임상자료(preclinical data)와 임상자료(clinical data)를 확보하여야 한다. 과거에는 동물실험을 얻는 과정인 전임상연구(preclinical research)와 임상연구(clinical research)를 시기적으로 구분하여 반드시 전임상연구가 끝난 후 임상연구가 이루어졌지만 오늘날에는 이러한 시기적 구분이 없다. 즉 약물의 개발과정에서는 동물실험이 끝나더라도 임상연구에서 문제가 발생하면 다시 동물실험을 수행하기 때문에 동물 대상의 전임상연구와 사람을 대상으로 수행되는 임상연구의 시기적 구분이 없어졌다. 따라서 전임상연구라는 용어는 거의 사용하지 않고 대신에 비임상연구(nonclinical research)라는 용어가 임상연구와 구별하여 사용되고 있다. 이와 같은 비임상연구 및 임상연구의 자료를 통해 한약의 근거-중심 독성평가를 위한 임상 및 비임상자료를 확보할 수 있다. 약물의 개발에 있어서 비임상연구는 약물의 독성(toxicity)과 유효성(efficacy)에 대한 자료를 얻는 과정이다. 약물의 독성은 독성시험을 통해 확인되는데 독성시험의 종류와 가이드라인은 OECD와 ICH(International Conference on Harmonization)에 의해 국제적 표준화가 마련되었다. 특히 독성시험의 자료는 시험의 신뢰성 확보를 위해 GLP(good laboratory practice, 비임상시험관리기준)를 수행하는 기관이나 국가에서 이루어진 것만 활용된다. 반면에 비임상연구의 유효성자료는 동물시험을 통해 누구나 얻을 수 있다.

독성 또는 유효성 임상자료는 크게 3가지 경로인 (1) 임상연구 결과의 meta-analysis인 체계적 분석(systemic review)과 과학적 효능검증방법인 이중맹검법(randomized controlled trials), (2) 타 한약과의 비교연구(comparative study), (3) 증례보고(case report)와 전통사용법(traditional usage) 등을 통해 확보된다. 비임상자료는 동물 수준의 in vivo 연구인 동물연구(animal study), 세포를 이용한 in vitro 연구인 세포연구(cellular study)와 약물의 정량적 및 정성적 분석의 화학물질연구(chemical study)를 통해 확보된다. 동물연구는 임상에서의 약물동태학적 연구방법과 유사하게 이루어지며 세포연구는 약물의 효능기전을 확인하는 약물독력학적 측면을 이해를 위해 이루어진다. 한약의 화학물질연구는 한약의 효능이 항상 일정하게 유지되도록 유효성분 및 구성성분이 일정하게 함유되는가에 대한 연구가 핵심이 된다. 한약은 단일물질의 약물과는 다르게 약리작용을 하는 수많은 물질이 포함되어 있기 때문에 화학물질연구를 통해 정성적 및 정량적 분석은 중요하다고 할 수 있다.

한약의 독성평가를 위한 비임상자료 및 임상자료는 <표 1-6>에서처럼 임상자료 비임상자료의 중요성에 따라 임상자료는 level 1~3, 비임상자료도 level 4~6 등의 6단계로 분류하여 이용된다. 이를 바탕으로 근거중심독성평가를 위한 자료는 비중을 두어 차별적으로 활용된다. 예를 들어 level 1과 level 2에서 다소 차이가 있다면 level 1에 더 큰 비중, 임상자료와 비임상자료에 차이가 있다면 임상자료에 더욱 큰 비중을 두어 한약의 독성평가에 활용된다. 미국에서는 마황의 경우에 약물 또는 식이보조 형태로 노출된 후 독성반응에 대한 증례보고가 47개 문헌을 통해 15,423건으로 조사되었지만 관동의 임상자료는 거의 없다. 이와 같이 임상자료는 한약에 따라 다양하게 존재하지만 우리나라에서는 한약의 섭취 특성상 단일 한약재에 대한 임상자료는 거의 없기 때문에 근거중심독성평가에 어려움이 있다.

〈표 1-6〉 임상자료 및 비임상자료의 중요성에 따른 분류

분류	중요성에 따른 분류	연구 내용 및 방법
Clinical data	Level 1 (High evidence)	Systemic review, Randomized controlled trials
	Level 2 (Medium evidence)	Comparative study
	Level 3 (General evidence)	Case report, Traditional usage
Nonclinical data	Level 4	Animal study
	Level 5	Cellular study
	Level 6	Chemical study

(2) 증례보고서(case report)에 대한 질적 평가(quality assessment)

한약의 다복합제 투약의 특성에 기인하여 개별 한약재에 대한 위험-편익분석을 위한 다양한 임상연구를 통한 자료 확보는 상당히 어려움이 있다. 이러한 어려움에도 불구하고 한약의 위험-편익분석을 위한 임상한방병원 및 임상한의원을 통한 증례보고서가 현재 가장 접근이 쉬운 자료 확보 방안이 된다. 따라서 증례보고서의 보다 효과적인 활용을 위해 증례보고서의 개념과 6가지 항목, 그리고 증례보고서의 질적 평가에 대한 이해가 필요하다.

○ 증례보고서의 개념과 6가지 항목

증례보고서란 개별 환자의 증상, 징후, 진단, 치료와 추적조사 등에 대한 상세한 기록에 대한 보고서를 의미한다. 일반적으로 증례보고서는 <표 1-7>과 같이 6가지 요인의 하나에 해당할 경우에 논문 형태로 보고된다.

〈표 1-7〉 증례보고서의 주요 6가지 항목

6항목
1. 질병과 증상 사이 예측이 어려운 연관성(An unexpected association between diseases or symptoms)
2. 환자 치료 및 관찰 과정에서 예상하지 못한 상황의 발생(An unexpected event in the course of observing or treating a patient)
3. 질병 및 독성의 원인에 대해 주정 및 규명(Findings that shed new light on the possible pathogenesis of a disease or an adverse effect)
4. 희귀질병이나 특이한 질병(Unique or rare features of a disease)
5. 독창적인 치료기법의 개발(Unique therapeutic approaches)
6. 해부학적 구조의 위치별 또는 양적 변이성(A positional or quantitative variation of the anatomical structures)

○ 증례보고서의 질적 평가

한약이 우리나라 및 중국에서처럼 의료체제에서 단방 혹은 복방으로 처방되는 것과 다르게 서구에서는 최근 들어 보완대체의약 또는 식이보충제(diet supplement)로 분류되어 쉽게 사용이 가능하다. 이러한 이유로 한약에 의한 부정적 영향(adverse effect 또는 toxicity)에 대한 증례보고도 증가하고 있다. 우리나라를 비롯하여 대부분의 국가에서 일반인들은 한약은 천연성분이기 때문에 안전하다고 생각하는 경향이 있다. 대부분의 한약은 이러한 경향에 속하지만 서구에서의 한약 또는 식물유래 약물 및 식이보조품의 사용이 증가됨에 따라 의사를 비롯하여 전문가들 사이에 부작용 및 독성에 대한 경각심이 제시되고 있으며 실제로 증례보고서도 증가하고 있다. 증례보고서는 한약의 치료적 중재에 의한 독성의 경각심을 주는 데 중요한 역할을 하고 있다. 비록 한약이 장기간에 걸쳐 사용되고 왔지만 서양약물 개발 과정에서 반드시 거쳐야 할 안전성 조사가 이루어지지 않은 것이 부분적인 원인으로 추정되고 있다. 그러나 증례보고서의 중요성에도 불구하고 증례보고서의 가치를 확인하기 어려울 정도로 질적인 측면에서 부실한 측면이 있다. 따라서 한약의 독성을 예방할 수 있는 증례보고서에 대한 질적인 개선의 필요성이 있으며 이를 위해 기존의 증례보고서에 대한 평가가 우선되어야 한다. 일반적으로 약물의 증례보고서에 대한 평가는 <표 1-8>과 같이 보고서에서는 크게 3가지 범주인 1. 약물 및 치료에 대한 정보, 2. 환자의 병력, 진단, 의학적 상태와 약물에 대한 정보, 3. 독성과 약물의 상호작용에 대한 정보로 분류하여 전체적으로 18가지 항목에 대해 이루어진다. 여기서 한약인 경우에는 한약조제에 대한 정보가 추가될 수 있다.

〈표 1-8〉 증례보고서에 포함되는 항목

I. 약물 및 치료에 대한 정보
A. 약물 정보
- 한약명
- 약물상품명 및 제조 또는 처방의원
B. 치료 요법
- 1일 투여용량과 투여 횟수
- 투여경로
- 치료 기간
II. 환자의 병력, 진단, 의학적 상태와 약물
A. 환자의 병력
- 나이
- 성별
B. 진단
- 독성 유발이 의심스러운 약물에 대한 진술
C. 현재의 질병과 의학적 상태
- 현재의 질병과 의학적 상태에 대해 서술
- 현재의 질환 및 의학적 상태가 독성 유발과의 관련성을 포함한 서술
D. 병행약물
- 병행약물에 대한 표기
- 병행약물에 대한 용량, 치료 요법, 기간 등에 대한 서술
- 병행약물의 독성 유발과의 관련성
III. 독성과 약물의 상호작용에 대한 정보
- 독성과 약물의 상호작용에 대한 서술
- 독성에 대한 진단방법에 대한 서술
- 약물 중단 및 약물 투약 변경에 대한 서술
- 재투약에 대한 서술
- 독성과 약물에 대한 원인적 연관성의 평가에 대한 서술
IV. 한약조제에 대한 정보
- 식물에 대한 정확한 분류학상 학명
- 식물의 정확한 부위
- 추출물 특성과 상품명

<표 1-9>는 1986년부터 2008년까지 <표 1-8>을 토대로 대표적인 전자 데이터베이스인 EMBASE, AMED와 CINALH에서 한약에 대한 137건의 증례보고서에 대한 질적 평가를 한 것을 요약한 것이다. 표의 항목에 대해 증례보고서에 가장 잘 반영된 3가지는 나이, 독성 증상에 대한 기술 그리고 성별이다. 반면에 한약과 독성의 원인적 연관성 평가, 현재의 질병과 의학적 상태에 대해 서술을 비롯하여 현재의 질환 및 의학적 상태가 독성 유발과의 관련성을 포함한 기술이 증례보고서에서 가장 취약하게 다루어졌다. 증례보고서에서 21개 항목에 대해 명확하게 서술된 비율은 47.3%이며 불명확하게 기재된 비율은 25%, 전혀 서술되지 않은 비율은 27.7%이었다. 증례보고서에 대한 평가들의 일치성은 81.0%에서 100.0%의 범위로 평균 91.4%로 높았다. 이와 같이 한약에 의한 독성과 관련된 증례보고서는 다소 빈약한 측면이 있으며 이는 한약의 안전성 확보에 어려움이 있다. 따라서 향후 한약에 대한 증례보고서의 질을 높이기 위해서는 <표 1-8>과 같은 항목에 대해 보다 정확하고 상세한 서술이 이루어질 필요성이 있다.

〈표 1-9〉 한약 독성과 관련된 증례보고서에서 각 항목에 대한 반응비율

Item	Yes	unclear	No	Agreement
1. Drug name	108(78.8)	17(12.4)	12(8.8)	89.1%
2. Brand name and/or manufacturer	28(20.4)	14(10.2)	95(69.3)	87.6%
3. Daily dose and dosing regimen	57(41.6)	24(17.5)	56(40.9)	94.2%
4. Route of administration	48(35.0)	55(40.1)	34(24.8)	81.0%
5. Length of treatment period	11(8.0)	102(74.5)	24(17.5)	89.8%
6. Age	137(100.0)	0(0.0)	0(0.0)	100.0%
7. Sex	127(92.7)	7(5.1)	3(2.2)	97.1%
8. Is the diagnosis for which the suspected drug was administered stated	88(64.2)	24(17.5)	25(18.2)	93.4%
9. Are concurrent diseases and/of medical conditions reported	9(6.6)	95(69.3)	33(24.1)	87.6%
10. Are concurrent diseases analysed/considered with regards to their relevance to the AE?	1(5.1)	88(64.2)	42(30.7)	84.7%
11. Are concomitant medications documented?	82(59.9)	8(5.8)	47(34.3)	90.5%
12. Are doses, therapeutic regimes and treatment duration reported for concomitant medication?	64(46.7)	11(8.0)	62(45.3)	94.9%
13. Is the involvement of concomitant medications with AE considered/discussed in the report?	66(48.2)	9(6.6)	62(45.3)	91.2%
14. Is the AE/interaction described?	136(99.3)	1(0.7)	0(0.0)	97.8%
15. Is it reported how the AE(of drug interaction) was diagnosed using appropriate diagnostic tests (including lab tests)?	123(89.8)	9(6.6)	5(3.6)	95.6%

Item	Yes	unclear	No	Agreement
16. Dechallenge	77(56.2)	3(2.2)	57(41.6)	90.5%
17. Rechallenge	35(25.5)	3(2.2)	99(72.3)	92.0%
18. Is there a description of the Algorithm/instrument/scale used for causality assessment	8(5.8)	116(84.7)	13(9.5)	89.8%
Herbal preparation information				
1. Full taxonomic name of the plant	76(55.5)	23(16.8)	38(27.7)	92.0%
2. Plant source (i.c.folium, radix, rhizome, etc.)	44(32.1)	13(9.5)	80(58.4)	89.1%
3. Extract name and/of manufacturer or brand name	31(22.6)	97(70.8)	9(6.6)	91.2%
Overall	47.3%	25.0%	27.7%	91.4%

6) Kim 등의 근거중심독성평가에 의한 중의약의 안전성등급화

이와 같은 과정을 기초로 하여 근거중심독성평가에 의한 중의약의 안전성등급화는 2013년에 발표된 Kim 등의 연구를 통해 이루어졌다. 이들의 근거중심독성평가에 의한 한약 안전성등급화는 <그림 1-4>에서처럼 위험-편익분석, 독성영향의 중증도 (severity of toxic effect), 임상자료(clinical data) 및 비임상자료(nonclinical data) 등의 문헌자료를 통해 중약(Chinese herbal medicine, Traditional Chinese Medicine, TCM) 의 근거중심독성평가에 의한 한약의 안전성등급화를 마련하였다. Kim의 안전성등급 화는 <표 1-10>에서처럼 Class 1: 의료용으로 사용금지(prohibited for medicinal usage), Class 2: 중의사 처방에 의한 제한적 사용(restricted for medicinal usage, registered TCM practitioners only), Class 3: 경고문구 부착(required warning label), Class 4: 일반의약품 중약(over-the-counter herbs) 등으로 이루어졌다.

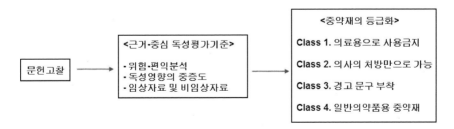

〈그림 1-4〉 근거중심독성평가의 예

2013에 발표된 Kim 등의 연구를 통해 중국의 중약은 Class 1~class 4로 안전성등급화로 분류되었으며 최초의 대표 적인 근거중심독성평가의 접근이라고 할 수 있다.

<표 1-10>에서처럼 Kim 등의 안전성등급화에서 Class 1은 가장 독성이 강한 Class 1.1 등급으로 Class 1.1과 Class 1.2, 그리고 Class 2는 Class 2.1, Class 2.2와 Class 2.3의 하부등급(subclass)으로 구분된다. 좀 더 구체적으로 살펴보면 Class 1은 가장 독성이 강한 한약재로 구성되었는데 Class 1.1은 만성독성에 기인하여 의료용으로 사용이 금지되는 중약재이다. Class 1.1 중약재 독성학적 특성은 만성적으로 축적된 독성이 생명을 위협할 수 있는 비가역적 손상을 유발하는 것이다. 이에 속하는 중약재로는 광방기 등과 같은 *Aristolochia*종의 대부분이 이에 속한다. Class 1.1 중약재 독성학적 특성은 수치되지 않은 원물질의 초맹독(extremely toxic)에 기인하여 내복약용이 어려운 중약재로 부자와 같은 *Aconitum*종의 대부분이 이에 속한다. 단지 의사 처방만의 제한된 사용의 Class 2에서 중약재의 독성학적 특성은 치료창에서 유효성의 용량-반응곡선과 독성의 용량-반응곡선 사이 간격 및 임상적 독성 중증도(toxic severity)이다. Class 2는 독성의 용량-반응곡선이 유효성의 용량-반응곡선에 가까이 접근하면 맹독(highly toxic)의 Class 2.1, 두 곡선의 간격이 가까우며 치료를 위한 추천용량보다 많은 과용량(over dose)에서 독성 또는 사망을 유발하면 중증 독성(moderate toxic)의 Class 2.2, 두 곡선이 비교적 넓으며 치료를 위한 추천용량보다 과용량에 의해 사망이 아닌 독성만 유발하면 경증 독성(mild toxic)의 Class 2.3으로 하부등급으로 중약재가 분류된다. Claas 2의 중약재에 대한 예를 들면, Class 2.1은 수치된 *Aconitum*종을 비롯하여 수치된 하수오가 Class 2.1 또는 Class 2.2에 속한다. Class 2.3에 속하는 중약재는 마황 등이 있다. 비록 세신(*Asarum sieboldii*)이 Aristolochic acid를 가지고 있지만 Aristolochic acid를 함유하고 있는 대부분의 *Aristolochia*종이 Class 1.1에 분류되는 것과 다르게 Class 2.3으로 분류되었다. 이러한 분류의 차이는 Aristolochic acid 함량의 차이에 기인한다. 세신은 Aristolochic acid 함량이 낮아 *Aristolochia*종보다 유효성 및 독성의 용량-반응곡선 간격이 비교적 넓다. 경고 부착의 Class 3 등급은 과용량이나 오용에 의해 경증의 독성을 유발하거나 부작용을 유발할 수 있어 전문가에 의한 조제가 필요한 약재를 포함한다. 경고 문구는 약재의 올바른 사용을 위해 자격을 갖춘 전문가의 감독하에 조제 및 처방이 권장된다. Class 3의 중약재의 예로는 관동(*Tussilago farfara*)을 들 수 있다. 마지막으로 일반의약품으로 분류되는 Class 4는 비교적 안전하여 처방전 없이 사용이 가능한 일반의약품으로 건강보조제로도 판매가 가능한 중약재이며 인삼이 대표적인 약재이다.

〈표 1-10〉 Kim 등의 중의약 안전성 등급

독성등급	하위등급 및 독성학적 특성	중약재
Class 1: (의료용으로 사용금지)	1.1 만성독성에 기인하여 의약품 사용금지, 누적된 독성에 의해 생명을 위협할 수 있는 비가역적 상해 유발	광방기(Aristolochia fangchi), 관목통(Aristolochia manshuriensis), 한중방기(Aristolochia heterophylla), 청목향(Aristolochia mollissima), 주사련(Aristolochia cinnabarina), 대엽마두령(Aristolochia kaempferi), 소남목향(Aristolochia yunnanensis), 남목향(Aristolochia calcicola), 마두령(Aristolochia debilis), 북마두령(Aristolochia contorta)
	1.2 초맹독(extremely toxic): 독성이 매우 강하여 내복약용으로 사용할 수 없음	Raw Aconitum species: 설상일지호(Aconitum brachypodium), 추엽오두(Aconitum bullatifolium), 부자(Aconitum carmichaeli), 백부자(Aconitum coreanum), 초오(Aconitum kusnezoffii)
Class 2: (중의사 처방에 의한 제한적 사용)	2.1 맹독(highly toxic): 유효성의 용량-반응곡선에 독성의 용량-반응곡선이 매우 가까이 있어 과용량에 의해 독성반응이나 사망을 초래할 수 있음	Processed Aconitum species: 수치된 하수오(processed chuanwu, Aconitum carmichaeli), 수치된 초오(processed Caowu, Aconitum kusnezoffii)
	2.2 중증 독성(moderate toxi): 독성의 용량-반응곡선이 유효성의 용량-반응곡선에 가까이 존재하여 과용량에 의해독성반응이나 사망을 초래할 수 있음	Processed Aconitum species: 수치된 부자(processed Fuzi, Aconnitum carmichaeli)
	2.3 경증 독성(mild toxic): 독성용량의 시작이 최대 유효성용량보다 몇 배가 될 정도로 커서 과용량에 의해 사망이 아닌 독성을 유발함	마황(Ephedra sinica), 중마황(Ephedra intermedia), 목마황(Ephedra equisetina), 세신(Asarum sieboldii)
Class 3: (경고문구 부착)	과용량이나 오용에 의해 경미한 독성이나 부작용을 유발할 수 기 때문에 "약재의 올바른 사용을 위해 자격을 갖춘 전문가의 감독하에 조제 및 처방이 필요함"이라는 경고문구 부착을 요함	관동(Tussilago farfara)
Class 4: (일반의약품 중약)	비독성(non-toxic)	인삼(Panax ginseng)

4. 한약 등급화를 위한 evidence based approach(또는 HED-based MOS)

앞서 언급된 Kim 등의 중의약 안전성등급화는 위험-편익분석(risk-benefit analysis), 독성영향의 중증도(severity of toxic effect), 임상자료(clinical data) 및 비임상자료 (nonclinical data) 등의 평가기준을 활용한 대표적인 근거중심의학의 예라고 할 수 있다. 그러나 이들에 의한 중의약-안전성등급화에서 가장 중요한 평가기준은 위험-편익 분석에 응용된 치료지수이다. 치료지수(therapeutic index)는 사람을 대상으로는 독성과 효능의 비(ratio)이지만 동물을 대상으로는 사망과 효능의 비이다. 이와 같이 치료지수는 사람 및 동물로부터 얻은 자료에 기인하지만 사람으로부터 독성과 효능자료를 동시에 얻기에는 어렵기 때문에 동물자료로부터 산출된다. 대부분의 한약재에 대한 치료지수는 거의 없다. 이러한 이유는 LD_{50}에 대한 자료는 다소 있지만 동물을 이용한 유효용량인 ED_{50}는 거의 없거나 추출 등의 약물의 형태에 따라 차이가 있어 상호 비교를 위한 치료지수를 정확하게 산출하기 어렵다. 또한 동물자료이든 사람자료이든 이들을 동시에 활용하려는 시도가 전혀 없기 때문에 중의약을 비롯하여 한약에 대한 안전성은 근거중심접근법(evidence based approach)에 제한이 있을 수밖에 없다. 이러한 어려움에도 불구하고 Kim 등의 중의약-안전성등급화는 동물의 용량을 인체등가용량 전환을 통해 얻어진 가장 대표적인 근거중심접근법이라고 할 수 있다. 본 장에서는 앞에서 언급된 Kim 등의 중의약 안전성등급화에 이용된 평가기준의 문제점을 분석하고 이를 보완하여 보다 안전성이 높은 한국형 등급화 방안을 제시한 연구논문을 소개한다.

1) 인체등가용량

Kim 등에 의한 중의약의 안전성등급화 과정에서 근거중심접근방법으로 무엇보다도 중요한 것은 비임상적 자료와 임상적 자료의 응용이다. 특히 비임상자료를 인체등가용량(human equivalence dose, HED), 즉 동물로부터 얻은 독성지표의 용량을 사람에게 적용되는 용량으로 전환하여 임상적 자료와 함께 중의약의 안전성등급화를 위한 평가기준을 마련하였다. 비임상 용량을 인체등가용량으로 전환하기 위해 Kim 등은 2008년 Reagan-Shaw 등이 <표 1-11>처럼 개발한 체표면적(body surface area, BSA)을 기초로 하여 인체등가용량(human equivalence dose, HED)을 구하는 theoretical HED를 응용하였다. Theoretical HED(mg/kg)는 animal dose(mg/kg)×(animal km/human km)로 계산되는데 여기서 Km은 체중(kg)을 체표면적으로 나눈 것이다. 결과적으로 Km은 mg/kg 용량을 mg/m² 용량으로 전환하는 데 이용되는 인자이다. <표 1-11>은 체중을 체표면적으로 나누어 사람을 비롯한 다양한 동물들의 Km factor를 산출한 것이다. 예를 들어 성인 60kg의 Km은 37, 마우스 0.02kg의 km은 3이다.

〈표 1-11〉 인체등가용량으로 전환을 위한 Reagan-Shaw 공식

Species	Weight(kg)	BSA(m^2)	Km factor
Human			
Adult	60	1.6	37
Child	20	0.8	25
Baboon	12	0.6	20
Dog	10	0.5	20
Monkey	3	0.24	12
Rabbit	1.8	0.15	12
Guinea pig	0.4	0.05	8
Rat	0.15	0.025	6
Hamster	0.08	0.02	5
Mouse	0.02	0.007	3

* Km은 무게-기초용량인 mg/kg을 체표면적-기초용량인 mg/m^2으로 나누어 산출됨.

2) LD_{50}의 인체등가용량으로의 전환

Kim 등의 중의약 안전성등급화를 위해 가장 중요한 평가기준은 치료지수(therapeutic index)를 통한 한약재의 위험-편익분석이다. 특히 비임상 시험에서 얻은 독성지표를 인체등가용량으로 전환하여 이루어진 치료지수이기 때문에 HED-based 치료지수 (human equivalence dose-based therapeutic index, 인체등가용량-기초치료지수)라고 한다. 일반적으로 치료지수(therapeutic index)는 동물실험을 통해 얻은 LD_{50}(50% lethal dose)과 ED_{50}(50% effective dose)의 비(ratio)로 계산된다. HED-based 치료지수 산출은 동물자료가 부족한 ED_{50}이 실제 임상에서 응용되는 임상용량으로 대체되며 이에 따라 동물의 LD_{50}은 사람의 LD_{50}로 전환되는 인체등가용량(HED)에 의해 이루어진다. Kim 등은 Reagan-Shaw 등의 공식을 이용하여 마우스에서 얻은 각종 한약재의 LD_{50}이 HED로 <표 1-11>과 같이 전환되었다. 예를 들어 세신(*Asarum sieboldii*) 열수 추출물의 마우스에 대한 LD_{50}이 12.3g/kg일 때 HED는 12.3g/kg×(3/37)=1.0054g/kg인데 성인 60kg의 HED는 60.3g/60kg이 된다. 그 외 성인 60kg의 HED 수치는 마두령(*Aristolochia debilis*)이 712.6g, 관동(*Tussilago farfara, coltsfoot*)이 603.2g, 마황(*Ephedra sinica*)이 379.5g, 초오(*Aconitum kusnezoffii*)가 28.1g, 그리고 부자(*Aconitum carmichaeli-*

processed Fuzi)가 84.6g으로 산출된다.

〈표 1-12〉 여러 한약재에 대한 마우스의 LD_{50}의 이론적 인체등가용량(HED)

한약재	추출 형태	투여 방법	마우스의 LD_{50}(g/kg)	HED(g/60 kg)
세신 (Asarum sieboldii)	열수	경구	12.4	60.3
마두령 (Aristolochia debilis)	열수	경구	146.5	712.6
관동 (Tussilago farfara, coltsfoot)	열수	경구	124.0	603.2
마황 (Ephedra sinica)	열수	경구	78.0	379.5
초오 (Aconitum kusnezoffii)	열수	경구	5.8	28.1
부자(Aconitum carmichaeli-processed Fuzi)	열수	경구	17.4	84.6

3) HED-based 치료지수(HED-based therapeutic index)

사람의 자료를 이용한 치료지수는 LD_{50}로부터 전환된 HED를 ED_{50}으로 대신한 임상투여용량으로 나누어 산출되며 이를 Kim 등의 HED-based 치료지수(HED-based therapeutic index)라고 한다. LD_{50}로부터 전환된 HED가 존재하기 때문에 ED_{50}를 대체할 수 있는 임상용량을 설정하여야 한다. ED_{50}는 동물 집단의 50% 효능을 나타내는 용량인데 실제적 임상에서 이용되는 투여용량은 사람 집단의 50% 이상에서 효능을 나타내는 것이 일반적이다. 따라서 임상투여용량에 대한 확인이 필요한데 Kim 등의 자료에 따르면 성인에게 건조된 한약재의 임상투여용량은 세신이 1~3g, 마두령이 3~9g, 관동이 5~10g, 마황이 2~10g, 초오가 3~5g, 그리고 부자인 경우에는 3~15g이다. 따라서 HED와 가장 높은 임상투여용량의 비(ratio)는 <표 1-3>에서처럼 세신이 약 20.1, 마두령이 79.2, 관동이 60.3, 마황이 42.2, 초오와 부자가 5.6으로 추정되며 이들은 사람의 자료로부터 산출된 치료지수가 된다. 동물에서 얻는 LD_{50}와 ED_{50}을 이용한 치료지수와 마찬가지로 HED-based 치료지수도 크기가 크면 클수록 투약의 안전성이 높다는 것을 의미하기 때문에 초오와 부자가 안전성이 가장 낮다고 할 수 있다. 반면에 마두령 및 관동은 이들 한약재와 비교하여 투여에 의한 안전성이 상대적으로 높다고 할 수 있다.

〈표 1-13〉 HED-based 치료지수

한약재	theoretical HED (g/60 kg)	임상투여용량(g)	치료지수=HED/임상투여용량
세신	60.3	1~3	20.1
마두령	712.6	3~9	79.2
관동	603.2	5~10	60.3
마황	379.5	3~9	42.2
초오	28.1	3~5	5.6
부자	84.6	3~15	5.6

4) HED-based 치료지수의 문제점

그러나 동물로부터 얻은 LD_{50}와 ED_{50}을 이용한 치료지수는 전체적인 효능과 독성의 특성을 왜곡할 수 있기 때문에 HED-based 치료지수도 이에 영향을 받거나 잘못 이해될 수도 있다. 일반적으로 효능 및 독성에 대한 용량-반응곡선(dose-response curve)은 〈그림 1-3〉처럼 동물에서 얻은 LD_{50}와 ED_{50}의 산출을 위한 두 용량-반응곡선은 상호 간에 겹치거나 좁혀지지 않고 일정한 범위의 용량 간격이 있는 특성을 가지고 있다. 이러한 특성을 가진 두 곡선에서 얻는 LD_{50}와 ED_{50}는 비교적 전체 용량의 독성 및 효능 특성을 반영하여 응용된다고 할 수 있다. 그러나 〈그림 1-5〉처럼 효능용량(effective dose)의 용량-반응곡선은 완만하고 치사용량(lethal dose)의 용량-반응곡선은 기울기가 급격하게 이루어지는 효능과 치사의 용량-반응곡선이 존재하기도 한다. 예를 들어 〈그림 1-5〉의 화살표처럼 두 곡선이 교차되면서 독성에 의한 치사반응률이 효능반응률에 같거나 높게 나타나기 때문에 LD_{50}와 ED_{50}이 산출되더라도 용량-반응의 전체적인 특성을 정확하게 반응을 반영하지 못하는 결과를 가져온다. 즉 ED_{50}에서 약간의 용량이 증가되더라도 독성이나 사망을 초래할 수 있다는 점을 간과할 수 있는 치사 및 효능의 용량-반응곡선이라고 할 수 있다. 임상에서도 예를 들 수 있는데 강한 독성을 나타내는 대부분의 한약재는 작은 용량변화에도 환자에게 민감하게 부작용 반응이 나타나는 것이 한의사들의 임상적 경험이다. 이는 부작용을 나타내는 한약재가 독성을 나타내는 용량-반응곡선의 기울기가 급격하다는 것을 의미한다.

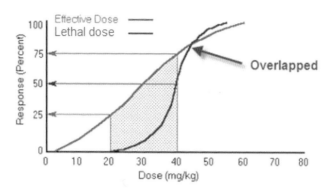

〈그림 1-5〉 고용량에서 유효성과 독성의 용량·반응곡선 중복

LD50와 ED50의 두 용량의 비가 치료지수인데 고용량에서 유효성과 독성의 용량·반응곡선이 중복(Overlapped, 화살표)되는 경우도 있다. 이러한 경우에는 LD50와 ED50의 두 용량을 이용한 치료지수가 전체를 반영하지 못하는 왜곡을 유도할 수 있다.

5) LD$_{50}$와 ED$_{50}$을 이용한 HED-based 치료지수의 개선방안 또는 MOS

이와 같이 동물로부터 얻은 LD$_{50}$와 ED$_{50}$을 이용한 치료지수는 전체적인 효능과 독성의 특성을 왜곡하여 한약재의 등급화에도 영향을 줄 뿐 아니라 임상사용에서 작은 용량의 변화로 민감한 반응을 유도할 수 있다. 따라서 일반 한약재 독성이 강한 한약재에 대한 정확한 치료지수를 얻기 위해서는 Kim 등의 HED-based 치료지수방법을 보완할 필요성이 있다. HED-based 치료지수 설정에 있어서 가장 큰 단점은 동물에서 얻은 자료인 치사의 용량-반응곡선과 효능 용량-반응곡선의 중복이라고 할 수 있다. 특히 이러한 중복은 두 곡선의 높은 용량에서 이루어지기 때문에 이를 피할 수 있는 동물에서의 독성지표 응용이 필요하다. <그림 1-6>은 효능과 치사의 용량반응곡선에서 99% 효능을 나타내는 ED$_{99}$(99% effective dose)의 용량과 1%의 치사를 나타내는 LD$_{1}$(1% lethal dose)을 나타낸 것이다. LD$_{1}$와 ED$_{99}$의 비는 약물투여의 안전성을 나타내는데 중요한 지표로 이용된다. 예를 들어 LD$_{1}$/ED$_{99}$<1일 경우에는 ED$_{99}$의 용량은 치사나 독성이 없는 용량범위이며 반면에 LD$_{1}$/ED$_{99}$>1일 경우에는 ED$_{99}$가 치사나 독성을 유발할 수 있는 용량을 포함하고 있다고 할 수 있다. 이와 같이 LD$_{1}$와 ED$_{99}$의 비는 치사나 독성이 없이 투여할 수 있는 최대용량을 산출할 수 있는 지표이기 때문에 이를 Margin of Safety(MOS, 안전역 또는 안전한계역)이라고 한다.

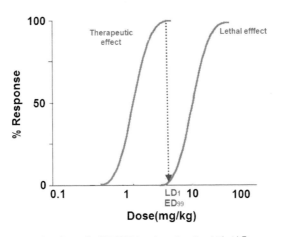

〈그림 1-6〉 안전역(Margin of safety)의 산출

LD_1/ED_{99}의 비(ratio)는 치사나 독성이 없이 투여할 수 있는 최대용량을 산출할 수 있는 지표이기 때문에 이를 **Margin of Safety**(MOS, 안전역 또는 안전한계역)이라고 하는데 비의 값 '1'을 기준으로 약물투여의 안전성을 결정하게 되는 중요한 지표이다.

6) LD_1와 ED_{99}를 이용한 HED-based MOS

(1) HED-based MOS와 ALD

안전한 한약의 등급화를 위해서는 HED-based 치료지수보다 HED-based MOS (human equivalency-based margin of safety, 인체등가용량-근거안전역)를 통하는 방법을 제시할 수 있다. MOS의 산출은 LD_1과 ED_{99}의 비로 이루어지기 때문에 HED-based MOS 산출을 위해서는 동물에서 얻는 LD_1과 ED_{99}를 대체하는 임상용량이 필요하다. Kim 등의 HED-based 치료지수에서처럼 ED_{99}의 HED는 임상에서 최대투여용량으로 대체할 수 있으나 개체군의 1% 사망을 초래하는 LD_1 경우에는 대부분 독성시험에서 수행되지 않아 한약재에 대한 LD_1도 거의 없는 실정이다. 오늘날 독성시험의 흐름상 동물의 희생을 최소화하는 경향이 있어 동물의 희생이 많이 소요되는 LD_{50}이나 LD_1의 독성지표를 요구하지 않는다. LD_1보다 동물의 희생이 덜 소요되는 개체군의 1마리 사망을 유도할 수 있는 최소용량인 개략치사량(approximate lethal dose, ALD)을 요구하고 있다. 이러한 변화와 더불어 과거에 이루어진 물질의 LD_{50}을 오늘날 활용하기 위해 ALD로 전환하는 공식이 개발되었다. 특히 ALD는 1마리 개체의 사망을 유도하는 최소용량으로 LD_1의 1% 사망을 초래하는 최소용량보다 유사하거나 이론적으로 크지 않기 때문에 HED-based MOS 산출을 위해 LD_1보다 ALD가 안전성이 높다고 할 수 있다. 이러한 측면에서 ALD를 LD_1을 대신하여 HED-based MOS 산출에 응용될 수 있다(표 1-14).

(2) LD_{50}의 ALD로의 전환과 HED 산출

경구 투여에서 LD_{50}은 ALD보다 마우스에서 1.46~2.5배, 그리고 랫드에서 1.59~2.1배 정도 높은 것으로 확인되었으며 이를 평균계수(mean factor)라고 한다. 특히 평균계수는 다양한 물질에 대한 수많은 LD_{50}의 약 93%가 2배보다 크지 않는 것으로 확인되었다. 평균계수가 작다는 것은 독성의 용량-반응곡선에 있어서 경사가 급하다는 것을 의미한다. 따라서 단일물질이 아닌 여러 물질이 혼합된 한약추출물은 완만한 경사를 가진 용량-반응곡선의 특성이 있기 때문에 LD_{50}을 ALD로 전환하는 평균계수를 2로 하는 것이 적절하며 '2'를 ALD-전환계수(conversion factor)라고 한다. 반면에 정맥에 대한 LD_{50}의 ALD 전환에 대한 평균계수는 각각 마우스에서 1.27~1.61, 랫드에서 1.25~1.61이었으며 전환계수는 평균적으로 마우스 및 랫드 모두에서 1.5로 추정된다. 이를 바탕으로 HED-based MOS를 위해 ALD는 Reagan-Shaw 등의 공식을 이용하여 <표 1-15>처럼 추정 HED(theoretical HED)로 전환되었다. 예를 들어 세신 열수추출물의 마우스에 대한 추정 ALD가 6.2g/kg일 때 HED는 6.2g/kg×(3/37)= 0.503g/kg인데 성인 60kg의 HED는 30.2g/60kg이 된다.

〈표 1-14〉 ALD의 HED로 전환

한약재	마우스의 LD_{50}(g/kg)	추정 ALD(g/kg)	추정 HED(g/60 kg)
세신	12.4	6.2	30.2
마두령	146.5	73.1	356.3
관동	124.0	83	301.5
마황	78.0	39	189.8
초오	5.8	2.9	14.1
부자	17.4	8.7	42.3

(3) HED-based MOS 산출

Kim 등에 의한 LD_{50}와 ED_{50}을 이용한 HED-based 치료지수처럼 HED-based MOS는 ALD로부터 전환된 HED와 임상투여 최고용량의 비로 산출된다. <표 1-15>

에서처럼 Kim 등이 산출한 HED-based 치료지수와 같이 유사한 방법으로 한약재의 HED-based MOS의 ALD/임상최고투여용량은 <표 1-15>와 같이 산출된다. 즉 성인에게 건조된 한약재의 임상투여 최고용량은 세신은 3g, 마두령은 9g, 관동은 10g, 마황은 10g, 초오 5g, 그리고 부자인 경우에는 15g이다. 따라서 ALD의 HED와 가장 높은 임상투여용량의 비인 HED-based MOS는 세신이 10.1, 마두령이 39.6, 관동이 30.2, 마황이 21.1, 초오와 부자가 약 2.8로 추정되었다.

⟨표 1-15⟩ 여러 한약재의 HED-based MOS for various herbal drugs

한약재	추정 HED	임상투여 최고 용량(g)	HED-based MOS
세신	30.2	3	10
마두령	356.3	9	39.6
관동	301.5	10	30.2
마황	189.8	9	21.1
초오	14.1	5	2.8
부자	42.3	15	2.8

7) 최신 중약의 등급화 경향과 HED-based MOS에 따른 한약등급화의 분류

(1) 최신 중약의 등급화 경향

해외에서 한약 및 식물추출물의 안전성을 위한 등급화로 독성 및 부작용에 대한 정도를 객관화하여 저술된 Handbook of Medicinal Herbs(HMH)의 독성등급과 Botanical Safety Handbook에 수록된 독성등급이 있다. 그러나 이들에 의한 등급화는 근거-중심 접근 방법으로 이해하기에 부족한 점이 많다. 현재까지 독성학적 접근과 더불어 오늘날 가장 잘 분류되었다고 평가되고 있는 등급화는 중국의 한약인 중약에서 찾을 수 있다. 특히 중약의 현대적 분류는 <표 1-16>과 같이 중독증상, 장기손상, 과다용량투여에 의한 사망유무, LD_{50}, 유효량과중독량차이, 성인일회복용중독량, 중독잠복기 등의 다양한 지표를 기초로 하여 독성 정도에 따라 대독, 중독, 소독의 3등급화로 이루어졌다. 이와 같이 중약의 등급화를 위해 사용된 지표인 과다용량투여반응, LD_{50}, 유효량과중독량차이 등은 새롭게 개발되어 여기서 소개되는 HED-based MOS에서 응용된 ALD, 임상최대용량 또는 LD_{50}, 치료지수 등으로 이해할 수 있다.

그러나 중국의 중약 등급화는 자료 통합성에 있어서 부족할 뿐 아니라 구체적으로 수치화의 부족으로 근거중심 접근에 문제가 있다고 할 수 있다. 즉 중국의 중약 등급화는 임상적 경험과 동물에 대한 독성시험의 근거를 제시하지만 이를 융합하여 하나로 제시하기에는 한계가 있다. 이는 결국 한의사가 임상현장에서 참고수준은 되지만 투약용량 측면에서 응용하기에는 한계가 있다.

〈표 1-16〉 중약의 등급화

항목	대독	중독	소독
중독증상	매우 심함	심함	보통
장기손상	중요장기	중요장기	장기손상까지는 아님
과다용량투여반응	사망	사망	사망까지는 이르지 않음
LD_{50} (g/kg)	<5	5~15	16~50
유효량과중독량차이	매우접근	접근	멀다
성인일회 복용중독량	<3g	3~12g	12~20g
중독잠복기	<10min	10~30min	>30min 또는 축적

(2) HED-based MOS에 따른 한약등급화의 분류

중약 등급화의 취약점인 임상적 경험과 동물에 대한 독성시험의 근거를 융합하여 하나로 제시하기에는 한계가 있다는 것을 극복하기 위해 HED-based MOS를 한약등급화에 응용할 수 있다. HED-based MOS를 이용한 한약등급화는 동물에서 얻은 자료와 임상자료를 혼합하여 얻은 등급화 방법이다. 즉 HED-based MOS는 동물에서 얻은 LD_{50}을 ALD로 전환하여 임상투여 최고용량으로 나누어 산출된 것이다. 이를 토대로 HED-based MOS 수치는 1이하를 비롯하여 500 이상 등의 여러 범위로 구분되어 <표 1-17>과 같이 한약등급화의 기준을 마련할 수 있다. MOS가 1이하 한약재의 환자 투여는 한의사들이 특히 주의하여야 하는 한약재이다. 즉 HED-based MOS의 산출된 값에서 1은 ALD와 임상투여 최고용량이 같다는 것을 의미하며 1이하는 효능보다 부작용이나 독성 또는 사망을 초래할 수 있는 지표로 이해할 수 있다. 반면에 1보다 크면 클수록 투여용량은 안전성을 가지면서 효능을 나타내는 용량의 한약재로 분류할 수 있다. 이러한 MOS의 특성을 반영하여 HED-based 치료지수를 제시할 수 있다.

〈표 1-17〉 HED-based MOS를 이용한 한약등급화

등급	HED-based MOS	임상응용 특성	한약재
Class 1	<1	효능용량과 치사용량이 겹치기 때문에 사용금지의 한약재 또는 기존 투여량의 1/10~1/100 정도의 투여 용량 감소가 필요한 한약재	
Class 2	1~10	효능용량이 독성용량과 근접하여 극도의 주의가 필요하며 소량 사용으로 제한되는 한약재	초오, 부자
Class 3	10~50	약물민감성을 가진 환자 및 노약자에게 독성을 유발할 가능성이 있는 한약재	세신, 마두령, 미황, 관동
Class 4	50~100	환자에 따라 임상용량의 3배 이하로 증가가 가능한 한약재	
class 5	100~500	환자에 따라 임상용량의 5배 이하로 증가가 가능한 한약재	
Class 6	>500	식품과 같이 사용 가능	

중국의 중약등급화와 비교하여 HED-based MOS는 여러 지표를 수치적으로 통합하여 이루어졌다는 측면에서 중국의 중약등급화와 차이가 있다고 할 수 있다. 특히 HED-based MOS는 동물의 사망을 초래하는 최소용량과 최대유효성을 나타내는 용량의 비에 임상자료와 동물자료가 반영되었으며 수치화된 모든 한약의 등급화를 구체화할 수 있는 근거중심접근법이라고 할 수 있다. 특히 한약등급화를 위해 가장 최근에 개발된 Kim 등이 제시한 HED-based 치료지수와 비교하여 독성 및 유효성에 대한 용량-반응곡선의 왜곡에 의한 위험성을 제거하는 MOS 사용과 LD_{50}보다 더 민감한 ALD의 독성지표를 사용하였기 때문에 HED-based MOS가 한약등급화를 위해 HED-based 치료지수보다 더 유용한 기준이 된다고 할 수 있다. 그러나 오늘날 한약의 복용이 양약과 같이 이루어지기 때문에 약물상호작용에 독성 및 부작용이 반영되지 못한 단점이 있다고 할 수 있으며 이를 보완할 필요성이 있다.

〈참고문헌〉

이선동·박영철(2012). 『한약독성학 I』. 한국학술정보(주). ISBN:978-89-268-3190-8.

중화인민공화국(1988). 『의료용 독성약품관리법』.

황중서(2012). 「보완대체의학의 세계화와 한의학의 발전방안」. 한의학연구소 논문집 제20권 제2호 통권 제39호. 141~153.

Agbabiaka, TB, Savoviæ, J, Harris, R, Ernst, E. The development of a tool to assess the quality of case reports of adverse events. Int. J. Risk Saf. Med. 2008; 20: 123~133.

Bensoussan A, Myers SP, Drew, AK, Whyte IM, Dawson AH. Development of a Chinese herbal medicine toxicology database. Journal of Toxicology-Clinical Toxicology. 2002; 40: 159~167.

Berezovskaya, IV. Classification of substances with respect To acute toxicity for parenteral administration. Pharmaceutical Chemistry Journal. 2003; 37: 139~147.

Chau, W, Ross, R, Li, JY, Yong, TY, Klebe, S, Barbara, JA, 2011. Nephropathy associated with use of a Chinese herbal product containing aristolochic acid. Medical Journal of Australia. 2011: 194: 367~368.

Cheng, CL, Chen, KJ, Shih, PH, Lu, LY, Hung, CF, Lin, WC, Yesong, Gu, J. Chronic renal failure rats are highly sensitive to aristolochic acids, which are nephrotoxic and carcinogenic agents. Cancer Letters. 2006: 232: 236~242.

Duke, JA. Handbook of Medicinal Herbs. CRC Press. 2002. ISBN-13: 978-08-493-1284-7.

Hung, SK, Hillier, S. Ernst E Case reports of adverse effects of herbal medicinal products (HMPs): a quality assessment. Phytomedicine. 2011; 18(5): 335~43.

Kim EJY, Ellie JYKim, Chen Y, Huang JQ, Li KM, Razmovski-Naumovski V, Poon J, Chan K, Roufogalis BD, McLachlan AJ, Moe SL, Yang D, Yao M, Liu Z, Li GQ. Evidence-based toxity evaluation and scheduling of Chinese herbal medicines. Journal of Ethnopharmacology. 2013; 146: 40~61.

McGuffin, M, Upton, R, Hobbs, C. Botanical Safety Handbook: Guidelines for the Safe Use and Labeling for Herbs in Commerce. CRC Press. 1997. ISBN-13: 978-08-493-1675.

Pan, JH, Yan, GJ, Song, J. The determination of aristolochic acid A in different processed Aristolochia manshuriensis and the test of influence about renal function in rats. Journal of Chinese Medicinal Materials. 2010: 33, 1228~1233.

Peters, CM, O'Neill, JO, Young, JB, Bott-Silverman, C. Is there an association between ephedra and heart failure? a case series. Journal of Cardiac Failure. 2005; 11: 9~11.

Reagan-Shaw S, Nihal M, Ahmad N. Dose translation from animal to human studies revisited. Journal of the Federation of American Societies for Experimental Biology. 2008; 22: 659~661.

United Nations 2011. Globally Harmonized System of Classification and Labelling of Chemicals (GHS). New York and Geneva.

USFDA 2004. Center for Drug Evaluation and Researche. Guidance for industry: botanical drug products.

Vit, Peter J. Approximate lethal dose versus median lethal dose in acute toxicity testing of pharmaceuticals. A retrospective study. Arch Toxicol. 1989; 63(4): 343~4.

Woolf, AD, Watson, WA, Smolinske, S, Litovitz, T. The severity of toxic reactions to ephedra: comparisons to other botanical products and national trends from1993 to 2002. Clinical Toxicology(Philadelphia). 2005: 43: 347~355.

Yang, CL, Cheng, F, Gao, LW, Li, YC, Pan, ZQ, Zheng, JM. The ancient and modern application of toxic Chinese herbal medicines, First ed. Chinese Medical Sciences and Technology, Beijing. 1991.

제2장 한약재의 HED-based MOS에 따른 등급화

◎ 주요 내용

- 한약재의 HED-based MOS를 통한 안전성등급화 방법은 한약재의 LD50 확인 ALD-전
  환계수 결정 및 추정 ALD 산출, ALD의 인체등가용량으로 전환, HED-based MOS 산
  출 그리고 안전성등급화(safety classification) 등의 절차로 이루어진다.

1. 한약재의 안전성등급화 방법

1) HED-based MOS

개별 한약재에 대한 HED-based MOS(human equivalency-based margin of safety,
인체등가용량-근거안전역)를 통해 등급화를 위한 전반적인 과정은 <그림 1-7>과 같
이 요약할 수 있으며 번호에 따라 다음과 같이 설명된다.

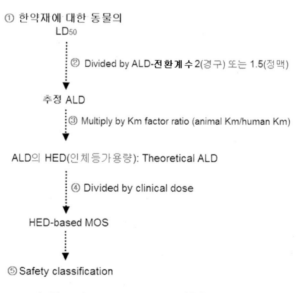

〈그림 1-7〉 HED-based MOS 산출을 위한 과정

LD50(lethal dose of 50%, 반수치사량), ALD(approximate lethal dose, 개략치사량), HED(human equivalence dose, 인체등가용량), MOS(margin of safety, 안전한계역).

(1) 한약재의 LD_{50} 확인

다양한 한약재의 LD_{50}에 대한 자료를 확보한 후 동물종, 투여경로, 추출물의 특성을 분석한다. 동일한 한약재이라도 한약의 전통적인 복용 방법인 열수추출물이 아닌 에탄올 등과 같은 다양한 용매를 이용하여 추출물에 대한 자료가 존재한다.

(2) ALD-전환계수 결정 및 추정 ALD 산출

ALD(approximate lethal dose, 개략치사량)-전환계수는 동물의 LD_{50}을 ALD로 전환할 때 나누어주는 수치이다. 평균적으로 마우스 및 랫드인 경우에 경구투여는 2, 정맥투여는 1.5를 적용하여 LD_{50}을 나누어주면 ALD 수치가 된다. 경구투여와 정맥투여 등 투여부위에 따른 전환인자의 차이는 용량-반응곡선(dose-response curve) 차이에 기인한다. 한약이 경구로 투여될 경우에 정맥으로 투여될 경우보다 흡수와 반응이 느리고 용량-반응곡선에서보다 완만한 경사가 나타난다. 이러한 이유로 소화관을 거치는 경구투여에 대한 ALD-전환계수는 2, 이외에 다른 모든 투여경로의 LD_{50}에 대해서는 1.5의 ALD-전환계수를 적용하는 것이 바람직하다. 이와 같이 투여경로에 따른 동물을 이용하여 동물의 ALD, 즉 1마리의 죽음을 초래할 수 있는 개략치사량을 추정할 수 있다.

(3) ALD의 인체등가용량으로 전환

HED-based MOS는 기본적으로 동물에서 얻은 독성지표를 인체에 적용하여 산출된다. 따라서 동물의 ALD에서 사람에 대한 ALD로의 전환이 필요하다. 그러나 이러한 전환에 있어서 체중보다 체표면적을 기초하여 전환되기 때문에 동물의 체중을 기초로 얻은 ALD를 체표면적을 기초로 한 ALD로 전환되어야 한다. 이러한 전환된 용량을 인체등가용량(human equivalence dose, HED)이라고 하며 이를 얻기 위해 동물과 사람에 대한 적용되는 수치를 Km fact라 한다. Km factor는 <표 1-18>과 같이 성인 60kg의 Km은 37, 마우스 0.02kg의 km은 3, 그리고 랫드에 대한 Km은 6이다. 이러한 Km을 이용하여 얻은 인체에 대한 ALD를 추정 ALD(theoretical ALD)이라고 한다.

<표 1-18> 인체등가용량으로 전환을 위한 Km factor

Species	Km factor
Human	
Adult	37
Child	25
Baboon	20
Dog	20
Monkey	12
Rabbit	12
Guinea pig	8
Rat	6
Hamster	5
Mouse	3

(4) HED-based MOS 산출

MOS의 산출은 동물의 독성지표인 LD_1과 ED_{99}의 비를 theoretical ALD와 임상최대용량의 비로 대체되어 이루어진다. 즉 LD_1은 theoretical ALD, ED_{99}는 임상최대용량으로 대체된다. 따라서 HED-based MOS 산출은 앞서 언급된 (1), (2), (3)을 응용하여 다음과 같은 공식을 통해 이루어진다.

$$\text{HED-based MOS} = \frac{(LD_{50}) \div (\text{ALD-전환인자}) \times (\text{animal Km/human Km})}{\text{임상최대투여용량}}$$

2) 안전성등급화(safety classification)

HED-based MOS에 따른 한약등급화의 분류는 <표 1-19>와 같이 이루어진다. MOS 1이하 한약재의 환자 투여는 한의사들이 특히 주의하여야 하는 한약재이다. 즉 HED-based MOS의 산출된 값에서 1은 ALD와 임상투여 최고용량이 같다는 것을 의미하며 1이하는 효능보다 부작용이나 독성 또는 사망을 초해할 수 있는 지표로 이해할 수 있다. 반면에 1보다 크면 클수록 투여용량은 안전성을 가지면서 효능을 나타내는 한약재로 분류할 수 있다.

〈표 1-19〉 HED-based MOS를 이용한 한약등급화

등급	HED-based MOS	임상응용 특성
Class 1	1>	효능용량과 치사용량이 겹치기 때문에 사용금지의 한약재 또는 기존 투여량의 1/10~1/100 정도의 투여 용량 감소가 필요한 한약재
Class 2	1~10	효능용량이 독성용량과 근접하여 소량의 투약으로 극도의 주의가 필요하며 장기 투약을 제한하는 한약재
Class 3	10~50	약물민감성을 가진 환자 및 노약자에게 독성을 유발할 가능성이 있는 한약재
Class 4	50~100	환자에 따라 임상용량의 3배 이하로 증가가 가능한 한약재
class 5	100~500	환자에 따라 임상용량의 5배 이하로 증가가 가능한 한약재
Class 6	500<	식품과 같이 사용 가능

2. Aristolochic acid 성분이 포함된 한약재의 안전성등급화

Aristolochic acid는 <표 1-20>과 같이 Aristolochia속이나 Asarum속에 속하는 한약재에서 발견되는 인체발암물질이다. 또한 aristolochic acid의 마우스 경구투여에 대한 LD_{50}은 암수 각각 0.0559mg/kg과 0.1061mg/kg 정도로 강력한 급성독성을 유발한다. 이러한 이유로 우리나라의 식약처에서는 2005년 6월부터 마두령과 청목향의 사용을 금지시켰다. Aristolochic acid 함량은 광방기 0.3~0.9%, 마두령 0.045% 정도 함유되는 있는 것으로 추정되고 있다. 또 다른 연구에서 우리나라에서 유통 중인 한약재 중에서 aristolochic acid가 광방기(Radix *Aristolochiae fangchi*)에는 0.0039%, 마두령(Fructus *Aristolochia contort*)에는 0.0023%가 함유되어 있는 것으로 나타났으며 청목향(Radix *Aristolochia contort*), 목통(Caulis *Akebiae quinata*), 세신(*Asiasari* radix)에서는 검출되지 않았다.

〈표 1-20〉 Aristolochic acid 성분이 포함된 한약재

한약재	학명
방기	광방기(Radix Aristolochiae fangchi) 분방기(Radix Stephaniae tetrandrae) 한중방기(Radix Aristolochiae heterophyllae) 목방기(Radix Cocculi trilobi) 마두령(Fructus Aristolochia contort) 청목향(Aristolochia contort)[*]

한약재	학명
목통	관목통(Caulis Aristolochiae manshuriensis)
	천목통(Caulis Clematidis armandii)
	목통(Caulis Akebiae quinata)
백모등	백모등(Herba Aristolochia mollissemae)
	백영(Herba Solani lyrati)
세신	화세신(Asarum sieboldii Miq.)
	북세신(Asarum heterotropoides)
	한성세신(Asarum sieboldi Var.)

* 2006년부터 사용 금지된 한약재.

1) 마두령

(1) 주요 성분

마두령(*Aristolochia debilis*)의 뿌리가 약용으로 사용되고 있다. Aristolochic acid를 함유하고 있지만 구체적인 구성성분에 대해서는 확인되지 않고 있다. Aristolochic acid가 인체발암물질이기 때문에 다른 성분에 대한 독성 정도는 중요하지 않다.

(2) LD_{50}

전탕이 아닌 마두령의 건조 원뿌리에 대한 마우스 경구투여에 대한 LD_{50}은 146.5g/kg, 수치된 마두령 뿌리에 대한 LD_{50}은 846.1g/kg으로 확인되었다<표 1-21>.

〈표 1-21〉 미령초의 다양한 LD_{50}

한약재	동물 및 투여	LD_{50}(g/kg)
마두령(Aristolochia debilis)의 뿌리	마우스 경구	146.5
수치된 마두령 뿌리	마우스 경구	846.1

(3) HED-based MOS와 안전성 등급

마두령를 포함한 aristolochic acid를 함유한 Aristolochia속의 임상투여용량은 건재 용량으로 3~9g이므로 임상투여최대용량은 9g이 된다. 마두령의 뿌리 건재에 대한 마우스의 LD_{50}은 146.5g/kg이므로 전환계수 2로 나누면 추정 ALD는 293g/kg이 된다. 마우스와 사람의 Km factor의 비가 3/37이므로 성인 60kg의 전탕에 대한 ALD

인체등가용량은 1,425g/kg이 된다. 마두령의 임상최대투여량이 1일 9g이므로 HED-based MOS는 약 158이 된다. 이는 마두령 뿌리의 건재는 <표 1-22>처럼 안전성 등급에서 Class 5에 해당되어 비교적 독성이 약하여 환자에 따라 임상최대용량의 5배 이하로 증가가 가능한 한약재로 분류된다. 수치된 마두령 뿌리의 건재의 HED-based MOS가 914로 안전성 등급이 Class 6으로 식품과 같이 사용이 가능한 한약재로 분류된다.

〈표 1-22〉 마두령의 LD_{50}에 대한 HED-based MOS와 안전성 등급

마두령의 종류	투여	LD_{50} (g/kg)	ALD 전환계수	추정 ALD (g/kg)	Km factor (animal/ human)	ALD의 추정 HED (g/60kg)	임상투여 최고 용량 (g)	HED-based MOS	Class
마두령의 뿌리	경구	146.5	2	293	3/37	1,425	9	158	5
수치된 마두령 뿌리	경구	846.1	2	1,692	3/37	8,231	9	914	6

2) 광방기

(1) 주요 성분

광방기(*Aristolochia fangchi*)의 뿌리를 약용으로 사용하며 인체발암물질인 aristolochic acid를 함유하고 있다.

(2) LD_{50}, HED-based MOS와 안전성 등급

마우스 경구투여를 통한 방광기 전탕의 LD_{50}는 7.76으로 확인되었다. 그리고 광방기를 포함한 aristolochic acid를 함유한 Aristolochia속의 임상투여용량은 건재용량으로 3~9g이므로 임상투여최대용량은 9g이 된다. 광방기 전탕의 마우스 경구투여에 대한 LD_{50}은 7.76g/kg이므로 전환계수 2로 나누면 추정 ALD는 15.52g/kg이 된다. 마우스와 사람의 Km factor의 비가 3/37이므로 성인 60kg의 전탕에 대한 ALD 인체등가용량은 75.5g/kg이 된다. 광방기의 임상최대투여량이 1일 9g이므로 HED-based MOS는 약 8.3이 된다. 이는 <표 1-23>처럼 안전성 등급에서 Class 2에 해당되어 효능용량이 독성용량과 근접하여 소량의 투약으로 극도의 주의가 필요하며 장기 투약

을 제한하는 한약재가 된다.

〈표 1-23〉 광방기의 LD_{50}, HED-based MOS와 안전성 등급

광방기 종류	동물 및 투여	LD_{50} (g/kg)	ALD 전환계수	추정 ALD (g/kg)	Km factor (animal/human)	ALD의 theoretical HED (g/60kg)	임상 투여최고 용량(g)	HED-based MOS	Class
광방기의 전탕	마우스 경구	7.76	2	15.52	3/37	75.5	9	8.3	2

3) 세신

(1) 주요 성분

세신은 쥐방울과(Aristolochiaceae)에 속하는 식물로 만병초, 세삼, 족두리, 놋동이풀, 독엽초, 소신 등의 이름으로도 불린다. 한방에서 세신은 풍한습 두통, 사지마비 동통, 복통, 외감성 두통, 오한, 발열, 전신통, 해수, 천식, 가래가 많은 증상, 축농증, 중풍 등에 처방되고 있으나 약리작용으로 해열, 진정, 진통, 국부마취, 항염, 면역억제작용, 기관지이완작용, 강심작용이 확인되고 있다. 우리나라 한약에서는 족두리풀 또는 화세신으로 불리는 *Asarum sieboldii* Miq.와 민족두리풀이며 북세신으로 불리는 *Asarum heterotropoides* Fr. Schmidt var. Mandshuricum Kitag의 뿌리 및 뿌리줄기를 약으로 사용한다. 반면에 중의약에서는 북세신과 화세신을 비롯하여 한성세신인 *Asarum sieboldi* var. *seoulense* Nakai의 뿌리 및 뿌리줄기를 약용으로 사용한다. 세신의 공통적인 성분으로는 정유(essential oil) 또는 휘발성 오일(volatile oil, 방향유)로 methyl eugenol, asarylketone, cineol, safrole, limonene, eucarvone(azulene), elemicin, kakuol, estragole, croweacin, 1,8-cineol, γ-asarone beta-pinene, alpha-terpineol, methyleugenol, 3,5-dimethoxytoluene, pentadecane, 3',4'-(methylenedioxy)propiophenone, 2',4'-dimethoxy-3'-methylpropiophenone, N-isobutyldodecatetraenamide과 sesamin 등이 있으며 3% 정도 함유되어 있다. 이외에 N-isobutyl-2,4,8,10-dodecatetraenamide, pellitorine 등의 acidamide 계열, asarinin, xanthoxylol, sesamin 등의 lignan 계열, 그리고 독성이 강한 aristolochic acid, aristolactam, higenamine 등의 alkaloid 계열이 확인되고 있다.

(2) LD_{50}

여러 세신의 LD_{50}은 <표 1-24>처럼 마우스 경구투여를 통해 화세신의 전탕(water decoction)은 100.8g/kg, 분말(powder)는 7.5mg/kg, 휘발성 오일은 3.13mg/kg으로 확인되었다. 한성세신 경우에 전탕은 48.7g/kg, 분말은 31.2mg/kg, 휘발성 오일은 3.13ml/kg으로 확인되었다. 한성세신의 분말의 LD_{50}는 경구투여가 투여의 어려움으로 최대투여가능농도(maximum delivery capacity)로 결정되었다. 북세신 경우에 전탕은 240g/kg, 분말은 4.8mg/kg, 휘발성 오일은 2.54ml/kg으로 확인되었다. 북세신의 전탕의 LD_{50}는 경구투여가 투여의 어려움으로 최대투여가능농도로 결정되었다.

〈표 1-24〉 세신 종류에 따른 다양한 추출물에 대한 LD_{50}

세신의 종류	추출형태	동물 및 투여	LD_{50}(/kg)
화세신(*Asarum sieboldii* Miq.)	전탕	마우스 경구	100.8g
	분말	마우스 경구	7.5g
	휘발성오일	마우스 경구	3.13ml
한성세신(*Asarum sieboldii* var. Seoulense Nakai)	전탕	마우스 경구	48.7g
	분말	마우스 경구	31.2g
	휘발성오일	마우스 경구	1.92ml
북세신(*Asarum heterotropoides* Fr. Schmidt var. mandshuricum kitag)	전탕	마우스 경구	240g
	분말	마우스 경구	4.8g
	휘발성오일	마우스 경구	2.53ml

(3) HED-based MOS와 안전성 등급

○ 화세신

세신의 경구를 통한 임상투여량은 0.9~3g으로 추천하고 있다. 화세신의 전탕에 대한 마우스의 LD_{50}은 100.8g/kg이므로 전환계수 2로 나누면 추정 ALD는 50.4g/kg이 된다. 마우스와 사람의 Km factor의 비가 3/37이므로 성인 60kg의 전탕에 대한 ALD 인체등가용량은 245g/kg이 된다. 세신의 임상최대투여량이 1일 3g이므로 HED-based MOS는 약 81이 된다. 이는 <표 1-24>처럼 화세신의 전탕은 안전성 등급에서 Class 4에 해당되어 비교적 독성이 약하여 환자에 따라 임상최대용량의 3배 이하로 증가가 가능한 한약재로 분류된다. 따라서 화세신의 전탕인 경우에 임상최대용량으로 9g까지 투여가 가능하다. 전탕의 임상최대투여용량이 3g과는 다르게 분말과 휘발성 오일의 임상용량은 실제 임상현장에서 사용이 거의 되지 않기 때문에 임상최대용량을 설정하기 어렵다. 일반적으로 분말과 휘발성오일 분획은 농축되기 때문에 전탕 세신의 임상최저용량인 약 1g을 화세신의 분말과 휘발성 오일의 HED-based MOS 산출에 위해 적용되었다. 이에 임상용량 1g을 적용할 경우에 분말과 휘발성 오일의 HED-based MOS는 각각 18과 7.6이다. 결과적으로 분말의 등급은 Class 3으로 약물민감성을 가진 환자 및 노약자에게 독성을 유발할 가능성이 있는 한약재의 가공물로 분류된다. 휘발성 오일의 등급은 Class 2로 효능용량이 독성용량과 근접하여 소량의 투약으로 극도의 주의가 필요하며 장기 투약을 제한하는 한약재의 성분이다. 이와 같이 전탕, 분말과 휘발성 오일의 안전성 등급은 각각 4, 3, 2로 추정되는데 세신의 전탕은 투약에 있어서 안전성이 높으나 분말이나 휘발성 오일은 투약에 있어서 상당한 주의가 요망된다.

○ 한성세신

<표 1-24>처럼 한성세신의 전탕에 대한 마우스의 LD_{50}은 48.7g/kg이므로 전환계수 2로 나누면 추정 ALD는 24.35g/kg이 된다. 마우스와 사람의 Km factor의 비가 3/37이므로 성인 60kg의 전탕에 대한 ALD 인체등가용량은 111g/kg이 된다. 세신의 임상최대투여량이 1일 3g이므로 HED-based MOS는 약 39가 된다. 이는 <표 1-24>에서처럼 한성세신의 전탕은 안전성 등급에서 Class 3으로 분류되어 약물민감성을 가진 환자 및 노약자에게 독성을 유발할 가능성이 있는 한약재이다. 화세신처럼 전탕 세신의 임상최저용량인 약 1g이 한성세신의 분말과 휘발성 오일의 HED-based MOS 산출에 위해 적용되었다. 임상용량 1g을 적용할 경우에 분말과 휘발성 오일의 HED-based MOS는 각각 75와 4.7이다. 한성세신 분말의 등급은 Class 4로 환자에 따라 임상용량의 3배 이하로 증가가 가능한 한약재의 가공물로 추정된다. 휘발성 오일의 등급은 Class 2로 효능용량이 독성용량과 근접하여 소량의 투약으로 극도의 주의가 필요하며 장기 투약을 제한하는 한성세신의 분획물이다. 이와 같이 전탕, 분말과 휘발성 오일의 안전성 등급은 각각 3, 4, 2로 추정된다. 화세신과 비교하여 한성세신의 전탕은 등급이 낮은 반면에 분말은 더 높다. 한성세신의 휘발성오일 분획물은 화세신과 유사한 등급으로 투약에 상당한 주의가 필요하다.

○ 북세신

<표 1-25>처럼 북세신의 전탕에 대한 마우스의 LD_{50}은 240g/kg이므로 전환계수 2로 나누면 추정 ALD는 120g/kg이 된다. 마우스와 사람의 Km factor의 비가 3/37이므로 성인 60kg의 전탕에 대한 ALD 인체등가용량은 584g/kg이 된다. 세신의 임상최대투여량이 1일 3g이므로 HED-based MOS는 약 194가 된다. 북세신의 전탕에 대한 안전성 등급은 Class 5로 분류되어 환자에 따라 임상용량의 5배 이하로 증가가 가능한 한약재이다. 즉 북세신인 경우에 최대 15g까지 투여가 가능할 것으로 추정된다. 화세신과 한성세신처럼 전탕 세신의 임상최저용량인 약 1g이 북세신의 분말과 휘발성 오일의 HED-based MOS 산출에 위해 적용되었다. 임상용량 1g을 적용할 경우에 분말과 휘발성 오일의 HED-based MOS는 각각 11.7과 3이다. 한성세신 분말의 등급은 Class 3으로 약물민감성을 가진 환자 및 노약자에게 독성을 유발할 가능성이 있는 한약재의 가공물로 추정된다. 휘발성 오일의 등급은 Class 2로 효능용량이 독성용량과 근접하여 소량의 투약으로 극도의 주의가 필요하며 장기 투약을 제한하는 한성세신의 분획물이다. 이와 같이 전탕, 분말과 휘발성 오일의 안전성 등급은 각각 5, 3, 2로 추정되며 다른 세신과 비교하여 북세신의 전탕은 안전성 등급이 높지만 분말이나 휘발성 오일은 낮기 때문에 투약에 주의가 필요하다.

〈표 1-25〉 다양한 세신의 LD_{50}에 대한 HED-based MOS와 안전성 등급

세신 종류	추출 형태	LD_{50} (g/kg)	ALD 전환계수	추정 ALD (g/kg)	Km factor (animal/ human)	ALD의 theoretical HED (g/60kg)	임상투여 최고 용량(g)	HED-based MOS	Class
화세신	전탕	100.8	2	50.4	3/27	245	3	81	4
	분말	7.5	2	3.75	3/27	18	1	18	3
	휘발성오일	3.13	2	1.56	3/37	7.6	1	7.6	2
한성세신	전탕	48.7	2	24.35	3/27	118	3	39	3
	분말	31.2	2	15.6	3/27	75	1	75	4
	휘발성오일	1.92	2	0.96	3/37	4.7	1	4.7	2
북세신	전탕	240	2	120	3/27	584	3	194	5
	분말	4.8	2	2.4	3/27	11.7	1	11.7	3
	휘발성오일	2.53	2	1.27	3/37	3	1	3	2

(4) 세신의 안전성 등급에 대한 평가와 안전한 투약용량

세신을 처방하는 데 안전성 등급 측면, 세신추출물의 분획 측면 그리고 성분 측면 등의 3가지 측면에서 주의가 필요하다.

○ 안전성 등급 측면

앞서 우리나라 한약에서는 족두리풀 또는 화세신으로 불리는 *Asarum sieboldii* Miq. 와 민족두리풀이며 북세신으로 불리는 *Asarum heterotropoides* Fr. Schmidt var. Mandshuricum Kitag의 뿌리 및 뿌리줄기를 약으로 사용한다고 서술하였다. 전통적으로 우리나라의 한약에서는 세신으로 화세신이 임상에 주로 응용되고 중의약에서는 북세신이 주로 응용되었다는 것을 의미한다. 그러나 오늘날 세신을 포함하여 다양한 한약재가 중국으로 수입된다는 사실을 고려할 때 3종의 세신 모두가 국내에서 응용되고 있다고 추정된다. 그러나 <표 1-26>과 같이 3종류 세신의 전탕에 대한 안전성 등급에서 차이가 있기 때문에 이를 고려한 투약이 필요하다. 특히 한성세신인 경우에는 안전성 등급이 Class 3으로 약물민감성을 가진 환자 및 노약자에게 독성을 유발할 가능성이 있는 한약재로 분류된다.

〈표 1-26〉 세신의 종류에 따른 안전성 등급

세신 종류	추출 형태	HED-based MOS	Class
화세신	전탕	81	4
한성세신	전탕	39	3
북세신	전탕	194	5

○ 분획 측면

세신의 대표적인 분획물은 휘발성 오일이다. 세신 3종류의 휘발성 오일에 대한 안전성 등급은 공통적으로 2등급으로 분류되어 효능용량이 독성용량과 근접하여 소량의 투약으로 극도의 주의가 필요하며 장기 투약을 제한하는 한약재이다. 휘발성 오일에 대한 안전성 등급 산출에서 임상투여최대용량은 1g이 적용되었다. 불가피하게 임상적으로 휘발성 오일분획을 처방할 경우에는 사람의 민감성 차이에 대한 안전계수(safety factor) 10을 적용하여 0.1g 이하를 단기간 처방하는 것이 안전할 것으로 추정된다.

○ Aristolochic acid 성분 측면

세신은 인체발암을 유발하는 IARC에 의한 Group 1로 분류되는 aristolochic acid를 함유하고 있다. Aristolochic acid를 함유한 한약은 방기 중에는 광방기(0.3~0.9% aristolochic acid 함유)와 한중방기, 마두령(0.045% aristolochic acid 함유) 등이 있다. 이들 한약재가 함유하고 있는 aristolochic acid가 세신에는 약 0.01% 이하로 함유하고 있지만 장기 및 과용량 투약은 발암, 독성을 유발할 수 있을 것으로 추정된다.

3. Aconitine 성분이 함유된 한약재의 안전성등급화

1) 부자

(1) 주요 성분

부자는 미나리아재비과 바꽃(aconitum)속에 속한 오두(烏頭)라고 불리는 *Aconitum carmichaeli* DEBX.의 자근(子根)을 가공한 것이다. 바꽃속에 속하는 식물은 많지만 우리나라와 중국에서 모두 오두의 자근이 부자의 기원이다. 또한 오두의 모근을 천오라고 하는데 부자는 천오의 자근이라고 할 수 있다. 크기 측면에서 자근은 모근보다 크다. 바꽃속 식물 중 한약재는 부자 외에 백부자(*Aconitum koreanum* R. Raymund)가 있으며 진범(*Aconitum pseudolaeve* var. erectum) 등이 있다. 부자는 강심, 이뇨 및 진통제 등으로 사용되어온 중요한 생약이다. 그러나 과량 사용 시 중추신경마비, 말초신경마비, 호흡중추마비, 시력장애, 소화기자극 등의 독성 유발로 치사되는 경우가 있다. 부자의 주요 성분으로는 부자 독성의 주요 원인물질인 aconitine과 hypaconitine, mesaconitine 등의 alkaloid 계열과 isodelphinine, benzoylmesaconitine, coryneine, atisines, aminophenols, neoline, 15-α-hydroxyneoline, higenamine, dl-demethyl coclaurine, salsolinol 등이 있다. 특히 aconitine와 hypaconitine, mesaconitine 등의 alkaloid는 열과 알칼리에 의하여 독성이 낮은 benzoylaconine, aconine 및 pyroaconine 등으로 변화된다. <그림 1-8>은 부자를 물과 함께 수시간 동안 끓이면 수화되어 benzoylaconine으로 전환되는 것을 나타낸 것이다. 또한 160~170℃ 정도의 열을 가하면 aconine으로 전환되기도 한다. 이와 같이 물과 열을 가하면 aconitine은 다른 물질로 전환되어 독성이 감소되는데 특히 혀의 마비 증상이 없어진다. 따라서 Aconitum속 식물의 근경을 자연 건조하여 그대로 약용으로 사용하기보다는 예로부터 장시간 염수에 침적하거나, 가열 처리하는 등의 수치과정(修治科程)을 거쳐 독성을 감소시킨 염부자 또는 포부자 등이 사용되어 오고 있다.

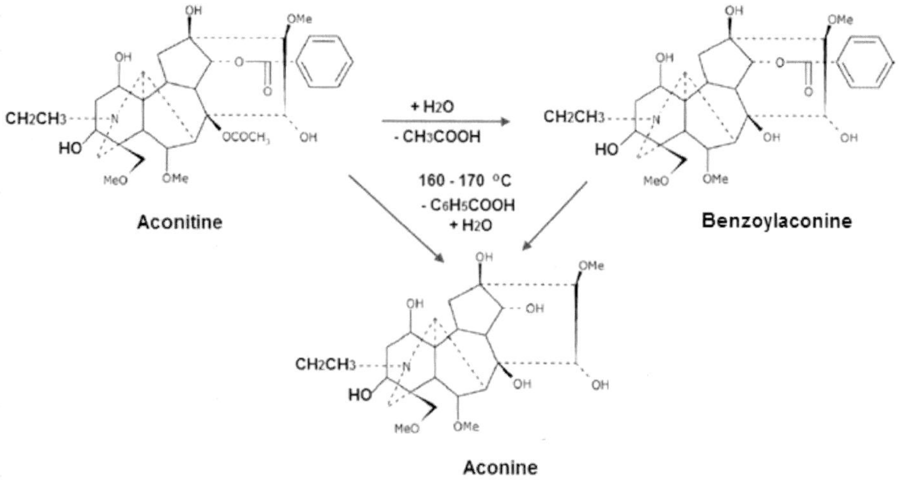

〈그림 1-8〉 Aconitine의 물과 열에 의한 다른 물질로의 전환

Aconitine을 수시간 동안 끓이면 수화되어 benzoyaconine, 또는 160~170℃ 정도의 열을 가하면 aconine으로 전환되어 독성이 감소된다.

(2) LD$_{50}$

부자와 관련하여 다양한 LD$_{50}$은 <표 1-27>과 같다. 수치되지 않은 부자의 마우스 경구투여에 의한 LD$_{50}$은 5.49g/kg, 부자의 정맥투여 LD$_{50}$는 0.49g/kg이다. 반면에 열을 가하여 수치된 부자의 LD$_{50}$는 경구투여에 대해 161g/kg, 정맥투여에 대해 3.516g/kg이다. 부자의 전탕에 대한 마우스 경구투여의 LD$_{50}$는 26.30g/kg이다. 이와 같이 수치에 따라 LD$_{50}$ 측면에서 약 30~60배 정도 독성이 감소되는 것으로 추정된다. 부자의 수치를 통해 부자 독성이 현저히 낮아지는 것은 <그림 1-8>처럼 aconitine 성분이 benzoylaconin으로 전환되기 때문이다. Aconitine과 benzoylaconine의 MSDS(material safety data sheet)에 의하면 마우스 정맥투여에 대한 LD$_{50}$는 각각 0.1mg/kg과 10.1mg/kg으로 정맥투여의 LD$_{50}$ 측면에서 약 100배 독성이 감소되는 것으로 추정된다.

<표 1-27> 부자와 관련된 다양한 LD_{50}

세신	동물 및 투여	$LD_{50}(g/kg)$
수치되지 않은 부자	마우스 경구	5.49
	마우스 정맥	0.49
수치된 부자	마우스 경구	161
	마우스 정맥	3.516
전탕된 부자	마우스 경구	26.30
Aconitine	마우스 정맥	0.1mg/kg
Benzoylaconine	마우스 정맥	10.1mg/kg

(3) HED-based MOS와 안전성 등급

부자의 전탕으로의 복용량은 부자 3~15g으로 권장되고 있으므로 임상최대용량은 15g이 된다. 수치되지 않은 부자에 대한 마우스의 LD_{50}은 5.49g/kg이므로 전환계수 2로 나누면 추정 ALD는 10.98g/kg이 된다. 마우스와 사람의 Km factor의 비가 3/37 이므로 성인 60kg의 수치되지 않은 생부자에 대한 ALD 인체등가용량은 53.4g/kg이 된다. 부자의 임상최대투여량이 1일 15g이므로 HED-based MOS는 약 3.56이 된다. 이는 <표 1-28>에서처럼 수치되지 않은 부자는 안전성 등급에서 Class 2에 해당되어 수치가 되지 않은 부자는 효능용량이 독성용량과 근접하여 소량의 투약으로 극도의 주의가 필요하며 장기 투약을 제한하는 한약재가 된다. 반면에 수치된 부자의 HED-based MOS는 수치가 되지 않은 생부자와 비교하여 약 30배 증가한 104.4이다. 이는 Class 5로 분류되어 환자에 따라 임상용량의 5배 이하로 증가가 가능한 한약재로 분류된다. 이와 같이 수치에 따라 크게 차이가 나는데 전탕(water decoction)인 경우에 HED-based MOS는 17.05이며 Class 3으로 약물민감성을 가진 환자 및 노약자에게 독성을 유발할 가능성이 있는 한약재로 해당된다. 이와 같이 부자의 수치 유무에 따라 등급에서 차이가 있으며 이러한 차이는 경구투여뿐 아니라 정맥투여에서도 차이가 있다. 먼저 LD_{50}의 ALD 전환계수가 경구투여에서는 2이지만 정맥투여에서는 1.5이기 때문에 HED-based MOS 산출을 위해 1.5가 반영되어야 한다. 또한 부자의 전탕으로의 복용량이 부자 3~15g인 반면에 정맥투여에 대한 임상최대용량을 설정할 필요가 있으며 정맥투여의 임상최대용량은 경구의 임상최대용량의 1/10인 1.5g/kg가 이용되었다. 이러한 설정을 통해 수치되지 않은 부자의 정맥투여에 대한 HED-based MOS는 0.66, 등급은 Class 1이 된다. 반면에 수치된 부자의 정맥투여에 대한 HED-based MOS는 17.1 등급은 Class 3이 된다. 따라서 수치가 되지 않은 생부자의 1.5g/kg 정맥투여는 금지되며 수치된 부자의 1.5g/kg 정맥투여는 약물민감성을 가진 환자 및 노약자에게 독성을 유발할 가능성이 높다고 추정할 수 있다.

〈표 1-28〉 부자의 다양한 LD_{50}에 대한 HED-based MOS와 안전성 등급

부자 종류	투여	LD_{50} (g/kg)	ALD 전환계수	추정 ALD (g/kg)	Km factor (animal/ human)	ALD의 theoretical HED (g/60kg)	임상투여 최고 용량(g)	HED-based MOS	Class
수치되지 않은 부자	경구	5.49	2	10.98	3/37	53.4	15	3.56	2
	정맥	0.49	1.5	0.735	3/37	3.57	1.5	0.66	1
수치된 부자	경구	161	2	322	3/37	1,566	15	104.4	5
	정맥	3.516	1.5	5.274	3/37	25.6	1.5	17.1	3
전탕된 부자	경구	26.30	2	52.6	3/37	255.8	15	17.05	3

(4) 부자의 안전성 등급에 대한 평가와 안전한 투약용량

부자의 수치 유무에 따라 HED-based MOS와 안전성 등급이 경구투여에서 Class 5와 Class 2로 큰 차이가 나는 것으로 확인되었다. 또한 수치되지 않은 생부자의 정맥투여는 금지수준으로 안전성 등급이 낮은 것으로 추정된다. 불가피하게 수치되지 않은 생부자를 정맥투여할 경우에 안전용량은 임상최고용량의 1/10 감소를 위한 안전계수(safety factor) 10, 사람의 개체 간 감수성 차이에 대한 안전계수 10을 포함하여 전체 안전계수 100을 적용하여 60kg 성인에 대한 정맥투여 최대용량은 0.015g이 된다. 일반적으로 한약의 복용은 전탕으로 이루어지기 때문에 전탕에 대한 이해가 필요하다. 경구투여를 통한 생부자 전탕의 등급은 Class 3으로 수치된 부자의 경구투여에 대한 등급인 Class 5보다 낮아 독성이 더 강하다고 할 수 있다. 전탕이나 수치처리이나 열을 가하는 것은 같지만 온도에 차이에 의해 두 물질의 등급에서 차이가 있는 것으로 추정된다. 전탕이 생부자를 열수로 추출한다는 개념이므로 100℃의 열을 가하지만 생부자의 수치는 직접적인 열을 가하는 과정이므로 100℃ 이상이 된다. 이러한 이유로 전탕과 수치된 부자의 HED-based MOS와 등급에서 차이가 있는 것으로 추정된다. 따라서 보다 안전하게 수치된 부자를 전탕으로 투약을 유도하는 것이 바람

직하다고 할 수 있다. 또한 전탕인 경우에는 노약자에게는 투여용량을 1/2로 감소시킨 7.5g 이하가 바람직하다.

2) 초오

(1) 주요 성분

천오와 부자가 바꽃(Aconitum)속에 속한 *Aconitum carmichaeli* DEBX.의 각각 모근(母根)과 자근(子根)이라면 초오는 바꽃(Aconitum)속에 속한 놋젓가락나물(*Aconitum ciliare* Decaisne)과 북오두(*Aconitum kusnezoffii* Reichb)의 뿌리로 2종류이다. 초오의 약리작용으로 진통, 진정, 항염, 국부마비완화 작용이 있으며 다량 복용 시 사망의 직접적인 원인이 되는 심장독성이 유발된다. 부자 및 천오 등이 속하는 바꽃속 식물들의 독성이 대부분 aconitine, mesaconitine과 hypaconitine 등과 diterpene alkaloid 계열에 기인하는데 초오도 이들과 유사한 성분을 가지고 있다.

(2) LD_{50}

두 종류의 초오인 놋젓가락나물(*Aconitum ciliare* Decaisne)와 북오두(*Aconitum kusnezoffii* Reichb) 중에서 놋젓가락나물(*Aconitum ciliare* Decaisne)의 LD_{50}에 대한 유효한 자료를 확인하기 어려웠다. 대부분의 초오가 중국에서 수입된다는 점을 고려하면 북오두에 대한 자료를 통해 초오의 안전성 등급을 설정할 수 있다. <표 1-29>처럼 북오두 전탕(water extracts)의 마우스 경구투여에 대한 LD_{50}은 5.8g/kg, 전탕의 마우스 정맥투여에 대한 LD_{50}은 0.4g/kg이다.

〈표 1-29〉 부자와 관련된 다양한 LD_{50}

세신	동물 및 투여	LD_{50}(g/kg)
북오두 (*Aconitum kusnezoffii* Reichb)	마우스 경구	5.8
	마우스 정맥	0.4

(3) HED-based MOS와 안전성 등급

일반적으로 aconitine을 함유한 바꽃속에 속하는 한약재의 임상용량은 3~15g이므로 임상투여최고용량을 15g으로 설정하여 HED-based MOS와 안전성 등급을 산출하였다. 북오두 전탕에 대한 마우스 경구투여의 LD_{50}은 5.8g/kg이므로 전환계수 2로 나누면 추정 ALD는 11.6g/kg이 된다. 마우스와 사람의 Km factor의 비가 3/37이므로 성인 60kg의 북오두 전탕에 대한 ALD 인체등가용량은 56.4g/kg이 된다. 북오두의 임상투여최대용량이 1일 15g이므로 HED-based MOS는 약 3.76이 된다. 이는 <표 1-30>에서처럼 북오두 전탕은 안전성 등급에서 Class 2에 해당된다. 북오두 전탕의 정맥투여에 대한 임상투여최대용량은 경구의 임상투여최대용량의 1/10인 1.5g/kg이 적용되었다. 이러한 설정을 통해 북오두 전탕의 정맥투여에 대한 HED-based MOS는 1.9, 등급은 Class 2가 된다. 따라서 북오두 전탕의 경구 및 정맥투여에 대한 등급은 Class 2에 해당되므로 효능용량이 독성용량과 근접하여 소량의 투약으로 극도의 주의가 필요하며 장기투약을 제한하는 한약재가 된다.

〈표 1-30〉 북오두의 LD_{50}에 대한 HED-based MOS와 안전성 등급

부자 종류	투여	LD_{50} (g/kg)	ALD 전환계수	추정 ALD (g/kg)	Km factor (animal/ human)	ALD의 theoretical HED (g/60kg)	임상투여 최고 용량(g)	HED-based MOS	Class
북오두(Aconitum kusnezoffii Reichb)	경구	5.8	2	11.6	3/37	56.4	15	3.76	2
	정맥	0.4	1.5	0.6	3/37	2.9	1.5	1.9	2

(4) 초오의 안전성 등급에 대한 평가와 안전한 투약용량

Aconitine를 함유한 대표적인 한약재가 부자인데 부자의 경우에는 수치 과정을 거치면 독성이 상당히 완화된다. 수치전의 부자의 안전성 등급이 Class 1~2가 수치 후에는 Class 5로 전환된다. 이와 같이 수치에 의해 안전성 등급이 높아지는 것은 aconitine이 열에 의해 다른 물질로 전환되기 때문이다. 초오도 부자와 마찬가지로 aconitine에 의한 독성이 유발되는데 부자와 같이 수치를 하지 않은 경우 안전성 등급은 부자와 유사한 Class 2이다. 부자가 수치에 의해 안전성 등급이 상향되는 것과 마찬가지로 초오도 수치에 의해 안전성 등급이 높아질 수 있는데 이를 위해 초오의 수치를 고려한 투약이 향후에 고려될 필요가 있다.

4. 생체전환(biotransformation)을 통해 독성대사체를 생성하는 한약재의 안전성 등급화

1) 한약재의 독성대사체에 대한 개념

독성물질은 탄소 유무에 따라 분리되는 무기물질과 유기물질로 구분되는데 인체 독성의 90% 이상은 유기물질에 기인한다. 유기물질의 체내 독성기전은 <그림 1-9>의 "유기물질 독성기전의 Central dogma"와 같은 경로를 통해 독성을 유발한다. 생체의 영양물질을 제외한 모든 물질을 외인성물질(xenobiotics)이라고 하는데 유기성 외인성물질의 독성은 생체전환(transformation) 과정의 유무에 따라 직접작용 독성물질(direct-acting toxicants)과 간접작용 독성물질(indirect-acting toxicants)로 구분된다. 직접작용 독성물질은 제1상반응과 제2상반응의 생체전환 과정이 없이 원물질(parent compound) 자체 또는 자연분해(natural decomposition)를 통해 독성을 유발하는 물질을 의미한다. 예를 들어 유기성 외인성물질에 노출 후 3시간 이내에 신경계 및 심혈관계에 독성을 나타내면 직접작용 독성물질인데 한약재인 경우에 aconitine 성분을 가진 한약재가 이에 속한다. 반면에 간접작용 독성물질은 생체전환을 통해 생성된 독성대사체인 활성중간대사체(reactive intermediates)에 의해 독성을 유발하는 유기성 외인성물질을 의미한다. 예를 들어 aristolochic acid가 포함된 한약재가 간접작용 독성물질에 속한다. 그러나 간접작용 또는 직접작용 독성물질 모두는 독성을 유발하는 데 있어서 생체전환 전 또는 후에 유발하는 것의 차이이며 체내 배출은 생체전환을 통해 이루어지는 것이 동일하다. 이러한 유기성 외인성물질의 독성대사체(toxic metabolites)란 생체전환을 통해 생성된 활성중간대사체이며 제1상반응(Phase I)을 통해 cytochrome P450에 의해 생성되는 친전자성 대사체(electrophilic metabolite), 산환-환원순환 대사체(RAS, redox-reactive species)와 탄소-중심 라디칼(carbon-centered radical) 등을 의미한다. 물론 이들은 약리작용도 하지만 독성학적 측면에서 한약재의 부작용을 유발할 수 있는 원인물질일 가능성이 있기 때문에 독성대사체로 표기하였다.

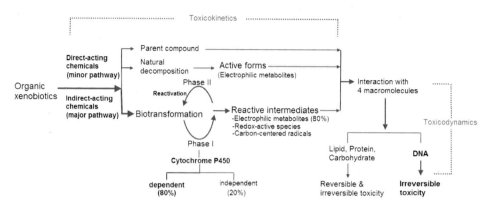

〈그림 1-9〉 독성학의 분자생화학적 Central Dogma

유기독성물질은 생체전환 유무에 따라 직접작용 독성물질(direct-acting toxicants)과 간접작용 독성물질(indirect-acting toxicants)로 구분되며 직접작용 독성물질은 자연분해 유무에 따라 원물질(parent compound)과 활성형물질(active form)로 구분된다. 간접작용 독성물질은 대부분 제1상반응의 생체전환(biotransformation)을 통해 독성을 유발하는 활성중간대사체(reactive intermediates)로 전환된다. 결국 이들 물질들은 체내 4대 거대분자인 당, 단백질, 지질 등과 상호작용을 통해 가역적 독성 및 비가역적 독성을 유발한다. 체내에 독성을 나타내는 모든 외인성물질의 80% 이상은 생체전환(biotransformation)을 통해 전환되는 간접작용 물질에 기인한다. 또한 독성을 유발하는 활성중간대사체 중 80% 이상은 cytochrome P450 효소에 의해 생성되며 친전자성대사체(electrophilic metabolites)이다. 따라서 유기성 외인성물질의 체내 동태학적 측면에서 직접작용 독성물질 경로는 "minor pathway"이고 간접작용 독성물질은 "major pathway"이다. 물론 최종독성물질과 4대 거대분자와의 상호작용을 통한 가역적 또는 비가역적 독성이 반드시 이와 같이 거대분자의 종류에 따라 구분되어 나타나지는 않지만 발암화의 가능성 때문에 DNA와 상호작용은 비가역적 독성으로 분류되었다. Toxicokinetics(독물동태학)은 유기성 외인성물질의 흡수, 생체전환, 분포와 배출과정을 의미하며 toxicodynamics(독물독력학)은 유기성 외인성물질이 생체 4대 거대분자와의 상호작용을 통해 유발되는 독성기전을 의미한다.

2) 활성중간대사체를 생성하는 한약재에 대한 이해

여기서 논하는 한약재 및 식물추출물에서 생성되는 활성중간대사체는 약리작용을 가지고 있어 aristolochic acid-함유 한약재와 aconitine-함유 한약재와 분리하여 정리하였다. 예를 들어 천궁 및 당귀의 주요 성분인 Z-ligustilide는 마우스를 이용한 연구를 통해 면역증강과 암세포 성장저해의 항암효능이 확인되었다. 따라서 활성중간대사체로 전환되는 이들 물질을 포함하고 있는 한약재를 단순히 독성측면만 고려하여 임상 사용에 제한할 필요성에 대해서는 더 많은 연구 및 조사가 필요하다. 한약을 비롯하여 식물추출물에서 나타나는 대표적인 활성중간대사체는 <그림 1-10>과 같이 탄화수소 양이온(carbocation), nitrenium ion, epoxide, quinone methide, quinone, 그리고 친핵성 carbonion 부위에 α,β-unsaturated carbonyl compound(불포화 카르보닐 화합물)가 첨가되는 반응을 유도하는 미카엘수용체(Michael acceptor, 또는 reaction) 등이 있다.

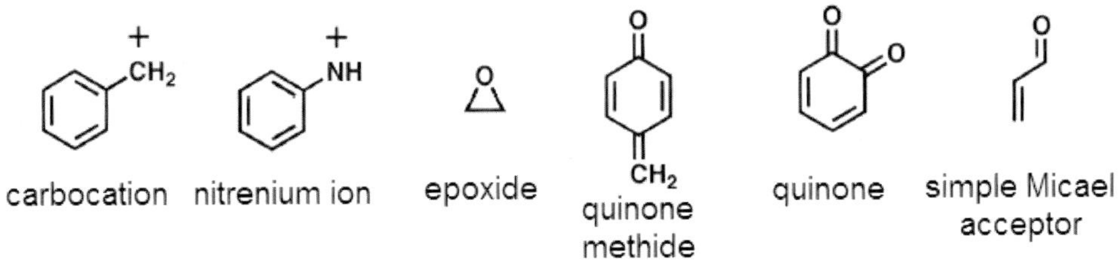

<그림 1-10> 한약 및 식물성추출물에서 흔히 나타나는 활성중간대사체

이들은 생체를 구성하는 당, 단백질, 지질, DNA 등의 4대 거대분자와 결합하여 독성을 유발하는데 활성 정도의 차이에 따라 생물학적 영향에 있어서 차이가 있다. 이들 활성중간대사체는 제1상반응의 효소에 의한 생체전환을 통해 친전자성(electrophilic)을 나타내기 때문에 친전자성대사체(electrophilic metabolites)라고 일컫기도 한다. 대부분의 친전자성대사체는 전자가 부족하기 때문에 전자가 풍부한 4대 거대분자의 친핵성(nucleophilic) 부위에 결합하여 다양한 독성을 나타내게 된다. 그러나 친전자성대사체는 활성(reactivity)의 강도에 따라 물질에 대한 결합의 선택성(selectivity)이 있다. 예를 들어 carbocation와 nitrenium ion과 같은 양이온성 친전자성대사체는 높은 활성과 짧은 반감기를 가진 활성중간대사체 그룹이며 epoxides, quinoid와 Michael acceptor 등은 중성적 및 안정적(neutral and stable) 친전자성대사체 그룹으로 다소 약한 활성을 가지고 있다. 전자는 고친전자성대사체, 후자는 안정적 친자성대사체로 불린다. 고친전자성대사체는 대단히 높은 활성을 가져 이동이 없이 이들이 발생하는 곳에서 존재하는 4대 거대분자의 친핵성 부위와 무차별적으로 결합하기 때문에 선택성이 없다. 반면에 안정적 친전자성대사체는 친핵성인 단백질과 glutathione의 −SH기 (thiol group)의 S(sulfur, 황) 부분에 결합되는 선택성을 가지고 있다. 그러나 단백질이나 glutathione에 결합하게 되면 생물학적 영향이 약하지만 안정적 친전자성대사체는 반감기가 고친전자성대사체보다 길어 핵으로 이동하여 DNA 손상을 통한 돌연변이를 유발하여 발암성(carcinogenic)을 가지고 있다. 물론 고친전자성대사체도 돌연변이를 통한 발암성을 가지고 있다.

3) 천궁

(1) 주요 성분과 독성대사체 생성물질

천궁에 대한 명칭은 다양한데 중국에서는 *Ligusticum Chuanxiong* Hort으로 명명되었으나 학명으로 *Ligusticum wallichii* Franch으로 수정되었다. 천궁은 다년생인 뿌리와 줄기 부분을 일컫는다. 천궁에서 tetramethylpyrazine($C_8H_{12}N_2$, TMP), ligustilide, perlolyrine, wallichilide, butylidenephthalide, butylphthalide, (3S)-chuanxiongol, neocnidilide, senkyunolide; (E)-senkyunolide E, senkyunone, senkyunone B-H, hydroxybenzoic acid, vanillic acid, caffeic acid, protocatechuic acid, ferulic acid, chrysophanic acid, sedanonic acid, uracil, trimethylamine-HCl, chloinechloride, palmitic acid, vanillin, 1-acetyl-(-carboline; Spathulenol; b-sitosterol, linoleic acid, sucrose, dilinoyl palmitoyl glyceride, L-valyl-L-valine anhydride, 4-hydroxy-3-methoxy styrene, L-isoleucyl-L-valine anhydride, 3-butylidene-7-hydroxyphthalide, cis-6,7-dihydroxyligustilide, trans-6, 7-dihydroxyligustilide J-Q, 2-(1-oxopentyl)-benzoic acid, methyl ester의 40여종의 성분이 분리되었다.

특히 TMP와 ligustilide(또는 Z-ligustilide)는 천궁의 약리와 독성에 있어서 중요한 역할을 한다. TMP는 천궁의 약리작용에 있어서 가장 중요한 유효성분으로 chuanxiongzine, ligustizine, ligustrazine, pyrazine, 2,3,5,6-tetramethyl-pyrazine, tetramethyl-pyrazine의 다양한 이름으로 불린다. TMP는 천궁에서 약 0.0001% 정도의 낮은 함량이다. 그러나 TMP는 뇌의 미세혈관의 혈액순환 원활, 항혈전, 혈소판응집을 비롯하여 혈액점성의 개선 효능이 있다. TMP 이외의 중요한 천궁의 주요 유효성분은 <표 1-31>에서처럼 휘발성 정유인 phthalide 유도체들이다. Phthalide는 환상구조에 케톤(=O)이 붙은 구조의 lactone 계열이며 다양한 형태로 천궁뿐 아니라 당귀 등에 많이 존재한다. 특히 ligustilide는 천궁의 씨에 약 1%의 함유되어 있지만 건조 천궁의 추출물에는 약 15% 정도에 해당할 정도로 상당히 많이 함유되어 있다. 천궁의 혈관이완 효능은 ligustilide를 중심으로 phthalide에 기인한다.

<표 1-31> 다양한 phthalide의 천궁추출물에서의 함량

Phthalide	천궁추출물 내 함량(%, w/w)
Ligustilide	14.9
Butylidenephthalide	0.84
Senkyunolide A	7.65
Senkyunolide I	1.17
Senkyunolide H	0.38
Neoclidilide	0.19
Tokinolide B	0.20
Levistolide A	0.82

* 참고문헌: Yan.

TMP와 Z-ligustilide 두 성분은 천궁의 약리작용에 있어서 주요 성분이지만 Z-ligustilide는 생체전환을 통해 활성중간대사체의 친전자성대사체로 전환된다. <그림 1-11>은 ligustilide가 랫드의 간에서 생체전환되는 과정을 추정한 생체전환 경로이다. Ligustilide는 L1의 senkyunokide I, L2의 senkyunolide H 그리고 L4의

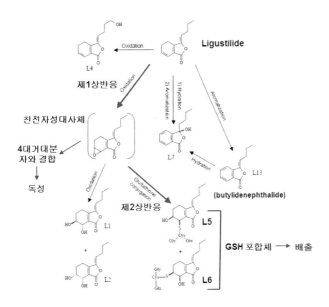

<그림 1-11> Ligustilided의 생체전환과 친전자성대사체 생성기전

Ligustilide는 산화를 통해 epoxide 구조를 가진 활성중간대사체로 전환된다. Epoxide 구조는 전자가 부족한 대표적인 친전자성대사체이며 DNA의 친핵성 부위와 결합하여 대부분 돌연변이성이나 발암성을 지닌 독성대사체이다. 그러나 ligustilide의 친전자성대사체는 독성대사체를 유일하게 제거하는 제2상반응의 GSH포합반응을 통해 친수성으로 전환, 배출된다. GSH에 의해 포합은 ligustilide의 친전자성대사체에 있어서 epoxide 부분에서 발생하기 때문에 L5와 L6의 2개의 이성질체의 포합체가 발생한다.

L1: senkyunokide I, L2: senkyunolide H, L4: 11-hydroxyligustilide, L5 and L6: isomers of hydroxyligustilide glutathione conjugates, L7: 3-hydroxybutylphthalide, and L13: butylidenephthalide.

11-hydroxyligustilide로 산화된다. 제1상반응은 -OH, -COOH, -SH, -O- 또는 NH$_2$ 등을 이용하여 산화, 환원 그리고 가수분해 등을 통해 수행되는데 ligustilide의 산화는 제1상반응에 기인한다. 또한 ligustilide는 수화와 방향족화를 통해 3-hydroxybutylphthalide 와 butylidenephthalide로 전환된다. 그러나 ligustilide는 산화를 통해 epoxide 구조를 가진 독성대사체인 활성중간대사체로 전환된다. Epoxide 구조는 제1상반응의 P450 효소에 의해 발생하는 대표적인 활성중간대사체의 친전자성대사체의 구조이다. 다른 4대 거대분자와 결합을 하지 않을 경우 생성된 ligustilide의 친전자성대사체는 제2상 반응의 GSH포합반응을 통해 친수성으로 전환, 배출된다. GSH에 의해 포합은 ligustilide의 친전자성대사체의 epoxide 부분에서 발생하기 때문에 L5와 L6 이성질체 의 포합체가 발생한다.

(2) 천궁의 LD$_{50}$

천궁의 경구투여에 대한 LD$_{50}$는 확인되지 않았지만 <표 1-32>처럼 복강투여를 통한 천궁추출물의 LD$_{50}$은 65.9±31.3g/kg이다. 천궁의 주요 물질인 tetramethylpyrazine Z-ligustilide의 경구투여에 대한 LD$_{50}$은 각각 1,910과 0.3mg/kg 이다. Tetramethylpyrazine 의 마우스 정맥투여에 대한 LD$_{50}$은 239mg/kg이다.

〈표 1-32〉 천궁과 관련된 다양한 LD$_{50}$

천궁 및 성분	동물 및 투여	LD$_{50}$(g/kg)
천궁추출물	마우스 복강	65.9±31.3
Tetramethylpyrazine	마우스 경구	1,910
	마우스 정맥	0.239
Z-ligustilide	마우스 경구	0.3

(3) HED-based MOS와 안전성 등급

천궁추출물의 HED-based MOS와 안전성 등급을 추정하기 위해서는 2가지 측면을 고려하여야 한다. 먼저 천궁추출물의 마우스 복강에 대한 LD$_{50}$이 65.9±31.3g/kg으로 LD$_{50}$ 범위가 넓다는 점을 고려하여야 한다. 이는 천궁추출물의 LD$_{50}$이 최소 34.5g/kg 에서 최대 97.2g/kg을 의미하는데 보다 높은 안전성을 위해서는 최소량의 LD$_{50}$인

34.5g/kg를 선택할 필요성이 있다. 두 번째로는 천궁추출물의 경구투여에 대한 LD_{50}이 확인되지 않았으므로 천궁에 대한 HED-based MOS와 안전성 등급은 마우스 복강투여에 대한 LD_{50}을 이용하여 추정하여야 한다. 평균적으로 마우스 및 랫드인 경우에 경구투여일 경우에는 2, 정맥투여일 경우에는 1.5를 적용하여 LD_{50}을 나누어주면 경구투여 ALD 수치가 된다. 이러한 점을 고려하여 임상용량인 3~10g 건조량을 적용하여 HED-based MOS와 안전성 등급을 산출할 수 있다. 천궁추출물의 마우스 복강투여의 LD_{50}은 34.5g/kg이므로 전환계수 1.5로 나누면 추정 경구투여 ALD는 23g/kg이 된다. 마우스와 사람의 Km factor의 비가 3/37이므로 성인 60kg의 천궁추출물에 대한 ALD 인체등가용량은 111.8g/kg이 된다. 천궁의 임상투여최대용량이 1일 10g이므로 HED-based MOS는 약 11.2가 된다. 이는 <표 1-33>에서처럼 천궁추출물은 안전성 등급에서 Class 3에 해당되며 약물민감성을 가진 환자 및 노약자에게 독성을 유발할 가능성이 있는 한약재이다. 천궁의 주요성분 중 tetramethylpyrazine은 독성이 약하고 독성대사체를 생성하는 Z-ligustilide는 LD_{50} 0.3g/kg 정도로 독성이 강한 것으로 추정된다. Z-ligustilide 성분에 theoretical HED(이론적 인체등가용량)를 바탕으로 성인의 ALD는 0.72g/kg이 된다. 천궁의 씨에 1g에 함유된 ligustilide는 97mg으로 약 1% 정도라고 확인되었다. 이를 토대로 건조 천궁 10g이 임상최대용량으로 가정했을 때 ligustilde의 임상최대섭취량은 1%인 0.1g이므로 Z-ligustilide의 HED-based MOS는 0.72/0.1g이므로 7.2가 된다. 따라서 천궁의 독성대사체인 Z-ligustilide를 바탕으로 HED-based MOS를 산출했을 경우에 천궁의 등급은 Class 2가 되어 효능용량이 독성용량과 근접하여 소량의 투약으로 극도의 주의가 필요하며 장기 투약을 제한하는 한약재가 된다.

〈표 1-33〉 천궁의 LD_{50}에 대한 HED-based MOS와 안전성 등급

천궁 및 성분	동물 및 투여	LD_{50} (g/kg)	ALD 전환계수	추정 ALD (g/kg)	Km factor (animal/ human)	ALD의 theoretical HED (g/60kg)	임상투여 최고 용량(g)	HED-based MOS	Class
천궁추출물	마우스 복강	34.5	1.5	23	3/37	111.8	10	11.2	3
Z-ligustilide	마우스 경구	0.3	2	0.15	3/37	0.72	0.1	7.2	2

(4) 천궁의 안전성 등급에 대한 평가와 안전한 투약용량

천궁의 열수추출물에 대한 안전성 등급은 Class 3으로 약물민감성을 가진 환자 및 노약자에게 독성을 유발할 가능성이 있는 한약재이다. 반면에 생체전환을 통해 친전자성 독성대사체로 전환되는 Z-ligustilide의 LD$_{50}$을 바탕으로 산출된 천궁의 안전성 등급은 Class 2로 효능용량이 독성용량과 근접하여 소량의 투약으로 극도의 주의가 필요하며 장기투약을 제한하는 한약재이다. 그러나 비록 Z-ligustilide가 활성중간대사체를 생성하는 천궁의 주요 성분이라도 활성중간대사체를 제거하는 방어기전도 이루어지는 것으로 확인되고 있다. 당귀의 Z-ligustilide(또는 ligustilide)는 <그림 1-12>처럼 Nrf2(nuclear factor-erythroid 2 p45-related factor 2)와 결합하여 있는 keap1(Kelch-like ECH-associated protein 1)을 알킬화를 통해 활성중간대사체를 제거하는 glutathione(GSH) 및 GSH 포합효소인 GST(glutathione-S-transferase)의 활성을 증가시킨다. 이러한 연유로 Z-ligustilide가 생체전환을 통해 활성중간대사체로 전환되어도 이에 의한 독성은 미약할 것으로 사료된다. Z-ligustilide는 마우스를 이용한 연구를 통해 20mg/kg에서 면역증강과 암세포 성장저해를 최고로 나타나는 약리효능이 확인되었다.

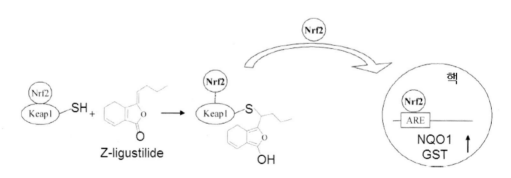

〈그림 1-12〉 Z-ligustilide의 해독과 관련된 유전자의 활성기전

당귀의 Z-ligustilide는 Nrf2와 결합하여 있는 keap1을 알킬화를 통해 free-Nrf2가 NQO1과 GST 유전자의 ARE에 결합하여 전사를 촉진시킨다.

4) 당귀

(1) 주요 성분과 독성대사체 생성물질

당귀는 미나리과(Apiaceae)에 속하며 중국당귀인 *Angelica sinensis*와 *Chinese angelica* 그리고 조선당귀 또는 참당귀로 불리는 *Angelica gigas*가 있다. 두 종은 성분 구성에 있어서 큰 차이가 없지만 일반적으로 당귀는 *Angelica sinensis*를 의미한다. 당귀의 뿌리에서 현재까지 약 70여 종의 물질이 분리되었다. 당귀의 활성중간대사체 또는 독성대사체는 3가지 물질인 Z-ligustilide, caffeic acid 그리고 safrole에서 생성된다. Z-ligustilide는 천궁에서도 확인되었는데 당귀 뿌리의 윗부분에 전체의 5% 정도 포함되어 있으며 활성성중간대사체 생성은 <그림 1-13>과 같다. 당귀의 또 다른 활성중간대사체 생성물질은 caffeic acid이다. Caffeic acid는 발암저해, 항산화효능, 면역조절효능 그리고 항염증 효능 등의 약리효능이 있는 것으로 알려졌다. Caffeic acid는 CYP2E1에 의해 활성중간대사체의 일종인 redox-active species(RAS, 산화-환원순환대사체)의 *O*-quinone 대사체를 생성한다. *O*-quinone 대사체는 caffeic acid-semiquinone

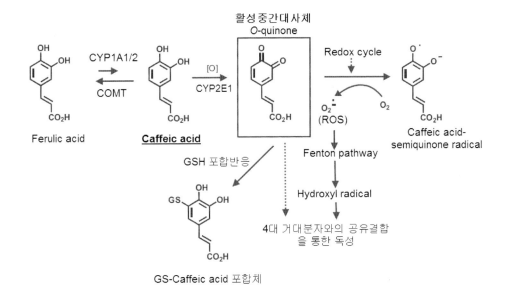

〈그림 1-13〉 당귀의 caffeic acid의 활성중간대사체로의 전환기전

Caffeic acid는 CYP2E1에 의해 활성중간대사체의 산화-환원순환대사체인 RAS, redox-active species인 *O*-quinone 대사체를 생성한다. *O*-quinone 대사체는 caffeic aicd-semiquinone radical과 산화와 환원을 반복하는 redox cycle(산화-환원순환반응)을 통해 유해활성산소(reactive oxygen species, ROS)인 superoxide anion radical($O_2^{\cdot-}$)을 생성하게 된다. 또한 caffeic aicd는 *O*-quinone 대사체로의 전환이 아니라 catechol-O-methyltransferase(COMT) 효소에 의해 ferulic acid로 전환되어 약리효능을 나타낼 수도 있다.

radical과 산화와 환원을 반복하는 redox cycle(산화-환원순환반응)을 통해 유해활성산소(reactive oxygen species, ROS)인 superoxide anion radical($O_2^{-\cdot}$)을 생성하게 된다. Superoxide anion radical은 Fe^{3+} 등과 반응하여 ROS인 hydroxyl radical(-OH·)로 전환되어 지질 및 DNA와 결합하여 독성을 유발하게 된다. 물론 *O*-quinone는 제2상반응을 통해 GSH와 반응, 친수성을 가진 GS-caffeic acid로 전환되어 배출될 수 있다. 또한 caffeic aicd는 *O*-quinone 대사체로의 전환이 아니라 catechol-O-methyltransferase (COMT) 효소에 의해 ferulic acid로 전환되어 약리효능을 나타낼 수도 있다.

또한 당귀에 포함되어 있는 safrole(1-allyl-3,4-methylenedioxybenzene)은 P450에 의해 활성중간대사체가 생성된다. <그림 1-14>처럼 CYP2C9 또는 CYP2E1의 P450 효소에 의해 safrole의 benzylic group(benzene 환에 CH_2가 붙은 형태)이 수산화되거나 dioxybenzene 부분이 에폭시화 형태의 대사체로 생체전환되어 친전자성대사체의 활성중간대사체로 전환된다. 이들은 DNA 특히 guanine의 친핵성 부위에 결합하여 DNA adduct를 형성한다. 따라서 safrole은 동물에서는 돌연변이원으로 알려져 있으나 아직 사람에게는 확인되지 않았다. Safrole은 비교적 약한 발암물질로 미국 FDA에 의해 분류되고 있다. 당귀의 safrole과 더불어 bergaptan과 isosafrole도 동물에서의 발암물질로 분류되고 있다. 그러나 이들 물질들이 동물에서 발암을 유도할 수 있을 정도로 충분한 양이 당귀에 포함되어 있는지는 의문이 되고 있다.

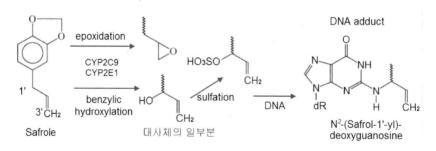

〈그림 1-14〉 Safrole의 활성중간대사체 생성기전과 DNA adduct 생성기전

CYP2C9 또는 CYP2E1의 P450효소에 의해 safrole의 benzylic group(benzene 환에 CH_2가 붙은 형태)이 수산화되거나 dioxybenzene 부분이 에폭시화(epoxidation) 형태의 대사체로 생체전환되어 친전자성대사체의 활성중간대사체로 전환된다. 이들은 DNA 특히 guanine의 친핵성부위에 결합하여 DNA adduct를 형성한다.

(2) LD$_{50}$

당귀에 대한 LD$_{50}$은 <표 1-34>처럼 당귀추출물의 마우스 경구에 대해 17~ 27.2g/kg, 토끼의 피부흡수에 대해 약 10g/kg 이상으로 추정되었다. 또한 랫드를 이용한 공기 중 흡입에 대한 LC$_{50}$(lethal concentration 50%)는 60시간 동안 4mg/L 이상으로 추정되었다.

〈표 1-34〉 당귀와 관련된 다양한 LD$_{50}$

당귀	동물 및 투여	LD$_{50}$(g/kg)
당귀추출물	마우스 경구	17~27.2
	토끼 피부	>10
	랫드 흡입	LC$_{50}$: 60시간, >4mg/L

(3) HED-based MOS와 안전성 등급

당귀추출물의 HED-based MOS와 안전성 등급을 추정하기 위한 LD$_{50}$는 17~ 27.2g/kg이다. 그러나 보다 안전한 등급을 설정하기 위해서는 가장 낮은 LD$_{50}$인 17g/kg을 이용하는 것이 바람직하다. 당귀추출물의 마우스 경구투여의 LD$_{50}$은 17g/kg이므로 전환계수 2로 나누면 추정 경구투여 ALD는 8.5g/kg이 된다. 마우스와 사람의 Km factor의 비가 3/37이므로 성인 60kg의 천궁추출물에 대한 ALD 인체등가용량은 41.3g/kg이 된다. 천궁의 임상투여최대용량이 1일 10g이므로 HED-based MOS는 약 4가 된다. 따라서 당귀추출물의 안전성 등급은 <표 1-35>처럼 Class 2로 효능용량이 독성용량과 근접하여 소량의 투약으로 극도의 주의가 필요하며 장기 투약을 제한하는 한약재이다.

〈표 1-35〉 당귀의 LD$_{50}$에 대한 HED-based MOS와 안전성 등급

당귀	동물 및 투여	LD$_{50}$ (g/kg)	ALD 전환계수	추정 ALD (g/kg)	Km factor (animal/ human)	ALD의 theoretical HED (g/60kg)	임상투여 최고 용량(g)	HED-based MOS	Class
당귀 추출물	마우스 경구	17	2	8.5	3/37	41.3	9.5	4.4	2

(4) 당귀의 안전성 등급에 대한 평가와 안전한 투약 용량

당귀추출물에 대한 LD_{50} 17g/kg과 최대임상용량 9.5g으로 산정하여 얻은 안전성 등급은 Class 2로 효능용량이 독성용량과 근접하여 소량의 투약으로 극도의 주의가 필요하며 장기 투약을 제한하는 한약재이다. 이러한 당귀에 대한 안전성 등급은 일반적인 인식보다 훨씬 더 투약에 있어서 주의를 요하는 한약재로 고려된다. 특히 당귀의 성분 중 활성중간대사체를 생성하는 3가지 물질인 Z-ligustilide, caffeic acid 그리고 safrole이 포함되어 있다. 이러한 활성중간대사체 생성에도 불구하고 당귀추출물에 대한 in vitro 돌연변이 시험에서 돌연변이성이 없는 것으로 확인되었다. 그러나 미국 FDA는 발암성과 간독성의 이유로 safrole의 식품첨가를 금지하는 물질로 지정되었다 (USFDA, 1989). Caffeic acid은 승마(*Cimicifuga racemosa*, black cohosh)의 주요 성분으로 폐경증후군에 대한 약리작용과 동시에 간독성 및 기타 부작용으로 보고되었다. 따라서 안전성 등급이 2로 분류된 당귀에 대한 투약은 등급을 높이고 활성중간대사체를 생성하는 Z-ligustilide, caffeic acid 그리고 safrole 등의 부작용을 최소화하기 위해서는 3g 이하의 투약이 필요할 것으로 사료된다. 이러한 용량은 당귀의 안전성 등급을 Class 2에서 Class 3으로 전환하게 되며 활성중간대사체 생성에 대해 glutathione 등에 의한 방어가 가능한 용량이 될 것으로 추정된다.

5. 다빈도로 사용하는 한약재의 HED-based MOS에 의한 안전성등급화

1) 감초

(1) 주요 성분과 활성중간대사체

감초(Glycyrrhizae Radix)는 콩과(Leguminosae)에 속하는 다년생 초본인 *Glycyrrhiza uralensis, G. inflata, G. glabra*의 뿌리와 뿌리줄기를 건조한 생약으로 상당히 많이 이용되는 한약재 중의 하나이다. 감초의 가장 중요한 유효성분은 무게의 6~14% 또는 추출물의 약 35%를 차지하는 glycyrrhizin(glycyrrhizic acid; glycyrrhizinate)이다. 특히 감초의 물질을 결정할 때 glycyrrhizin함량이 4%가 기준이 된다. 감초의 단맛은 glycyrrhizin 때문인데 설탕보다 약 50배 정도 높다. 이와 같이 glycyrrhizin은 인삼의 ginsenoside처럼 triterpenoid의 비당부분(aglycone)의 saponin이다. Glycyrrhzin 구조는

당분자인 glucuronic acid(또는 glucuronide) 2개가 포함되어 있는 glycyrrhetic acid이다. Glucuronic acid는 생체전환의 제2상반응에서 글루쿠론산포합반응을 수행하는 물질이다. 또한 glycyrrhizin은 glycyrrhizic acid에 Ca^{2+} 또는 K^+ 등의 염이 부착되어 다양한 형태로 존재할 수 있다. 특히 암모니아가 결합한 glycyrrhizin은 식품, 맥주, 담배와 캔디 등에 향료도 사용되기도 한다. 또한 glycyrrhetic acid의 유도체인 benoxolone (18－glycyrrhetinic acid hydrogen succinate)은 소화성 궤양의 치료에 이용된다. 감초의 성분 중 glycyrrhizic acid은 서로 glycyrrhetic acid와 혼동이 되는데 glycyrrhizic acid는 glycyrrhizin에서 염이 분리된 상태의 물질이며 glycyrrhetic acid는 당이 분리된 glycyrrhizin의 장내 대사체이다. 또한 감초는 배당체인 liquiritin, isoquiritin와 neoliquiritin 등의 12가지 이상을 함유하고 있다. Flavonoid 배당체인 liquiritin. isoliquiritin liquiritoside, isoliquiritoside, rhamnoliquiritin과 rhamnoisoliquiritin, coumarin 유도체인 hemiarin과 umbelliferone이 포함되어 있다. 항궤양 물질로 알려진 licorione과 methanol 추출물인 FM 100, nonacid 물질인 phenylpentol, plaunotol과 teprenon 성분이 감초에 함유되어 있다.

감초의 가장 대표적인 성분인 glycyrrhizic acid 다음으로 약리작용이 확인된 성분은 isoflavane의 일종인 glabridin이다. Glabridin의 함량은 0.92mg/g licorice(건조량)으로 감초에 다량으로 함유되어 있다. Glabridin의 대표적인 약리작용은 항산화작용 phytoestrogen(natural estrogen)으로 estrogen receptor에 결합을 통한 작용과 멜라닌 형성(melanogenesis) 저해를 통한 피부미백 기능이다. 특히 피부미백 기능으로 glabridin은 INCI(International Nomenclature of Cosmetic Ingredients, 화장품성분 국제학명)에 등록되어 있다. 그러나 glabridin이 활성중간대사체로 전환되는 것이 P450활성 저해를 통해 확인되었다. Glabridin은 in vitro에서 시간 및 농도-의존성 CYP3A4와 CYP2B6의 활성을 저해한다. Glabridin에 의한 이러한 저해는 P450 heme 구조를 glabridin의 대사체가 파괴하기 때문이다. 이러한 파괴는 glabridin이 활성중간대사체의 친전자성대사체로 전환되어 P450의 햄단백질의 친핵성 부위와의 결합을 통해 이루어지는 것으로 추정되고 있다. <그림 1-15>처럼 glabridin을 CYP3A4와 P450 system과 혼합시킨 결과, CYP3A4가 불활성화되었다. 이는 glabridin이 CYP3A4에 의해 생체전환을 통해 활성중간대사체의 친전자성대사체로 전환되어 heme의 친핵성 부위와 공유결합을 통한 불활성화가 설명되고 있다. 그러나 glabridin의 활성중간대사체의 생성은 in vitro상황에서 그 가능성이 확인되어 in vivo에서 확인할 필요성이 있다. 특히 P450에 의한 생체전환을 통해 어떠한 구조를 지닌 활성중간대사체가 생성되는가에 대한 확인도 필요하다. 이러한 연유로 glabridin이 활성중간대사체로의 전환 가능성을 감초의 독성으로 직접적으로 연결하기는 어렵다.

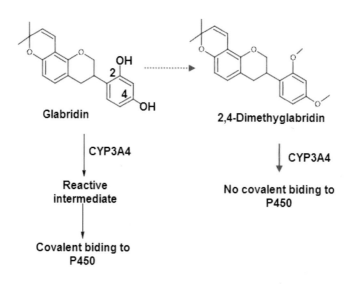

〈그림 1-15〉 Glabridin의 활성중간대사체 생성기전

Glabridin과 2,4-Dimethylglabridin을 CYP3A4와 혼합한 결과, glabridin에 의해서만 CYP3A4가 파괴되어 flavonoid B 구조의 2'와 4' 부위가 glabridin의 활성중간대사체(reactive intermediate)로의 전환에 중요한 역할을 하는 것으로 추정된다.

(2) LD_{50}

<표 1-36>는 열수추출물, 53% glycyrrhizin을 함유한 감초추출물(53% glycyrrhizin-추출물)과 glabridin의 LD_{50}을 나타낸 것이다. 감초의 열수추출물에 대한 마우스 복강 투여의 LD_{50}은 2.52g/kg으로 확인되었다. 투여된 개체의 100% 사망을 초래하는 LD_{100}은 마우스 피하투여를 통해 3.6g/kg이었다. 또한 53% glycyrrhizin추출물의 랫드 경구투여 LD_{50}은 수컷 14.2g/kg, 암컷 18g/kg, 그리고 마우스 경구투여 LD_{50}은 수컷 암컷 모두에서 7.5g/kg 부근의 용량으로 추정되었다. 건조 감초에 약 10% 정도의 glycyrrhizin가 있다고 가정한다면 53% glycyrrhizin추출물은 건조 감초를 약 5배 정도 농축하였다고 할 수 있다. 잠재적 활성중간대사체 생성의 가능성이 있는 glabridin의 LD_{50}은 약 2.55g/kg으로 추정되었다.

<표 1-36> 감초추출물과 Glabridin의 LD_{50}

감초 및 성분	동물투여	성별	LD_{50}(g/kg)
열수추출물	마우스 복강	암컷	2.52
	마우스 피하	암컷	*LD_{100}: 3.6
감초추출물 (53% glycyrrhizin)	랫드 경구	수컷	18.0
		암컷	14.2
	마우스 경구	수컷	>7.5
		암컷	>7.5
Glabridin	마우스 경구	암컷	2.55

* LD_{100}: 개체 전체를 사망시키는 최소용량.

(3) HED-based MOS와 안전성 등급

건조 감초의 1일 복용량은 1.5~9g으로 최대 9g을 HED-based MOS와 안전성 등급을 산출하기 위해 적용할 수 있다. 일반적으로 수컷보다 암컷이 민감도가 높기 때문에 보다 안전을 위해 LD_{50}은 생물체의 암컷으로 이루어지며 특히 모든 물질에 대한 LD_{50}는 설치류 마우스의 암컷을 통해 이루어진다. 여기서도 랫드보다 마우스 그리고 수컷보다 암컷에 LD_{50}을 기초로 하여 HED-based MOS와 안전성 등급에 대해 추정되었다. 탕제로 감초가 복용된다는 점을 고려할 때 열수추출물의 경구투여에 대한 안전성 등급 산출이 바람직하지만 이에 대한 LD_{50}는 확인되지 않았다. <표 1-37>처럼 감초 열수추출물의 마우스 복강투여의 LD_{50}은 2.52g/kg이므로 전환계수 1.5로 나누면 추정 경구투여 ALD는 1.68g/kg이 된다. 마우스와 사람의 Km factor의 비가 3/37이므로 성인 60kg의 천궁추출물에 대한 ALD 인체등가용량은 8.17g/kg이 된다. 일반적으로 복강의 임상투여용량은 경구투여의 1/10 용량으로 이루어지는 것으로 추정할 때 감초의 복강 임상최대투여용량은 경구투여 용량 9g의 1/10인 0.9g이 된다. 이를 적용할 경우에 감초 열수추출물의 복강투여에 대한 HED-based MOS와 안전성 등급은 9.07-Class 2가 된다. 이러한 방식으로 53% glycyrrhizin-추출물에 대한 암컷 마우스 경구투여 HED-based MOS와 안전성 등급은 9.07과 Class 2가 된다. 그러나 53% glycyrrhizin-추출물의 마우스 경구투여에 대한 LD_{50}이 7.5g/kg 이상이므로 단순히 7.5g/kg을 기초로 하여 암컷 마우스 경구투여 HED-based MOS와 안전성 등급이 낮을 수밖에 없다. 따라서 53% glycyrrhizin-추출물의 LD_{50}과 정확하게 산출된 암컷 랫드 경구투여에 대한 LD_{50}을 이용할 필요성이 있다. 암컷 랫드 경구투여의

HED-based MOS와 안전성 등급은 7.6과 Class 2가 된다(표 1-37).

〈표 1-37〉 감초의 HED-based MOS와 안전성 등급

추출 형태	동물 및 투여 방법	LD_{50} (g/kg)		ALD 전환계수	추정 ALD (g/kg)	Km factor (animal/human)	ALD의 추정 HED (g/60 kg)	임상 투여 최고 용량(g)	HED-based MOS	등급 판정
열수추출물	마우스 복강	2.52		1.5	1.68	3/37	8.17	0.9	9.07	2
53% glycyrrhizin-추출물	랫드 경구	M	18	2	9	6/37	87.5	9	9.7	2
		F	14.2	2	7.1	6/37	69	9	7.6	2
	마우스 경구	M	>7.5	2	3.75	3/37	18.2	9	2	2
		F	>7.5	2	3.75	3/37	18.2	9	2	2

(4) 감초의 안전성 등급에 대한 평가와 안전한 투약용량

실제적으로 경구 복용의 형태인 탕제를 대신할 수 있는 감초의 열수추출물이 없기 때문에 감초에 대한 HED-based MOS와 안전성 등급은 비교적 안전성이 등급이 낮은 Class 2 확인되었다. Class 2는 효능용량이 독성용량과 근접하여 소량의 투약으로 극도의 주의가 필요하며 장기 투약을 제한하는 한약재이다. 그러나 이러한 등급은 53% glycyrrhizin추출물, 즉 건조감초를 약 5배 농축된 추출물에 대한 등급이다. 따라서 여기서 산출된 감초의 안전성 등급은 실제 감초에 대한 안전성 등급이 현실적이지 못한 측면이 있다. 따라서 일반적으로 적용되는 임상최대용량 9g을 대신하여 5배 농축된 점을 감안하여 산출한다면 53% glycyrrhizin추출물의 임상최대용량은 9/5g인 1.8g이 된다. 이를 적용하여 53% glycyrrhizin추출물의 HED-based MOS와 안전성 등급은 69/1.8의 38.3과 Class 3인 된다. 따라서 53% glycyrrhizin추출물의 경구투여용량을 9g에서 실제 감초가 함유하고 있는 평균 10% glycyrrhizin추출물로 전환을 통한 임상최대투여용량 산출했을 때 일반적인 열수 감초추출물의 안전성 등급은 Class 3으로 약물민감성을 가진 환자 및 노약자에게 독성을 유발할 가능성이 있는 한약재로 분류된다. 감초의 단기간 복용에 의한 부작용으로 코르티솔(cortisol) 증가에 의한 renin-angiotensine-aldosterone system의 저하와 더불어 고미네랄 코르티코이드(hypermineralcorticoid) 상태의 고혈압을 들 수 있다. 또한 감초에 의한 testosterone 감소가 확인되었다. 따라서 감초 복용에 의한 이러한 부작용을 고려할 때 감초를 약

물민감성을 가진 환자 및 노약자에게 독성을 유발할 가능성이 있는 한약재인 Class 3으로 안전성 등급으로 분류되는 것은 어느 정도 타당하다고 할 수 있다. 이러한 점을 고려할 때 열수추출물 복용으로 통한 건감초 1일 최대 복용량은 9g으로 가능하지만 가장 민감한 군에게는 약 1/10인 용량인 약 1g까지 감소시키는 것이 바람직하다.

2) 숙지황

(1) 주요 성분과 활성중간대사체

숙지황은 현삼과(*Scrophulariaceae*)에 속하는 다년생초인 생지황(*Rehmannia glutinosa*)의 뿌리를 9번 찌고 9번 건조한 한약재이다. 약 70여 종의 단일물질이 지황의 뿌리로부터 분리되었으며 다당류(polysaccharides: 가수분해에 의하여 한 분자에서 두 개 이상의 단당류를 생성하는 탄수화물을 통틀어 이르는 말), 올리고당(oligosaccharides: 3~10개의 단당류로 이루어진 탄수화물이며 당단백질이나 당지질의 구성성분), 스타치오즈(stachyose: 4당류, 갈락토스 2분자+포도당 1분자+과당 1분자로 구성)와 단당류(monosaccharide)의 당이 주요 성분이다. 또한 catalpol와 dihydrocatalpol 같은 이리도이드 배당체(iridoid glycoside), phenol glycoside ionone, flavonoid, 아미노산과 무기염류 등이 포함되어 있다.

특히 이리도이드배당체 지황의 가장 중요한 유효성분으로 가장 중요한 단위체인 catalpol를 포함하여 약 33여 종의 이리도이드 단위체로 분리된다. 이리도이드는 monoterphen에 당이 붙어 있는 형태인데 당 부분이 분리된 aglycon은 monoterephen 형태가 된다. 지황의 이리도이드배당체인 aucubin은 β-glycosidase에 의한 생체전환을 통해 당이 분리된 aglycon 부분인 aucubigenin으로 전환된다. 특히 aucubigenin이 단백질의 친핵성부위와 공유결합이 가능한 친전자성대사체의 활성중간대사체이라는 것이 추정되고 있다. <그림 1-16>은 aucubin의 활성중간대사체로의 전환 기전을 나타낸 것이다. Aucubin이 β-glycosidase에 의해 당이 분리되면서 aucubigenin으로 전환된다. Aucubigenin 자체적으로 친전자성을 가져 단백질 등과 결합을 통해 독성을 유발할 수 있지만 또한 더 강력한 독성을 유발하는 대사체로 전환되어 독성을 유발할 수 있다. 일반적으로 이리도이드배당체는 당이 분리되며 화학구조적으로 대단히 불안정하여 산과 같은 환경에서 쉽게 구조가 변한다. Aucubigenin은 monoterphen의

pyran ring이 쉽게 깨지면서 2개의 aldehyde인 dialdehyde로 전환된다. Aldehyde 구조는 단백질 또는 DNA의 전자가 풍부한 부위인 친핵성 부위와의 'shift base(분자 내에서 자연적인 전자의 이동을 통해 형성되는 분자구조의 재배열)' 기전을 통해 결합하는 친전자성이다. 따라서 aucubin은 β-glycosidase와 자연분해를 통해 친전자성대사체의 활성중간대사체로 전환되어 독성을 유발할 수 있다. 그러나 지황인 9번 찌고 9번 건조한 한약재인 숙지황으로 전환되는 과정에서 aucubin를 포함한 이리도이드배당체가 1/20~1/30 정도로 감소되기 때문에 활성중간대사체 생성에 의한 독성은 미약할 것으로 추정된다.

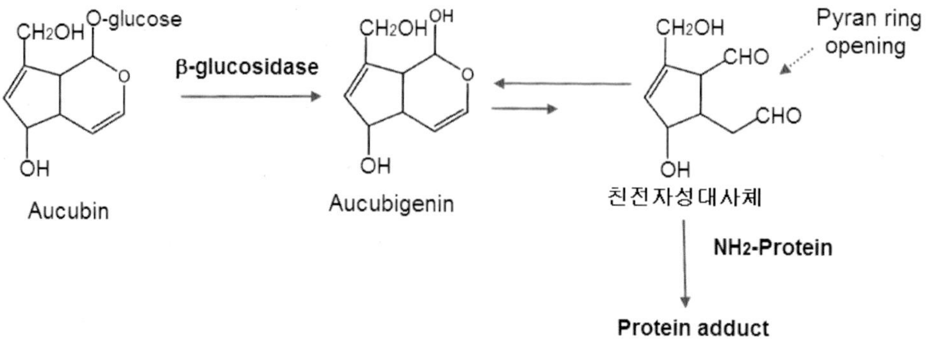

〈그림 1-16〉 숙지황의 aucubin의 활성중간대사체 생성과 protein adduct 생성기전

Aucubin이 β-glycosidase에 의해 당이 분리되면서 aucubigenin으로 전환된다. Aucubigenin은 자체적으로 독성을 유발할 수 있지만 monoterphen의 pyran ring이 쉽게 깨지면서 2개의 aldehyde인 dialdehyde로 전환되어 더 강한 독성을 유발할 수 있다.

(2) LD_{50}

<표 1-38>처럼 숙지황의 에탄올-수치 탕제(wine-processed herb decoction)에 대한 마우스 경구투여 LD_{50}은 19.66g/kg, 복강투여에 대한 LD_{50}은 2.8g/kg으로 추정되었다.

〈표 1-38〉 숙지황과 관련된 다양한 LD_{50}

숙지황	동물 및 투여	LD_{50}(g/kg)
수치된 숙지황 탕제	마우스 경구	19.66
수치된 숙지황 탕제	마우스 복강	2.8

(3) HED-based MOS와 안전성 등급

임상적으로 투여되는 숙지황의 용량은 12~30g 정도이므로 임상최대투여용량은 30g이 된다. 그러나 수치된 지황 탕제는 에탄올 추출물에 가깝기 때문에 열수추출물의 임상용량을 이에 적용하기에는 문제가 있다. 특히 숙지황은 생지황을 수치하는 과정에서 독성 유발가능성이 있는 aucubin 등의 이리도이드배당체가 현저히 감소된다. 따라서 여기서 제시된 수치된 숙지황 탕제에 대한 LD_{50}을 이용하여 HED-based MOS와 안전성 등급을 산출하기 위해서는 일반적인 임상용량의 1/10 정도인 3g를 임상투여최고용량으로 설정하는 것이 바람직하다. 이를 고려하여 <표 1-39>에서처럼 수치된 숙지황 탕제에 대한 랫드 LD_{50}은 19.66g/kg이므로 경구투여에 대한 전환계수 2로 나누면 추정 ALD는 9.83g/kg이 된다. 마우스와 사람의 Km factor의 비가 3/37이므로 수치된 숙지황 탕제의 ALD 인체등가용량인 theoretical ALD는 47.82g/kg이 된다. 임상투여최대용량 3g에 대한 수치된 숙지황 탕제의 HED-based MOS와 안전성 등급은 각각 15.9와 Class 3이 된다. 수치된 숙지황 탕제의 복강투여에 대한 임상투여최대용량을 경구의 1/10으로 가정했을 때 HED-based MOS와 안전성 등급은 각각 30.2와 Class 3이 된다.

〈표 1-39〉 지황의 LD_{50}에 대한 HED-based MOS와 안전성 등급

지황	동물 및 투여	LD_{50} (g/kg)	ALD 전환계수	추정 ALD (g/kg)	Km factor (animal/ human)	ALD의 theoretical HED (g/60kg)	임상투여 최고 용량(g)	HED-based MOS	Class
수치된 숙지황 탕제	마우스 경구	19.66	2	9.83	3/37	47.82	3	15.9	3
수치된 숙지황 탕제	마우스 복강	2.8	1.5	1.86	3/37	9.07	0.3	30.2	3

(4) 숙지황의 안전성 등급에 대한 평가와 안전한 투약용량

지황을 9번 찌고 9번 건조하여 투여되는 숙지황은 이러한 수치 과정에서 독성대사체를 생산하는 aucubin을 포함한 이리도이드배당체가 현저히 감소하게 된다. 이러한 연유로 숙지황은 다른 한약재보다 임상투여용량이 30g 정도가 될 정도로 독성이 약한 것으로 추정된다.

〈참고문헌〉

박영철(2010). 『독성학의 분자-생화학적 원리』. 한국학술정보(주). ISBN: 978-89-268-1259-4.

생약학교재편찬위원회(2006). 『생약학』. 동명사. 151~153.

이선동·박영철(2012). 『한약독성학 I』. 한국학술정보(주). ISBN: 978-89-268-3190-8.

강숙경·송경빈(2003). 「국내 유통 한약재 중 aristolochic acid 분석」. 한국식품영양과학회지. 2003; 32(7): 1164~1167.

박영철·이선동(2013). 「한약의 안전성등급화를 위한 evidence-based approach: Human equivalent dose-based the margin of safety」. 대한예방한의학회지, 2013; 17(3): 1~12.

박영철·이선동(2014). 「한약의 안전성등급화를 통한 근거중심 실용의학적 연구(1)-Aristolochic acid 함유 한약재를 중심으로-」. 대한한의학회지. 2014; 35(1): 114~123.

Asarum sieboldii Miq. by Steam Distillation and Ultrasound-assisted Extraction[J]. FOOD SCIENCE. 2011; 32(10): 190~193.

Chinese Pharmacopoeia Commission 2010. Pharmacopoeia of the People's Republic of China (2010 English Edition). English Edition 2010 ed.. China Medical Science Press, Beijing, China.

Dietz, BM, Bolton, JL. Biological Reactive Intermediates (BRIs) Formed from Botanical Dietary Supplements. Chem Biol Interact. 2011; 192(0): 72~80.

Editorial Committee of Chinese Materia Medica. State Drug Administration of China. Chinese Materia Medica. Shanghai: Science and Technology Press; 1998.

Huang, KC. The Pharmacology of Chinese Herbs. 2nd Ed.. CRC Press. 1993.

Isbrucker, RA, GA Burdock. Risk and safety assessment on the consumption of Licorice root (Glycyrrhiza sp.). its extract and powder as a food ingredient. with emphasis on the pharmacology and toxicology of glycyrrhizin. Regulatory Toxicology and Pharmacology. 2006; 46: 167~192.

Jeffrey, AM, GM Williams, Risk assessment of DNA-reactive carcinogens in food. Toxicology and Applied Pharmacology. 2005; 207: S628~S635.

Jiang, X, Li, L, Wang, WH, Wang, JH, Gao, HM, Wang, ZM. Toxicologically studies of raw radix aristolochiae and it's processed product. Chinese Remedies and Clinics. 2006; 6: 485~487.

Johnson BM, van Breemen RB. In vitro formation of quinoid metabolites of the dietary supplement Cimicifuga racemosa (black cohosh). Chem. Res. Toxicol. 2003; 16(7): 838~84.

Kazunori, Hashimoto et al.. Studies on anti-allergic components in the roots of Asiasarum sieboldii. Planta Med. 2004; 60: 124~127.

Kim, Dong-Hyun Kim, Bok-Ryang Kim, Ji-Yeon Kim, Yo-Chan Jeong. Mechanism of covalent adduct formation of aucubin to proteins. Toxicology Letters. 2000; 114: 181~188.

Lee, JY, Moon, SS, Hwang, BK. Isolation and antifungal activity of kakuol, a propiophenone derivative from Asarum sieboldii rhizome. Pest management science. 2005; 61: 821~825.

Li, ZY, Sun, JN, Zhang, SF. Toxicity of hypaconitine on primary cultured myocardial cells of neonatal rats. Chinese Journal of Pharmacology and Toxicology. 2010; 261~265.

Long, Rui, Fang Yang, Jun-rong Du, Zhong-ming Qian, Chen-yuan, Wang and Chu Chen. Tropical Journal of Pharmaceutical Research. 2012; 11(3): 421~428.

Materia Medica Group. Medical Vacational College of Northern Henan. Pharmacy Bulletin. 1982; 17(2): 114.

Meepagala, KM. Strutz, G, Wedge, DE, Schrader, KK, Duke, SO. Phytotoxic and antifungal compounds from two apiaceae species. lomatium californicum and Ligusticum hultenii, rich sources of z-ligustilide and apiol, respectively. Journal of Chemical Ecology. 2005; 31(7): 1567~1578.

Pan Hong-Liang, Yang-TianZhi. Comparative Analysis of Volatile Oil Extracted from Asarum sieboldii Miq. by Steam Distillation and Ultrasound-assisted Extraction[J]. Food Science. 2011; 32(10): 190~193.

Singhuber, J, Ming Zhu, Sonja Prinz, Brigitte Kopp. Aconitum in Traditional Chinese Medicine- valuable drug or an unpredictable risk?. Journal of Ethnopharmacology. 2009; 126: 18~20.

State Administration of TCM Chinese Materia Medica Editorial Committee 1998. Chinese Materia Medica (Zhong Hua Ben Cao). Shanghai Science and Technology Press. Shanghai, China.

Tongbao, Yaoxue. Bulletin of Pharmacology. (China International Book Trading Corp., POB 2820, Beijing, Peop. Rep. China) V.13-23, 1978-88. For publisher information. see ZYZAEU. 1984; 19: 610.

USFDA 1989: Safrole. 1989. PART 189 – SUBSTANCES PROHIBITED FROM USE IN HUMAN FOOD, § 189.180.

Vit, P. J. (1989). Approximate lethal dose versus median lethal dose in acute toxicity testing of pharmaceuticals. A retrospective study. Arch Toxicol. 63, 343~344.

Wei, X, Fu, Y, Wang, H, Wang,Y, Han,Y, Sun, K. The acute toxicity appraises of the Asarum heterotropoides Fr. Schmidt var. Mandshuricum (Maxim.) Kitag, Asarum sieboldii Miq. And Asarum sieboldii Miq. Var. Seoulense Nakai. Asia-Pacific Traditional Medicine. 2010; 6: 23~25.

Xuebao, Yaoxue. Acta Pharmaceutica Sinica. Pharmaceutical Journal. 1984; 19: 641.

Yan, Chong Chao and Ryan J, Effects of Monocrotaline. a Pyrrolizidine Alkaloid. on glutathione Metabolism in the Rat. Huxtable Biochemical Pharmacology. 1996; 51: 375~379.

Zhong Yao Xue, Chinese herbology, 1993; 127.

Zhou, Shufeng, Yihuai Gao, Wenqi Jiang, Min Huang, Anlong Xu, and James W. Paxton. Interactions of Herbs with Cytochrome P450. DRUG METABOLISM REVIEWS. 2003; 35(1): 35~98.

Zhong Yao Yao Li Yu Ying Yong, Pharmacology and Applications of Chinese Herbs. 1983; 575.

MAFCO WORLDWIDE CORPORATION, Product Data Sheet, www.in-cosmeticsasia.com

Makingcosmetics: www.makingcosmetics.com/msds1/msds-dong-quai-extract.pdf

USFDA 2008. FDA Poisonous Plant Database-Toxicity of medicinal herbal preparations. http://www.accessdata.fda.gov/scripts/Plantox/Detail.CFM?ID=24000.

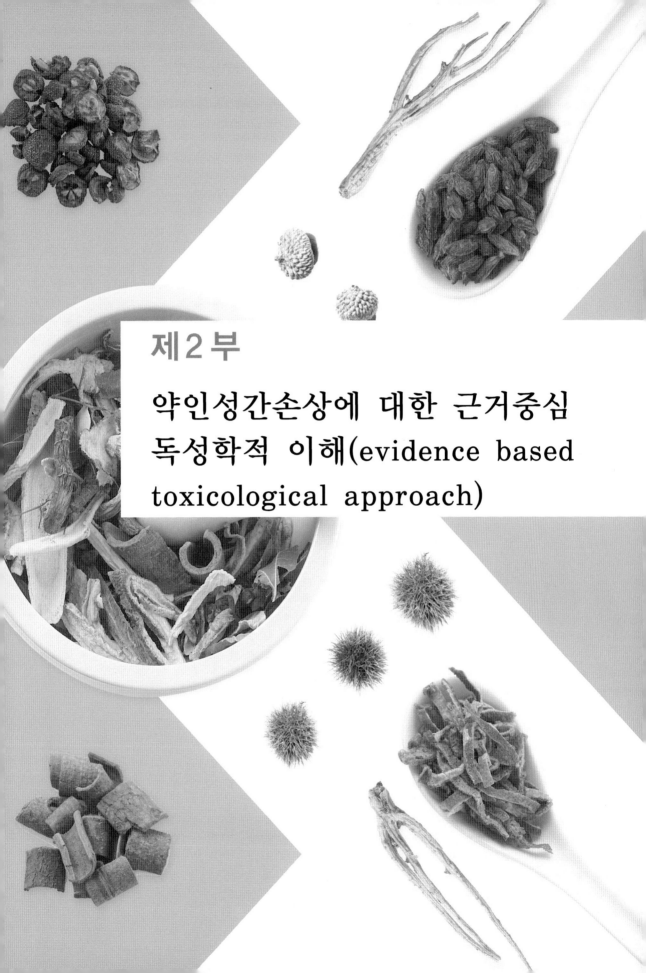

제2부

약인성간손상에 대한 근거중심
독성학적 이해(evidence based
toxicological approach)

◎ 주요 내용

- 약인성간손상에 대한 근거중심독성학적 접근의 내용으로 실제 임상 등 현장에서 일어나거나 일어날 수 있는 내용을 질문의 형식으로 구성한 것이다. 특히 한약을 사용하는 한의사, 약사, 한약사 등이 알아야 하는 내용이다.

- 지난 10여 년 동안 발생한 한방의료분쟁 198건 중 간독성과 관련된 건수는 20건으로 약 10% 수준으로 1년에 1~2건만 발생하는데도 불구하고 양방의료 영역에서 한약에 의한 간독성 문제가 가장 빈번하게 거론되는 것에 대한 한방영역의 대책은 부실하다.

- 한의학의 음양조화원리는 서양의학에서 항상성 균형과 동일한 개념이며 음양의 조화가 깨지는 것은 생체의 항상성이 불균형으로 치료는 결국 음양 조화와 항상성 균형을 유도하는 것이다.

- 끊임없이 한약에 의한 간독성의 문제를 양방에서 제기하고 있지만 이를 과학적인 자료 및 기전을 제시하지 못하고 있으며 간독성의 발생률은 양약이 한약보다 더 높다.

- 한약 및 양약에 의한 간독성 또는 간손상 기전은 크게 2가지로 설명할 수 있는데 한약이나 양약의 성분 중 독성대사체 생성기전과 약물의 대사과정에서 발생하는 유해활성산소 생성기전이다.

- 양약이든 한약이든 약 80~90%의 독성물질이 cytochrome P450에 의한 독성대사체로의 전환을 통해 독성을 유발하게 된다.

- 대부분 약물에 의한 이들 손상은 간 또는 간과 관련된 세포 종류인 간기능을 핵심적으로 수행하는 간실질세포, 담즙상피세포, 간혈관내피세포와 이토세포 등 간조직의 약 90% 이상을 구성하고 세포에서 발생한다.

- 한약과 양약은 독성대사체로 전환되어 독성을 유발할 수 있지만 단일성분의 양약과는 다르게 한약은 다양한 성분 즉 독성대사체를 제거할 수 있는 항독성분이 존재하기 때문에 일반적으로 언급되는 "천연물이 독성이 약하다는 것"의 이유이다.

- 전통적인 한약재를 비롯하여 심지어 작물로 이용되는 식물이 산화적 스트레스성 간독성을 항산화적 효능을 통해 예방하는데 마늘과 대계가 가장 높은 항독효능을 나타낸다.

- 연구에 따르면 50대 이상 여성이 약인성간손상의 가장 취약군으로 분류되며 취약군에 대해서는 가능한 한약의 일반적인 용량의 약 50% 정도 감소하여 투약을 하거나 마늘과 대계와 함께 처방하는 것도 또한 고려할 필요성이 있다.

한약에 의한 간독성 문제는 직접적인 인과관계는 정확히 알려져 있지 않지만 양방의료 영역에서 한의학에 대한 문제점을 제시할 때 가장 먼저 그리고 많이 언급되어 왔다. 그러나 한방의료 영역에서는 이에 대한 제대로 된 대처를 하지 못하여 왔으며 향후에도 지속적으로 문제제기가 될 것으로 예상되는 부분이 한약복용에 의한 간독성이다. 특히 다음과 같은 사회적 시각이 일반적이므로 한방의료 영역에서 신중히 생각할 필요성이 있다.

> 한의사들은 "한약이든 양약이든 잘못 먹으면 간이 나빠지는데 한약만 간수치를 올리는 약인 양 몰아가는 것은 옳지 않다"고 한다. 1,000여 가지 한약재 중 '거의 쓰이지 않는' 10가지를 뺀 990가지 한약재는 억울하다는 것이다. 그러나 한국소비자원에 접수된 피해사례 중 독성간염을 포함한 약해가 많고 이런 피해가 지속적으로 접수되고 있는 현실은 어떻게 설명할 수 있을까. "간에 문제를 일으키는 한약은 한의사가 처방한 것이 아니라 '○○건강원'처럼 비전문가가 처방한 것"이라는 식의 설명은 한의계 전체를 깎아내릴 수 있다. 부작용이 생겼다면 왜 생겼는지 따져보고 앞으로 같은 과실이 되풀이되지 않도록 노력하는 모습이 아쉽다.

이와 같이 한약의 간독성 문제에 대한 한방의료계의 인식을 사회적으로 받아들여지지 않고 있다는 것이 오늘날의 현실이다. 따라서 이에 대한 해결을 위해서는 무엇보다도 한약의 간독성의 발생에 대해 객관적 자료를 이해할 필요성이 있으며 이를 위해 한방의료분쟁 등에서의 간독성 문제 및 발생에 대한 현실을 이해할 필요성이 있다. 먼저 1999~2005년 한국소비자원에 접수된 한방 관련 피해사례 구제 115건에 대한 사고 내용별 분류를 통해 27%(31건)의 약해 중 간독성이 71%로 대부분을 차지하였으며 피부장애와 위장장애가 각각 2위와 3위였다. 비록 한국소비자원의 조사이지만 이는 한약에 의한 간독성으로 인하여 한방의료분쟁의 발생 가능성과 밀접한 관계가 있다. 의료분쟁(medical dispute)이란 "의료사고를 주원인으로 한 환자 측과 의료인 측 간의 다툼" 또는 "의사의 진료로 인한 진료사고와 의사를 포함한 의료관계자의 행위로 인한 의료사고를 출발점으로 한 의료진과 환자 측과의 다툼"을 말한다. 의료법은 '의료행위로 인하여 생기는 분쟁'을 의료분쟁이라고 규정하고 있다. <표 2-1>은 한방의료분쟁과 관련하여 2005년부터 2012년 4월까지 대한한의학회에 의료분쟁으로 자문을 구한 사례를 바탕으로 조사된 건수를 나타낸 것이다. 약 8년 동안의 한방의료분쟁 건수는 198건으로 2007년도에 58건으로 정점으로 하여 2001년도에는 12건으로 감소되는 추세이다. 한방의료분쟁에 대한 이러한 추세는 한국의료분쟁중재원에서 조사된 한방의료기관의 의료분쟁 조정·중재 신청 건수와 유사하다. 2012년 4월 8일에서 2013년 3월 31일까지 약 1년 동안 한국의료분쟁중재원에 요청된 의료분쟁 조정·중재 신청 건수는 총 804건 중 28건으로 전체의 3.5%인 것으로 집계됐다.

〈표 2-1〉 대한한의학회에 자문을 구한 연도별 한방의료분쟁 건수

연도	2005	2006	2007	2008	2009	2010	2011	2012	합계
건수	32	31	58	20	17	21	12	7	198

* 참고문헌: 이은솔.

이와 같이 2005년부터 한방의료분쟁 건수가 감소하는 것처럼 인식되지만 2000년 대부터 전체 의료분쟁은 급증하였다. 법원, 한국소비자원 등 각 기관에 접수된 양방 및 한방의 전체 분쟁조정건수가 2000년에 1,674건이던 것이 2010년에는 3,478건으로 크게 증가하였다. 의료분쟁 발생건수에 대해 공식적·일관적 기준에 의한 통계정보는 현재 없는 실정이어서 정확한 예측에는 한계가 있으나 의료분쟁은 급격히 증가하고 있는데 이러한 현상의 원인은 다음과 같이 이해되고 있다. 첫째, 이전에 의료인이 독점했던 의학적 지식에 대한 국민들의 접근성이 높아진 것에 그 이유가 있다. 인터넷이나, 매스컴 등의 다양한 매체의 발달과 함께 많은 의학 정보들이 대중과 공유되면서 환자 스스로가 병의 진단과 치료에 대해 쉽게 검색하고 접근할 수 있다. 둘째, 이와 함께 의료인과 의술에 대한 국민들의 관념이 변화되고 있다. 의료인과 의술에 대해 막연한 경외심을 가졌던 종전의 단계에서 벗어나 근래에는 의료인과 환자의 관계를 계약 내지 법률관계인 수평적 관계로 인식하게 되었다. 이와 함께 환자와 의료인 사이에 다툼이 발생할 경우 예전에는 주로 도덕, 윤리, 체면 등을 통해 분쟁을 해결하던 추세였으나, 최근에는 환자가 의료인에게 법률관계를 토대로 하여 자신의 권리를 주장하게 되었고 의료사고 발생 시 모든 것을 법에 의존해 해결하려는 사고가 크게 늘게 되었다.

<표 2-2>는 한방의료분쟁과 관련하여 2005년부터 2012년 4월까지 대한한의학회에 의료분쟁으로 자문을 구한 198건 중 한방의 치료방법에 따른 건수를 나타낸 것이다. 침과 한약의 건수가 각각 66건 및 64건으로 전체의 66%이었다. 따라서 대부분의 한방의료분쟁과 관련하여 침과 한약복용에 기인하는 것으로 이해된다. 한방의료분쟁 198건 중 197건이 사법적 해결을 통해 이루어졌으며 1건만 비사법적 해결로 이루어졌다.

〈표 2-2〉 한방의 치료방법에 따른 의료분쟁 건수

치료방법	침	뜸	부항 및 자락	한약	한방물리 치료	추나	약침	의료 기기	그 외 치료	오진시비	기타	합계
건수	66	5	6	64	5	14	9	2	16	3	8	198

* 참고문헌: 이은솔.

　　한약에 한방의료분쟁은 64건으로 전체 198 중 약 32% 정도이었다. <표 2-3>은 198건 중 한방의료분쟁의 원인인 사고유형별로 나타낸 것이다. 내원 당시 앓고 있는 질환을 의미하는 기왕증의 악화가 가장 많은 40건이었으며 사망, 염증 그리고 간질 환 순으로 한방의료분쟁의 사고유형으로 확인되었다. <표 2-2>의 치료방법에서 한약 이외에는 간질환을 유발시킬 수 있는 방법은 없는 것으로 추정되어 <표 2-3>에서 간 질환의 20건에 대한 한방의료분쟁은 한약 복용에 의한 한방의료분쟁으로 추정된다.

〈표 2-3〉 한방의료분쟁의 사고유형별 건수

사고유형	건 수
기흉	9
간질환	**20**
피부질환(발진, 가려움, 약진)	8
통증(신생 또는 악화)	16
마비	5
염증	23
화상	13
소화기(복통, 설사 등)	9
호흡기(호흡곤란, 가슴답답)	1
순환기(뇌출혈, 뇌경색 포함)	14
비뇨생식기	7
오진에 의한 증상악화	3
사망	24
기왕증의 악화	40
기타 부작용(훈침, 신경정신과적 증상 포함)	23
치료받은 후의 감정적 불쾌감	5

* 참고문헌: 이은솔.

　　이와 같이 지난 10여 년 동안 발생한 한방의료분쟁 198건 중 간독성과 관련된 건 수는 20건으로 약 10% 수준으로 1년에 1~2건 발생하고 있다는 것을 알 수 있다.

이는 한약에 의한 간독성 문제가 양방의료 영역에서 거론하기에는 아주 낮은 발생률이라고 할 수 있다. 한약에 의한 간독성에 의한 발생률은 상품명 타이레놀의 주성분인 아세트아미노펜(acetaminophen)에 의한 간독성 발생률과 비교하면 문제될 수가 없는 아주 미미한 것이다. 급성 간부전(acute liver failure)을 유발하는 것으로 알려진 아세트아미노펜은 영국에서만도 1989~1990년 동안 41,200명에서 간독성이 발생하였으며 이 중 150~200명 정도가 사망하였으며 15~20명 정도가 간이식을 한 것으로 추정되었다. 따라서 한약에 의한 간독성 문제가 왜곡되어 한방의료의 발전에 저해되지 않도록 대처 방안과 지속적인 교육이 필요하다고 할 수 있다. 이를 위해서는 무엇보다도 한약의 간독성에 대해 독성학적인 측면에서 전반적인 이해가 필수적 요소라고 할 수 있다. 다음은 서양의학의 항상성과 질병에 대한 한의학적 이해, 양방에서 주장하는 한약의 약인성간손상과 발생률, 한약과 양약의 약인성간손상 기전과 발생률에 대한 고찰, 약인성간손상 출발의 공통기전, 약인성간손상의 형태, 양약과 한약 등에 의한 간독성에 대한 방어기전, 양약과 한약에 의한 약인성간손상에 대한 예방과 치료 비교 그리고 한약에 의한 약인성간손상 예방을 위해 고려해야 할 사항에 대해 일문일답 형식으로 정리한 것이다.

1. 서양의학의 항상성과 질병에 대한 한의학적 이해

질문 1. 한약은 천연물이기 때문에 독성이 없다고 하는데 사실인가요?

○ 식품은 신체의 정상적인 항상성을 유지하기 위해 먹는 것인 반면에 약물은 식품으로 정상적인 항상성을 유지할 수 없을 때 이를 전문적인 의료인의 처방을 통해 항상성을 회복하기 위해 먹는 것입니다. 정상적인 항상성을 더욱 높이기 위해 기능성 식품이나 영양제를 비롯하여 보약을 복용할 수 있지만 정상적인 상황에서의 약물은 정상적인 항상성을 오히려 깰 수도 있기 때문에 독성현상을 유발할 수 있습니다. 이러한 측면에서 한약도 약물이기 때문에 독성이 없다고는 할 수 없습니다.

※ 항상성(homeostasis)과 질병과의 관계

모든 생명체는 생명의 기본 문제를 자동적으로 해결하기 위한 다양한 장치를 가지고 탄생하게 된다. 이러한 기본적 인식을 바탕으로 1926년 Walter B. Cannon은 항상성이라는 용어를 만들었고 "생물체 내부환경을 변화시키지 않거나 일정하게 유지하는 것"으로 정의되었다. 항상성이란 영어로는 homeostasis로 homeo=similar, stasis=position stability라는 뜻을 내포하는데 생명체가 자신의 시스템 또는 자신의 상태를 일정하게 유지하는 성질을 의미한다. 특히 외부의 환경 변화에 반응하여 인체 내부의 환경을 일정하게 조절・유지하는 성질이다. 예를 들어 온도조절, 산성 및 알칼리성의 조절 등이 항상성 유지의 일종이다. 생명체의 기본단위는 세포이기 때문에 세포가 생존하기 위해서는 세포내액(intracellular fluid)과 세포를 둘러싸고 있는 세포외액(extracellular fluid)에서의 구성물이 정상적으로 적절하게 유지되어야 한다. 이와 같이 항상성 조절은 체액을 통해 이루어지는데 체액은 세포내액과 세포외액의 차이가 있지만 기본적으로 산소와 같은 가스성 물질, 비타민, 미네랄, 항산화물질, 단백질, 당, 지방, 효소, 수용성 및 불용성 섬유, 생체-유용 생균계 등의 영양물질과 Na^+와 Cl^- 등과 같은 전해질로 구성되어 있다. 세포가 생존하기 위해서는 이러한 구성물질이 위치에 따라 정확하게 구성되어야 한다. 항상성 조절을 위한 과정은 세포, 조직, 기관 또는 생물체 시스템 전체 수준에서 이루어질 수 있다.

모든 항상성 조절 기전은 적어도 3가지 독립적 구성요소(components)로 이루어진다. 첫 번째로는 수용체(receptor)로 외부 변화를 살피며 대응하기 위한 감지(sensing) 구성요소이다. 수용체가 자극을 감지하면 이 정보를 조절센터(control center) 구성요소에 보낸다. 조절 구성요소는 자극에 대해 적절한 반응을 결정하여 근육, 기관 등을 비롯하여 관련 구조물인 작용기(effector) 구성요소에 신호를 보내어 정상에서 벗어난 생리적 현상을 정상상태로 유도한다. 이와 같이 3가지 구성요소에 의해 외부 변화에 반응하여 항상성을 유지하는데 이들 구성요소는 가깝게는 이웃 세포들의 소통, 멀게는 기관과 기관과의 소통에 의해 이루어진다. 이러한 소통은 전기력 형태로 전달되는 신경계, 호르몬 형태로 혈류를 통해 전달되는 내분비계 등을 통해 이루어진다. 그러나 항상성 조절을 위한 신경계와 내분비계는 때로는 상호 협조적 관계를 통해 이루어지기도 한다.

항상성이 효율적으로 유지되기 위해서는 항상성에 관여하는 기관으로부터 오는 피드백이 반드시 필요하다. 즉 깨진 항상성을 정상상태로의 전환을 유도하는 핵심기전이 음성피드백조절(negative feedback control)을 통해 이루어진다는 것이다(〈그림 2-1〉). 음성피드백조절이란 정상기능을 위해 특정 기관 및 전체 인체시스템의 생산물 또는 활성을 감소하는 기전이다. 음성피드백조절의 대표적인 예를 혈압조절기전을 통해 이해할 수 있다. 혈압이 상승할 때 혈관은 혈관벽에서 발생하는 혈류의 저항을 감지한다. 혈관은 수용체로 작용하여 감지를 조절센터인 뇌에 보내면 뇌는 작용기인 심장과 혈관에 신호를 통해 심장박동률 감소와 혈관이완을 유도하여 정상적인 혈압의 유지라는 항상성을 달성하게 된다. 이와 같이 음성피드백조절을 위한 정보는 신경계와 내분비계를 통해 전달됨으로 이들의 상호협조는 항상성 유지에 대단히 중요하다고 할 수 있다. 사람이 나이가 들면 항상성을 유지하는 시스템의 능력과 효율성이 감소된다. 이러한 경우에 외부 환경변화에 효과적으로 대처하지 못하게 되어 질병 발생의 위험률이 증가하게 된다.

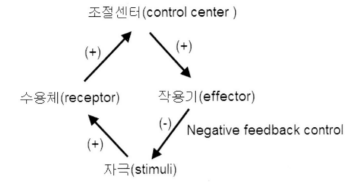

<그림 2-1> 자극에 대한 항상성 유지를 위한 음성피드백조절(negative feedback control)

자극에 의한 비정상적인 항상성을 정상적인 상태로의 전환은 음성피드백조절(negative feedback control)을 통해 이루어진다. 음성피드백조절이란 정상 기능을 위해 특정 기관 및 전체 인체시스템의 생산물 또는 활성을 감소하는 기전이다.

질병과 항상성은 상반관계에 있기 때문에 항상성의 불균형이 곧 질병이라고 할 수 있다. 특히 질병이 발생했을 때 항상성의 불균형이 유발되는데 인체의 모든 시스템은 이에 대처하기 위해 활동성이 증가되기 때문이다. 따라서 신체가 질병에 대처할 때는 신체의 항상성이 불균형 상태이다. 즉 항상성과 질병은 상반적인 관계에 있으므로 질병과 정상적인 항상성이 함께하지 않는다는 것이다. 그러나 만성질환인 경우에는 예외로 항상성이 정상이지만 질병과 공존하기도 한다. 당뇨병과 같은 만성질환은 장기간 동안 잠복 및 활성 등의 여러 단계를 통해 발생한다. 당뇨병이 잠복 상태일 때는 신체 영향이 미비하며 활성적일 때는 생명을 위협하는 수준 단계에 도달하기도 한다. 당뇨가 잠복일 때 항상성 유지와 질병이 공존하게 된다. 최근에는 외부적 스트레스에 대한 항상성 유지를 위한 신경계와 내분비계의 조절과 더불어 면역계도 항상성 유지에 중요한 역할이 있다는 것이 설명되고 있다. 항상성의 가장 대표적인 지표인 체온 36℃, 혈압 100mmHg, 혈장삼투압(blood plasmaosmotic pressure) 300mOsm 에 영향을 주는 것이다. 이러한 스트레스와 더불어 〈그림 2-2〉에서처럼 외부 자극인 박테리아와 바이러스의 생물학적 스트레스뿐 아니라 독성물질과 같은 화학적 스트레스, 그리고 물리적 스트레스에 대한 방어기전의 일환으로 면역계에 의한 인체 내부의 항상성 유지가 강조되고 있다. 따라서 생물학적, 물리적 그리고 화학적 스트레스는 항상성의 불균형을 유도하여 질병을 유도하는데 불균형은 신경계, 내분비계 그리고 면역계의 상호작용을 통해 정상적 균형을 유도한다고 할 수 있다.

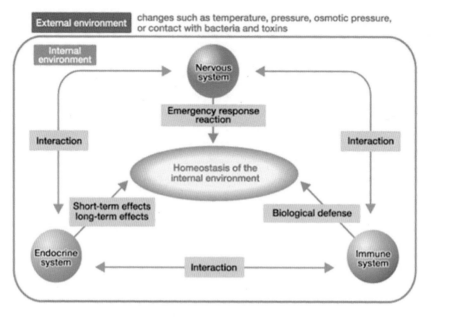

<그림 2-2> 항상성 유지를 위한 3대 조절시스템

외부적 스트레스에 대한 항상성 유지를 위해 신경계와 내분비계의 조절과 더불어 면역계도 항상성 유지에 중요한 역할이 설명되고 있다. 이들 3대 조절시스템은 상호 유기적인 협조를 통해 체온, 혈압, 혈장삼투압에 영향을 주는 외부 스트레스와 독성물질과 박테리아와 같은 생물학적 스트레스에 대한 항상성 유지를 위해 신경계 및 내분비계와 면역계가 상호작용 및 협조를 한다.

질문 2. 항상성이라고 말씀하셨는데 항상성이란 한의학에서 어떻게 이해되나요?

한의학에서 인체 생리를 음양으로 이해하고 있습니다. 음양은 빛과 그늘에서 나온 말로 인체의 생명유지 및 생리적 현상에 대한 기본 속성이라고 할 수 있습니다. 한의학에서는 인체 음양의 상대적인 평형을 유지해야 정상적인 생명현상 및 생리상태를 유지할 수 있다고 봅니다. 따라서 한의학에서 음양의 조화는 곧 항상성을 의미하며 질병은 음양의 부조화이며 이는 곧 항상성의 불균형으로 이해할 수 있습니다.

질문 3. 그럼 서양의학에서 치료란 정상적인 항상성으로의 전환을 의미하는데 한의학에서 치료는 무엇인가요?

앞서 언급한 것처럼 한의학에서 인체의 생명현상 또는 생리현상을 음양으로 이해하는데 음양의 조화는 오행을 통해 이루지는 것으로 설명되고 있습니다. 오행이란 木·火·土·金·水의 다섯 가지 대표적 물질이 띠는 속성으로 한의학에서는 오행의 상생과 상극의 이치를 응용하여 인체에 있는 장기의 상호연관성을 설명하고 있습니다. 즉 한의학에서는 인체 음양의 상대적인 평형을 유지해야 정상적인 생리 상태인데 이러한 정상적인 상태는 오행의 상생과 상극의 이치를 통해 이루어진다고 할 수 있습니다. 인체의 항상성 균형은 정상적인 상태로의 전환이 음성피드백조절에 의해 조절된다고, 한의학에서 음양의 상대적 균형은 오행의 상생과 상극으로 조절된다고 할 수 있습니다. 서양의학에서 약물로 깨진 항상성이 정상적인 항상성으로 전환을 위한 음성피드백조절 활성을 유도한다면 한의학에서 한약은 깨진 음양의 조화를 정상적인 균형으로 유도하기 위해 오행의 정상적인 상생과 상극을 유도하는 것으로 치료 기전을 설명할 수 있습니다.

질문 4. 그럼 한방에서의 치료는 깨진 음양 부조화의 정상적인 균형으로 볼 수 있군요. 한방에서 질병을 '기(氣)와 혈(血)'의 부족으로 설명하고 있는데 이는 항상성과 어떻게 설명되나요?

한의학에서 진단 및 치료는 기와 혈로 표현됩니다. 기는 각 조직 및 기관의 기능을 강화시키고 생명활동을 원활하게 해주는 에너지, 혈은 세포내액을 비롯하여 혈액, 림프액, 세포간질액 등을 포함한 인체의 모든 생리적 체액을 의미합니다. 항상성은 신경계와 내분비계와 더불어 면역계를 통해 조절되며 항상성 불균형이 곧 질병입니다. 기는 신경계의 신경전달물질, 내분비계의 호르몬 그리고 면역계의 항체 및 여러 면역-매개 물질에 의해 형성되는 에너지입니다. 이러한 에너지는 혈을 타고 인체 각 부분으로 전달됩니다. 따라서 기는 항상성을 유지하기 위한 3대 시스템의 생산물이며 혈은 이를 운반하는 매개체라고 할 수 있습니다.

질문 5. 네. 그렇군요. 항상성의 불균형과 음양의 부조화는 질병이라는 동일한 기전이며 치료는 결국 이러한 불균형과 부조화를 정상화하는 과정이군요.

서양의학에서 건강과 질병을 항상성 균형과 불균형으로 이해하는 것이 1926년인데 동일한 개념인 음양의 조화와 부조화에 대한 개념이 약 2200년 전에 편집된 황제내경에 언급되었다는 점을 고려한다면 인체에 대한 이해가 한의학이 훨씬 앞섰다고 할 수 있습니다. 한의학의 건강 및 질병에 대한 기본적 이해가 서양의학의 항상성보다 상당히 일찍이 이해됨에도 불구하고 오늘날 한의학이 서양의학보다 뒤처지는 이유는 질병의 확진 및 치료의 효과를 나타내는 음양, 오행, 기, 혈의 생물학적 및 생화학적 정의와 측정에 대한 불가능에 기인합니다. 따라서 한의학의 발전을 위해서는 음양, 오행, 기, 혈의 생물학적 및 생화학적 정의를 내리는 것이 무엇보다도 시급하며 이를 측정하는 도구 및 방법의 개발도 필수적이라고 할 수 있습니다. <표 2-4>는 한의학의 음양 조화가 서양의학에서 항상성 균형과 동일한 개념으로 보았을 때 오행, 기, 혈이 서양의학 측면의 동일한 개념을 나타낸 것입니다. 물론 오행, 기, 혈에 대한 이론이 앞에서 언급한 정도보다 훨씬 더 복잡하지만 가장 간단하고 근접한 동일한 개념을 통해 단계적으로 생물학적 또는 생화학적 정의 및 측정방법을 개발하여 한의학의 발전을 도모할 수 있을 것으로 판단됩니다.

〈표 2-4〉 항상성을 통한 한의학의 음양의 이해

항상성-관련 요소	서양의학	한의학
건강	항상성의 균형	음양의 조화
조절기관	신경계, 내분비계, 면역계	오행
조절기전	상호작용과 음성피드백조절	상생과 상극
조절물질	전기력, 신호전달물질, 호르몬	기
조절통로	혈액	혈
질병	항상성의 불균형	음양의 부조화
치료	약물을 통한 전기력, 신호전달물질, 호르몬의 분비 정상화	기의 충전(오행의 정상적인 상생상극)

2. 양방에서 주장하는 한약의 약인성간손상과 발생률

질문 6. 양방에서 한약에 대한 안전성 문제를 언급할 때 항상 주장하는 것이 한약 복용에 의한 간독성입니다. 양방에서 주장하는 한약 복용에 의한 간독성을 유발하는 이유 또는 기전은 무엇입니까?

양방 측에서 주장하는 한약 간독성에 대한 주요 논리는 2가지로 요약됩니다. 먼저 한약에는 어떤 성분이 함유되어 있는지 확인되지 않았기 때문에 간독성 및 다른 부작용의 위험이 높다는 것입니다. 두 번째로는 한국소비자보호원 등에 신고된 자료와 병의원의 환자에 대한 자료의 분석을 통해 한약의 간독성이 주장되고 있습니다.

질문 7. 한약의 성분이 어떤 것이 포함되어 있는지에 대한 의문에 기인한 간독성 및 기타 부작용에 대한 염려는 일반 사람들을 쉽게 설득할 수 있을 것 같군요.

끊임없이 한약에 의한 간독성의 문제를 양방에서 제기하고 있지만 이를 설명할 과학적인 자료 및 기전을 제시하지 못하고 있습니다. 한약의 성분을 미확인되었다고 간독성을 유발할 수 있다는 양방의 논리는 그만큼 궁색하며 또한 그만큼 독성학적 이해도 없다는 것을 뜻합니다. 양방의 양약은 대부분 단일성분인데 양방의 논리대로라면 이들에 의한 독성 또는 부작용이 없어야 합니다. 그러나 실상은 그러하지 않은데 타이레놀의 주성분인 아세트아미노펜을 예로 들어 보겠습니다. 비처방 및 처방전을 통한 복용이 가능한 아세트아미노펜은 전 세계적으로 간독성을 유발하는 대표적인 단일 성분의 약물입니다. 미국, 영국, 호주 등의 대부분의 서양국가에서 급성 간부전(acute liver failure)을 유발하는 것으로 알려진 아세트아미노펜은 영국에서만도 1989～1990년 동안 41,200명에서 간독성을 유발하였는데 이 중 150～200명 정도가 사망하였으며 15～20명 정도가 간이식을 한 것으로 추정되었습니다. 또한 미국에서는 아세트아미노펜의 문제로 매년 100,000건의 중독관리센터에 전화 문의가 있으며 56,000명 정도가 응급실 방문, 2,600명의 입원, 458명이 급성 간부전으로 사망하는 것으로 추정되고 있습니다. 미국질병예방센터(Centers for Disease Control and Prevention)의 연구에 따르면 2000～2004년 사이에 아세트아미노펜에 의한 급성 간부전 중 성인에서 41%, 어린이에서 25% 정도로 발생하였습니다. 이와 같이 양약의 대표적인 약물인 아세트아미노펜 하나만 가지고도 약물의 간독성이 심각하다고 할 수 있습니다. 이와 같이 성분이 명확하게 확인된 양약에 의한 간독성은 한약에 의한 간독성보다 더욱 심각하며 발생률도 높다는 것을 알 수 있습니다. 따라서 한약에는 어떠한 성분이 포함되었는지 알 수 없다는 논리의 양방 측의 한약 간독성에 대한 주장은 전문가의 입장에서 받아들이기 어렵다는 것입니다. 그리고 오늘날 식물추출물을 이용한 신약, 건강기능성 식품과 화장품이 개발되고 있습니다. 이와 같은 연구로 대부분의 한약재에 대한 성분이 확인되고 있습니다. 특히 독성을 유발하여 잘 알려진 한약재에 대한 대부분 원인물질이 무엇인지에 대해 확인되었습니다. 따라서 한약재에 어떠한 성분이 들어있는지 확인이 어렵기 때문에 한약의 간독성을 주장한다는 것은 적절하지 않습니다.

질문 8. 명확한 성분이 확인 가능함에도 불구하고 간독성이 유발되고 있는데 실제로 양약의 경우에 간독성 발생률은 어느 정도입니까?

서양에서는 약인성간손상을 "drug-induced liver injury(DILI)"이라고 하는데 단위인구 측면에서 발생률은 전 세계적으로 단위인구 100,000당 14~24명, 우리나라에서는 100,000당 12명으로 추정되고 있습니다. 그러나 단위인구당 발생률이 중요한 것이 아니고 투약된 환자에서 간손상 발생률(incidence rate)을 보는 것이 타당할 것으로 사료됩니다. 미국이나 영국 등 대부분의 서양에서 약인성간손상은 과용량에 의한 아세트아미노펜과 투여용량과 무관하게 나타나는 특이약물반응(idiosyncratic drug reaction)에 발생합니다. 미국의 경우에 매년 약 2,000명 정도의 급성간부전 환자가 발생하는데 이들 중 약인성간손상에 기인하는 환자는 약 50% 정도이며 아세트아미노펜에 의한 급성간부전이 39%, 특이약물반응에 의한 급성간부전이 약 15% 발생하는 것으로 확인되고 있습니다. <표 2-5>는 여러 나라에서 투약에 의한 약인성간손상의 발생률을 나타낸 것입니다. 대략적으로 환자 투약에 의한 간독성은 작게는 0.7%에서 많게는 22.8% 정도의 발생률이 확인되었습니다. 그러나 방법과 해석적인 차이로 명확하게 약인성간손상에 대한 발생률을 정확하게 산정하기는 쉽지 않습니다.

<표 2-5> 여러 국가에서 환자에 대한 약인성간손상의 발생률 비교

조사 국가 및 기관	조사 기간	환자 수	약인성간손상 빈도
스위스 외래환자	1995~2005	1,164	6.6%
영국: Jaundice referral system	1998~2004	347	8.1%
스위스 입원환자	1996~2000	4,209	1.4%
미국 간이식 환자 데이터베이스	1990~2002	2,291	6.0%
인도, 외래 및 입원환자	1999~2003	732	0.7%
미국: University of Michigan Health System database	1994~2004	7,395	1.1%
미국: Fallon Community Health Plan database in Massachusetts	1992~1993	219	22.8%

질문 9. 환자 투약에 있어서 양약에 의한 간독성의 발생률이 높은 비율로 발생하는군요. 그렇다면 한약의 경우에는 간독성 발생비율이 어떻습니까?

한약이라는 것은 여러 한약재의 복합처방인데 외국의 경우에는 한약과는 다른 단일 식물성 보조식품(dietary supplement)으로 판매되고 있습니다. 한약도 식물의 복합제제이기 때문에 동일한 범주에 포함되어 식물성 보조식품과 함께 간독성 발생률이 비교되고 있습니다. 그러나 법적으로도 다른 분야로 분류되어 있는 우리나라의 한약과 식물성 보조식품을 외국처럼 같은 범주로 분류하여 간독성의 발생률을 비교한다는 것은 문제가 있을 수 있습니다. <표 2-6>은 여러 나라에서 발생한 약인성간손상(drug-induced liver injury) 및 급성 간부전(acute liver failure, ALF)의 원인 중 식물성 보조식품(herbal and dietary supplements, HDS)에 의한 간독성 발생률을 나타낸 것입니다. 미국과 유럽에서 간독성에 대한 식물성 보조식품에 의한 유병률은 2~10%로 추정되고 있습니다. 반면에 싱가포르와 우리나라는 식물 및 보조식품에 의한 간독성의 원인으로 70% 이상인 것으로 추정되었습니다. 이는 아시아 쪽에서 전통의약제도에 기인하여 식물 및 보조제품이 많이 이용되기 때문인 것으로 이해되고 있습니다. 이러한 자료는 다른 나라에 비해 한약이 간독성을 유발하는 주요 원인으로 일반인들에게 인식시켜 줄 수 있는 자료로 응용되고 있다는 점에서 한의학에서 강한 불만을 나타내는 원인이기도 합니다.

〈표 2-6〉 국가별 식물 및 보조식품에 의한 간독성 유병률 비교

조사 국가 및 기간	조사대상 환자 수	식물 및 보조식품에 의한 약인성간손상 및 급선간부전의 유병률
Spain(1993~1998)	103	11%
Spain(1994~2004)	446	2%
USA(2003~2008)	300	9%
Korea(2005~2007)	**371**	**73%(40% herbs, 14% dietary supplement, 19% folk remedies)**
Singapore(2004~2006)	31	71%
India(1997~2008)	313	1.3%
USA(2001~2002)	20	50%
USA(1990~2002)	270	5.1%
USA(1998~2007)	133	10%

질문 10. 이와 같이 한약과 식물성 보조식품에 의한 약인성간손상의 원인으로 70% 이상이라고 외국논문에 인용된 국내 연구는 어떤 것이 있으며 한의계 쪽의 반론은 어떤 것인지요?

여러 자료 분석을 통해 한약의 간독성 문제에 대한 양방 측의 주장과 이에 대한 분석을 통해 한방 측의 반론은 지난 수십 년 동안 끊임없이 주고받는 식으로 대립되어 왔습니다. 대표적인 예로는 2004년 국립독성연구원 보고서인「식이유래 독성간염의 진단 및 보고체계 구축을 위한 다기관 예비연구」와 이에 대한 분석 및 고찰 논문이 있습니다.「식이유래 독성간염의 진단 및 보고체계 구축을 위한 다기관 예비연구」는 2003년 7월부터 같은 해 11월까지 전국 7개 대학병원에 입원한 독성간염 환자를 대상으로 한약이 49.0%, 한약재가 12.7%, 민간요법과 건강보조식품이 29.1%, 일반의약품이 7.3%로 독성간염의 원인물질로 조사된 내용이었습니다. 이 보고서에 대한 이에 대한 한의계 측의 반론은 증례의 부족, 증례의 지역적인 편중성, 양약으로 인한 간염에 대한 증례 부족의 편중성, 평가방법의 신뢰성, 평가방법 적용의 오류, 연구개시 이전의 증례를 이용, 기초자료(raw data) 부족, 설문지 생략, 제목 설정의 오류, 보고서의 일반적인 조건에 부적합 등으로 요약됩니다. 대부분의 한약 간독성에 대한 대립은 양방 측에서 이 문제를 제기하면 한의계 측에서 방어하는 형태로 이루어졌으며 이 과정에서 상호 발전적 논의보다 국민보건 차원이라는 명분을 내세우지만 각각 영역의 경제적 이득과 감정적 논쟁으로 현재까지 이어지고 있다고 할 수 있습니다. 최

근에도 국내 17개 대학부속병원에서 2005~2007년 동안 약인성간손상이라고 의심되는 환자 371명에 대한 원인 분석에 대한 논문 「A prospective nationwide study of drug-induced liver injury in Korea」이 2012년 외국 논문집에 발표되었습니다. 이 논문이 <표 2-7>에 인용된 논문입니다. 한의사-처방 약물에 의한 약인성간손상 발생률이 의사-처방 약물에 의한 발생률보다 더 높으며 모든 원인 중 가장 높은 약인성간손상의 원인으로 지적되고 있습니다.

〈표 2-7〉 약인성간손상의 원인과 발생률 비교

원인		N(%)
양약	의사-처방 약물	77(20.8)
	비처방 약물	24(6.5)
식물	**한의사-처방 약물**	**102(27.5)**
	한약사-조제 약물	12(3.2)
	비전문가-권유 약초	35(9.4)
건강보조식품		51(13.7)
민간요법		32(8.6)
복합적 요인		30(8.1)
기타		8(2.2)

질문 11. 이제는 우리나라에서 약인성간손상의 원인으로 한약이라는 점이 국내뿐 아니라 전 세계적으로 확산되는 양상이군요. 2003년도의 보고서에 대한 한방의 방어적 반론은 적절한 것으로 사료되는데 실제로 약인성간손상의 원인이 한약 및 식물성 보조식품 및 추출물이 70% 이상이고 양약은 처방 및 비처방 약물을 합쳐 약 27%에 불과한가요?

2012년 외국 논문지에 발표된 「A prospective nationwide study of drug-induced liver injury in Korea」에서 언급된 한약에 의한 약인성간손상의 발생률을 인정하더라도 발생률이 높을 수밖에 없는 이유가 있습니다. 가장 중요한 이유로 한약 복용에 의한 간독성이 발생하면 한방이 자체적으로 이를 치료할 수 있는 방안이 없거나 미미하여 양방의 대형병원을 찾을 수밖에 없는 한방의 한계점을 들 수 있습니다. 양방의 병의원에서는 현대의료기기의 사용과 더불어 자체적으로 약인성간손상 치료 능력을 갖추고 있습니다. 아주 심각한 경우를 제외하고는 대학의 부속병원 같이 큰 병원으로 후송하지 않고 자체적으로 해결하기 때문에 양약에 의한 간독성은 거의 신고 또는 접수되지 않는 의료체계입니다. 반면에 한방은 간독성의 지표를 확인할 수 있는 현대의료기기를 사용할 수 없으며 또한 약인성간손상에 대한 치료대책이 없다는 한계점이 있습니다. 실제로 2012년 「한의사 의료분쟁 사례분석 및 대처방안 연구」에서 한약에 의한 부작용 발생할 경우에 대책으로 상급병원으로 후송으로 제안되어 있는데 상급병원이란 대부분의 양방의 대학병원을 의미합니다. 또한 약인성간손상의 발생률이 높은 이유로는 천연물이라는 특성에 독성이 없다는 전형적인 무사안일의 한의계의 대응이라고 할 수 있습니다. 이러한 한의계의 무대책적인 대응은 한의학 교과 과정에서도 찾을 수 있습니다. 천연물이라 독성의 유발 가능성이 적다고 하지만 약물이 독성을 유발할 수 있는 가능성과 기전에 대해 연구하는 학문인 독성학의 교과과정이 전무하다는 것입니다. 독성학이라는 전문적인 교육을 받지 못한 학생들은 한약에 대한 독성에 대한 인식이 낮아 최소한 10배 이상의 감수성 차이가 존재하는 환자들의 특성을 고려 못하는 점이 있을 수 있다고 사료됩니다. 특히 독성학을 통해 한약의 간독성 기전에 대한 이해와 연구가 부족하니 한약에 의한 약인성간손상 치료 및 예방법을 위한 해답을 얻기가 불가능한 교과 과정의 한계점을 지적할 수 있습니다. 이와 같이 한의계에서 약인성간손상을 해결할 수 있는 근원적인 대책을 세우지 못하면 실제와 전혀 다른 약인성간손상 발생률의 주요 원인이라는 논문은 지속적으로 발생할 것입니다.

질문 12. 어떻게 보면 양방 의사들의 2012년 논문인 「A prospective nationwide study of drug-induced liver injury in Korea」에서 한약에 의한 약인성간손상이 사실이지만 좀 더 살펴보면 한방의 한계점에 기인하는 부분도 있군요. 그러하더라도 천연물이라는 특성에 기인하여 약인성간손상 발생률이 낮다고 생각되는데 이를 확인할 수 있는 객관적 자료나 연구는 있는지요?

한약 또는 중의약의 간독성에 대한 대표적인 연구는 독일 Krtzing에 있는 중국전통의학병원에서 이루어진 조사라고 말씀드릴 수 있습니다. 양방과 한방 처방을 동시에 할 수 있는 중의사이며 조사도 이들에 의해 수행되어 상대적으로 객관성을 확보할 수 있다고 사료됩니다. 조사는 1994년 2월 1일부터 1995년 7월 31일 사이 만성통증 증후군에 대한 치료를 필요한 환자 1,507명으로 대상으로 간독성에 대한 조사입니다.

이들 환자는 양약 복용도 하면서 2~15가지 한약재의 배합으로 이루어진 탕제를 평균 27일간 복용하였습니다. 환자 1,507명 중 입원 시에 정상수치의 ALT를 가진 1,330명 환자에 대해 한약을 복용 후 ALT를 측정한 결과는 <표 2-8>과 같습니다. 입원 시에 정상수치의 ALT를 가진 1,330명의 환자 중 퇴원 시에 93.9%가 정상적인 수치였습니다. 반면에 1,330명 중 3.1%가 1.25배의 상승, 1.26~2배 상승이 2%, 그리고 2배 이상의 ALT 상승 환자가 약 1%로 1,330명 중 약 6%가 한약복용에 ALT 수치가 증가되었다고 볼 수 있습니다. 그러나 이러한 ALT 증가가 약인성간손상으로 판정되지는 않습니다. 우리나라의 경우에는 AST와 ALT가 정상 상한치의 5배 이상 증가한 경우 또는 증상이 있으면서 AST와 ALT가 정상 상한치의 3배 이상 증가한 경우를 약인성간손상으로 정의하고 있습니다. 이러한 우리나라의 약인성간손상 판정기준을 응용할 때 1,330명 중 약 6%에서의 ALT 증가는 한약 복용에 의한 약인성간손상에 해당되지 않는다고 말씀드릴 수 있습니다. 좀 더 엄격하게 판정한다는 측면에서 정상범위의 2배 ALT 수치를 약인성간손상으로 판정한다면 약 1%에 불과합니다.

〈표 2-8〉 한약의 평균 27일 복용한 환자 1,330명의 ALT 수치

간손상 지표 효소	정상	1.25배 미만	1.26~2배 이하	2배 이상
ALT(n=1330)	1,249(93.9%)	42(3.1%)	26(2%)	13(1%)

* AST(aspartate amino transferase).

3. 한약과 양약의 약인성간손상 기전

질문 13. 다양한 연구를 통해 일부에서는 한약이 약인성간손상의 주요 원인으로 지목되기도 하지만 객관적인 자료를 통해 보면 환자에 있어서 발생률이 낮다고 볼 수 있습니다. 일반적으로 천연물이고 오랫동안 투약해왔다는 측면에서 간독성이 없다고 주장하는 한의계의 주장을 받아들여야 하나요? 또한 약물이라는 것은 근본적으로 비정상적인 항상성을 정상적인 항상성으로 전환시키는 것이라고 말씀하셨는데 한약에 의한 간독성 가능성은 전혀 없는지요?

약물은 비정상적 항상성을 정상적 항상성으로 전환하는 역할을 하며 정상적인 항

상성을 가진 사람에게는 오히려 비정상적 항상성에 의한 부작용을 유도할 수 있습니다. 이러한 이유로 대부분의 사람들은 불필요하게 약물을 복용하는 것을 삼가는 것도 사실입니다. 그러나 한약과 양약의 처방은 근본적으로 차이가 있다고 할 수 있는데 한약의 장점은 양약이 갖출 수도 없고 따라올 수도 없는 중요한 장점을 가지고 있습니다. 특히 약물의 간독성 측면에서 한약과 양약은 공통적인 기전을 통해 간독성을 유발할 수 있지만 한약은 양약복용에서 찾을 수 없는 예방책을 가지고 있다는 점입니다. 이에 대한 답을 얻기 전에 약물에 의한 약인성간손상 기전에 대한 이해가 필요합니다. 양약이든 한약이든 약물에 의한 약인성간손상의 시작은 약물의 대사에서부터 시작하기 때문에 동일하다고 할 수 있습니다.

질문 14. 양약이든 한약이든 약인성간손상의 발생이 동일하다는 것은 어떤 의미인가요?

한약이나 양약의 대부분의 약물은 유기물질인데 이들 물질에 의한 독성의 시작은 물질의 특성에 따라 구분됩니다. 예를 들어 약물이 체내에 들어오면 소장-간-전신계로 이동하게 됩니다. 간에서 약물이 대사(metabolism)가 없이 혈액을 통해 전신계로 퍼지면 표적기관에서 독성을 유발하는데 이러한 약물을 직접작용 독성물질(direct-acting toxicants)이라고 합니다. 예를 들어 유방암치료제이며 여성호르몬 억제제인 타목시펜(tamoxifen)은 간에서 대사 없이 혈류를 통해 다른 기관에 독성을 유발할 수 있습니다. 이들 대부분의 직접작용 독성물질은 간에서 독성을 유발하지 않고 대부분 간 이외의 조직 또는 기관에서 독성을 유발합니다. 반면에 간에서 대사에 의해 약물이 독성대사체로 전환되어 독성을 유발하는 독성물질을 간접작용 독성물질(indirect-acting toxicants)이라고 합니다. 이들 독성대사체는 간에서 독성을 유발할 수도 있습니다. 그러나 간에서 독성대사체에 glutathione이 결합하여 무독성대사체로 체외 배출되기도 하지만 다른 기관에서 glutathione이 제거되는 재대사(remetabolism)에 의한 독성대사체 전환을 통해 독성을 유발할 수도 있습니다. 생체 내에서 독성을 유발하는 독성물질 중 80~90% 이상이 간접작용 독성물질입니다. 한약이든 양약이든 약물에 의한 약인성간손상은 약물의 간접작용 독성기전에 기인한다고 할 수 있습니다. 따라서 양약이든 한약이든 약인성간손상이 간에서 이들의 약물의 대사에서부터 시작된다는 측면에서 약인성간손상의 출발 기전은 동일하다고 할 수 있습니다.

4. 약인성간손상 출발의 공통기전

● **양약이든 한약이든 약 80~90%의 독성물질이 cytochrome P450에 의한 독성대사체로의 전환을 통해 독성을 유발하게 된다.**

질문 15. 그럼 한약과 양약에 의한 공통적인 간독성 기전은 무엇인가요?

한약 및 양약에 의한 간독성 또는 간손상 기전은 크게 2가지로 설명할 수 있는데 한약이나 양약의 성분 중 독성대사체 생성기전과 약물의 대사과정에서 발생하는 유해활성산소 생성기전입니다.

질문 16. 예. 그렇군요. 약물을 복용한 후 생성되는 독성대사체와 유해활성산소가 약물에 의한 간독성의 주요 기전이군요. 독성대사체는 약물의 대사에 의해 생성되는 물질인가요? 또한 한약 및 양약의 간독성과 관련하여 한약은 어떻게 대사가 이루어지는지요?

한약 및 양약의 간독성 기전을 이해하기 위해서는 인체 내에서 물질대사 과정에 대한 이해가 필요합니다. 인체 내로 들어오는 물질은 크게 2가지인 영양물질과 한약, 양약 등의 약물을 비롯하여 환경오염물질, 술과 담배 등의 같이 영양물질이 아니면서 체내로 들어오는 모든 물질인 외인성물질(xenobiotics)이 있습니다. 이들 물질은 결국 CO_2로 분해되거나 친수성으로 전환되어 체외로 배출되는데 두 물질이 대사되는 과정이 다릅니다. 일반적으로 영양물질의 분해되는 과정을 대사(metabolism)라고 하며 외인성물질의 분해과정을 생체전환(biotransformation)이라고 합니다. 생체전환은 제1상반응(Phase 1)과 제2상반응(Phase 2)으로 구성되어 있는데 <그림 2-3>과 같이 간단히 요약됩니다. 생체전환은 제1상반응에서는 cytochrome P450 효소에 의한 반응, 제2상반응에서는 당 유도체인 유래된 글루쿠로닉산(glucuronic acid), 황산이온(SO_3^-), 아세틸기(CH_3COO^-), 메칠기(CH_3), 아미노산(glycine, serine, glutamine) 등의 일반적 포합반응(general conjugation)으로 이루어집니다. 독성을 나타내는 유기 화학물질의 기전은 크게 2가지로 구분됩니다. 먼저 복어독인 tetrodotoxin과 같이 제1상반응 전에 원물질이 직접적으로 독성을 일으키는 방법이 있는데 이 경우에는 독성 증상이 3~4

시간 이내에 대단히 빠르게 나타납니다. 독성이 나타난 후 제1상반응과 제2상반응을 통해 친수성대사체로 전환되어 배출되는데 이러한 독성물질을 직접작용 독성물질 (direct-acting toxicants)이라고 하며 독성물질의 약 5~10%에 불과합니다. 반면에 제1상반응의 cytochrome P450 효소에 의해 독성대사체로 전환된 후 독성을 유발하는 방법이 있으며 이러한 독성물질을 간접작용 독성물질(indirect-acting toxicants)이라고 합니다. 대부분의 독성은 간접작용 독성물질이며 이 방법에 의존하여 독성을 유발합니다. 따라서 cytochrome P450은 무독성대사체도 생성할 수 있으며 독성대사체도 생성할 수 있는 양날의 칼과 같은 효소입니다. 독성대사체를 유일하게 제거하는 인체 내의 물질이 glutathione이며 glutathione-포합반응에 의해 독성대사체의 제거가 이루어집니다. 이러한 특성 때문에 glutathione이 한약이나 양약의 독성을 예방하는 데 있어서 가장 중요한 체내 물질입니다. 대부분의 한약 및 양약 성분도 유기 화학물질이기 때문에 <그림 2-3>과 같은 기전을 통해 생체전환이 이루어집니다.

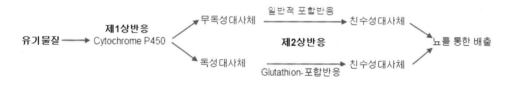

〈그림 2-3〉 유기물질의 생체전환 과정과 대사체 생성

생체전환은 제1상반응(Phase 1)과 제2상반응(Phase 2)으로 구성되어 있는데 대부분의 유기물질은 제1상반응의 cytochrome P450 과 일반적 포합반응을 통해 친수성대사체로 전환되어 배출된다. 그러나 cytochrome P450은 무독성대사체뿐 아니라 독성대사체도 생성하며 이러한 독성대사체는 glutathione-포합반응에 의해서만 배출된다.

질문 17. 결국 양약이든 한약이든 독성을 나타내는 대부분의 유기물질은 제1상반응의 cytochrome P450에 의한 독성대사체 생성을 통해 이루어지는군요. 그럼 한약과 양약의 예를 들어 설명하시면 좀 더 쉽게 이해할 수 있을 것 같군요.

예. 그렇습니다. 독성물질이라고 불리는 모든 유기성 외인성물질의 90%는 독성대사체로 전환되어 독성을 유발한다고 할 수 있습니다. <그림 2-4>의 A)처럼 아세트아미노펜은 cytochrome P450 활성에 의해 생체전환되어 생성된 독성대사체인 N-acetyl-p-quinone imine(NAPQI)가 생체를 구성하는 4대 거대분자인 DNA, 당, 지질 그리고 단백질과 결합하여 간독성을 유발합니다. <그림 2-4>의 B)처럼 야백합의 주요 성분인 monocrotaline은 식물성 pyrrolizidine alkaloid의 대표적인 물질이며 간독성을 유발합니다. Monocrotaline은 CYP3A4에 의해 dehydromonocrotaline, 다른 종류의 cytochrome P450에 의해 monocrotaline-N-oxide으로 독성대사체로 전환되어 DNA, 당, 지질 그리고 단백질과 결합하여 간독성을 유발합니다.

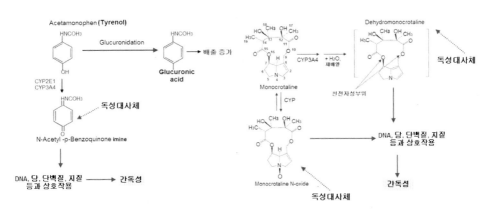

〈그림 2-4〉 아세트아미노펜과 monocrotalline의 독성대사체 생성기전

두 물질 모두 cytochrome P450에 의해 독성대사체로 전환되어 체내 4대 거대분자와 결합하여 간독성을 유발한다.

질문 18. 생체전환의 제1상반응에서 cytochrome P450은 원물질을 무독성 대사체뿐 아니라 독성대사체로 전환시키는 데 중요한 역할을 하는 효소이군요.

독성물질이란 cytochrome P450에 의해 독성대사체로 전환될 수 있기 때문에 독성물질이 되는 것입니다. 물론 모든 독성물질의 독성이 cytochrome P450에 의한 독성대사체 생성에 기인하지는 않지만 약 80~90%의 독성물질이 cytochrome P450에 의한 독성대사체로의 전환을 통해 독성을 유발합니다.

질문 19. 한약 및 양약에 의한 간독성기전을 2가지 cytochrome P450에 의한 독성대사체 생성기전 외에 약물의 대사과정에서 발생하는 유해활성산소 생성기전은 어떻게 간독성과 관련이 있는지요?

약물의 대사과정에서 발생하는 유해활성산소 생성에 의한 간독성도 cytochrome P450 활성과 관련이 있습니다. 앞서 말씀드린 것처럼 cytochrome P450은 모든 약물의 약 90%를 생체전환하여 체외로 배출을 유도합니다. 이 과정에서 독성대사체와 무독성대사체를 생성하는데 독성물질이란 독성대사체로 전환되어 간독성을 유도한다고 말씀드렸습니다. 그런데 유해활성산소(reactive oxygen species, ROS)는 cytochrome P450에 의해 독성대사체와 무독성대사체의 생성과 관련이 없이 활성자체에 의해 유해활성산소가 발생됩니다. 이와 같이 약물의 대사과정에서 cytochrome P450 활성에 의해 발생된 유해활성산소는 간에서 산화적 스트레스를 유발하여 간독성을 유발하게 됩니다. <그림 2-5>는 cytochrome P450에 의해 유기 화학물질의 수소(-H)원자 부분에 산소가 붙어 수산화기(-OH)가 형성되어 무독성대사체로 전환되는 과정을 나타낸

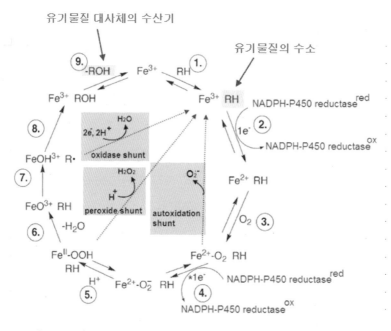

〈그림 2-5〉 Cytochrome P450 활성 과정에서의 유해활성물질 생성기전

정상적인 cytochrome P450 활성에 의해 유기화학물질(R)의 수소(-H)원자 부분에 산소가 붙어 수산화기(-OH)가 형성되어 무독성 대사체(ROH)가 생성된다. 그러나 때로는 무독성 대사체(ROH) 형성이 아니라 원물질(RH)로 다시 되돌아가는 경로가 발생하는데 이 경로를 단절경로(shunt pathway)라고 하며 과산화수소(H_2O_2), superoxide anion radical(O_2^-) 등의 유해활성산소가 생성된다.

것입니다. Cytochrome P450에 의해 한약의 성분이 무독성대사체로 전환되는 과정에서 정상적인 과정의 무독성대사체(ROH) 형성이 아니라 원물질(RH)로 다시 되돌아가는 경로가 발생하는데 이 경로를 단절 경로(shunt pathway)라고 합니다. 문제는 단절 경로를 통해 과산화수소(H_2O_2), superoxide anion radical(O_2^-) 등의 유해활성산소가 생성되는 것입니다. 이들 유해활성산소가 독성을 유발하는데 결국 cytochrome P450의 활성이 높으면 높을수록 유해활성산소 생성이 증가되어 간독성의 원인이 됩니다.

질문 20. Cytochrome p450에 의해 독성대사체 생성에 의한 간독성이 아니라 cytochrome P450 활성에 의한 유해활성산소 발생과 이에 의한 산화적 스트레스에 의해 간독성이 유발되는 것으로 설명되는군요. 그럼 산화적 스트레스는 무엇인지요?

생체 또는 세포는 대사과정을 통해 산화성물질을 생성합니다. 지나치게 산화성물질이 많으면 독성이 유발되기 때문에 이를 제거하는 항산화성물질 또한 존재하여 두 물질이 균형을 이루게 되는데 이를 산화-환원상태(redox state)의 균형이라고 합니다. 산화적 스트레스(oxidative stress)란 산화성물질이 항산화물질의 제거 능력보다 많을 때 발생하는 현상으로 산화-환원상태(redox state)의 균형이 깨진 상태를 의미합니다. 균형이 깨지면 산화성물질은 세포를 구성하는 4대 거대분자인 당, 단백질, 지질 그리고 DNA와 상호작용하여 독성을 유발하게 됩니다. 일반적으로 오늘날 모든 질병의 80~90%에서 산화적 스트레스가 질병의 직간접적이 원인으로 이해되고 있습니다. 대표적인 산화성물질에는 유해활성산소인 과산화수소(H_2O_2), superoxide anion radical (O_2^-), hydroxyl radical($\cdot OH$) 등이 있습니다. 항산화물질로는 glutathione이 대표적이며 항산화효소는 superoxide dismutase(SOD), catalase(CAT)와 glutathione peroxidase (GPX) 등이 있습니다.

질문 21. 이와 같은 산화적 스트레스를 유발하는 cytochrome P450 활성과 간독성 유발에 대한 증거는 있는지요?

예. 있습니다. <그림 2-6>은 간독성 유발물질인 thioacetamide의 마우스 투여 유무와 cytochrome P450 존재 유무에 따라 유해활성산소에 의한 산화적 스트레스의 지표인 MDA(malondialdehyde)과 간독성 지표인 LDH(lactate dehydrogenase)를 측정한 것입니다. 여기서 마우스 간에서의 cytochrome P450 존재 유무는 유전자 제거 기술을 통해 이루어졌습니다. Thioacetamide는 cytochrome P450의 일종인 CYP2E1에 의해 생체전환이 됩니다. Thioacetamide를 투여하지 않을 경우에 마우스 간에서 MDA는 간의 CYP2E1가 있을 경우에나 없을 경우에도 유사한 농도이며 산화적 스트레스가 동일하게 발생한다고 할 수 있습니다. 그러나 thioacetamide를 투여한 후 CYP2E1가 존재할 경우에 존재하지 않을 경우보다 MDA가 증가되는 것을 알 수 있습니다. MDA의 증가는 CYP2E1에 의한 유해활성산소 생성에 기인합니다. 또한 간독성 지표인 LDH도 thioacetamide 투여와 CYP2E1 존재하는 마우스 간에서 크게 증가하는 것을 알 수 있습니다. 이는 thioacetamide 투여에 의한 CYP2E1 활성 증가로 유해활성산소가 많이 발생하여 간독성을 유발하는 것으로 이해할 수 있습니다. 따라서 이러한 연구를 통해 cytochrome P450 활성이 증가되면 간독성이 발생할 수 있다는 것을 알 수 있습니다. 한약이 양약보다 다량으로 복용되어 cytochrome P450에 의해 생체전환되는 다양한 성분이 많기 때문에 간독성을 유발할 수 있다는 것이 서양의학에서 한약의 간독성 문제를 언급할 수 있는 주요 기전이라고 말씀드릴 수 있습니다. 특히 cytochrome P450의 활성 과정에서 유해활성산소가 발생하는 경로는 단절경로를 통해서인데, 단절경로의 발생이유는 생체전환되는 양은 많고 cytochrome P450 양은 적

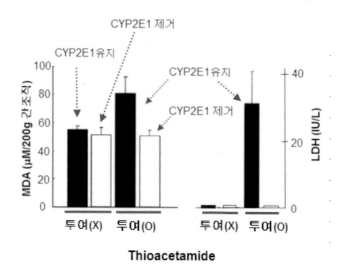

〈그림 2-6〉 Cytochrome P450 활성 유무에 따른 산화적 스트레스와 간독성

CYP2E1을 제거한 마우스의 간과 제거하지 않은 마우스 간에서 thioacetamide 투여에 의한 MDA(malondialdehyde)가 측정되었다. CYP2E1이 제거된 간에서보다 제거되지 않은 간에서 MDA가 높았으며 간손상에 기인하여 증가하는 혈액 LDH 농도 또한 높았다.

은데서 오는 부조화반응(uncoupling reaction)에 기인합니다.

5. 약인성간손상의 형태

질문 22. 약인성간손상의 기전은 간단히 요약하면 cytochrome P450에 의한 독성대사체 생성과 cytochrome P450 활성에 의한 산화적 스트레스로 설명되는군요. 그럼 이들에 의한 간손상은 어떤 형태로 발생하나요?

약인성간독성(drug-induced hepatotoxicity)은 다양한 약인성간질환(drug-induced liver disease)을 유발하는 약인성간손상(drug-induced liver injury)의 주요 원인입니다. 약인성간질환은 일반적으로 <그림 2-7>에서처럼 모든 임상병리학적 형태의 세포손상 및 간질환을 포함합니다. 약인성간질환은 다양하지만 약물에 의한 빌리루빈의 흡수, 배출, 포합반응 등이 방해되어 담즙정체성 간질환(cholestatic liver disease)으로 우선적으로 발전하는 경우가 많습니다. 담즙정체란 간에서 만들어져서 담도와 장을 통하여 순환하는 담즙의 순환장애로 인한 생화학적, 생리적, 임상적 변화를 의미합니다. 그러나 약물에 의한 세포 손상은 우선적으로 간실질세포에서 발생합니다. 간실질세포 손상은 때로는 담즙정체증(cholestasis)과 더불어 발생하기도 합니다. 간지방증은 세포독성에 의한 손상의 일종이지만 흔히 발생하는 약물에 의한 만성 간손상의 일종입니다. 간손상 후 시간이 지남에 따라 발생하는 대결절성간경변(또는 간경화)은 급성간손상에 의해 발생할 수 있습니다. 대결절이란 정상적인 간 조직의 재생결절(regenerative nodules: 작은 덩어리가 만들어지는 현상)을 의미하는데 간섬유화의 원인이 됩니다. 간경변을 형태학적으로 구분할 때 재생결절이 3mm 이하이면 미세 결절성 간경변, 3mm 이상이면 대결절성간경변이라고 합니다. 또한 약물에 의한 원발성 담즙성경화(primary biliary cirrhosis)로부터 유도될 수도 있습니다. 원발성 담즙성경화는 간내 담관의 염증에 의하여 담즙의 흐름에 장애를 일으키는 만성 간질환으로 담관의 파괴, 간문맥의 염증 및 섬유화 그리고 간경화와 간부전으로 진행됩니다. 세포사멸에 의해 조직이 다소 굳는 간섬유증의 심화에 의해서도 발생하기도 합니다. 인지질증은 간세포가 지방으로 포화되어 세포질이 거품으로 나타나는 것을 의미합니다. 약물에 의해 간세포의 선종(adenoma) 또한 유발될 수 있습니다. 약물에 의한 혈관손상은 간세포의 손상에 기인하여 간정맥의 폐색과 혈전을 통해 발생합니다. 약물에 의해 괴사성 염증진행에 기인하는 간염 등이 있으며 황달과 간경화의 심각한 상태에서 발생하는 간세포의 세포괴사가 또한 약물에 의해 유발됩니다.

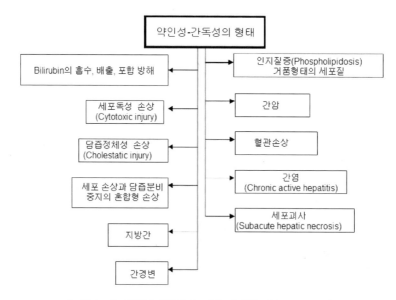

〈그림 2-7〉 약인성-간독성에 의한 다양한 간손상과 간질환

약인성간질환은 일반적으로 임상적 및 병리학적 모든 형태의 간손상 및 간질병을 포함하는 것으로 추정되고 있다.

질문 23. 결국 약인성간손상에 의한 간질환은 간조직에 있는 다양한 세포의 손상에 기인하는군요.

예. 그렇게 생각할 수 있습니다. 대부분 약물에 의한 이들 손상은 간 또는 간과 관련된 세포 종류와 관련이 있습니다. 간을 구성하는 세포는 간기능을 핵심적으로 수행하는 간실질세포(parenchymal cell 또는 간세포, hepatocyte), 담즙상피세포(cholangiocyte) 간혈관 내피세포(liver endotherial cell)와 이토세포(ito cell, 간위성세포 또는 지방저장세포) 등이 있습니다. 이들 세포는 간조직의 약 90% 이상을 구성하고 있으며 약물에 의해 손상되는 주요 세포들입니다. <표 2-9>는 약인성간독성에 의한 간질환과 손상기전을 나타낸 것입니다. P450을 많이 함유하고 있는 간세포는 P450에 의해 생성된 독성대사체에 의해 손상되며 기타 세포의 손상기전은 산화적 스트레스의 작용으로 인한 것으로 이해되고 있습니다.

세포 종류	간질환	간독성 및 간손상 기전
간세포	급성간염	독성대사체-매개 손상 독성대사체-매개 면역-매개 또는 자가항체에 의한 손상
	만성간염	독성대사체-매개 면역반응
	담즙분비중지(cholestasis)	담즙 분비의 저해
	액포성 지방간(steatosis) 및 간경변(cirrhosis)	미토콘드리아에서의 지방산 β-산화 저해 및 지방간의 지속
	세포내 인지질축적 (phospholipidosis)	리소좀(lysosom)의 인지질분해효소(phospholipase) 저해
담즙상피세포	담관염증(cholangitis)	동맥의 손상에 의한 담즙 허혈(ischemia)
	담즙관-소실 증후군(vanishing bile duct syndrome)	담즙관의 손상에 의한 점차적인 담즙관 소실 손상
간혈관내피세포	간정맥폐색성 질병 (veno-occlusive disease)	독성대사체-매개 손상
이토세포	유동측부 섬유증 (perisinusoidal fibrosis)	이토세포의 활성 증가

질문 24. 약인성간독성에 의한 간손상이 세포 종류에 크게 의존한다면 동일한 약물이라도 각각 다른 반응이 독성학적 나타나기도 하는데 이러한 이유는 무엇인지요?

참 좋은 질문인데 이는 면역학적 반응에 기인합니다. 일반적으로 약물에 의한 독성 또는 부작용 등의 의도하지 않은 부정적인 반응을 약물유해반응(adverse drug reaction) 이라고 합니다. 약물유해반응은 용량-반응관계(dose-response relation) 측면에서 2가지인 type A반응(intrinsic or pharmacological reaction)과 type B 반응(idiosyncratic reaction)으로 구분됩니다. Type A반응은 투약된 용량에 비례적으로 독성 강도가 발생하며 type B반응은 투약된 용량과 상관없이 다양한 잠복기를 거쳐 발생하는 독성을 의미합니다. 일반적으로 화학물질에 의한 간독성의 80%는 대부분 용량-반응관계 형태인 type A반응으로 발생합니다. 따라서 아세트아미노펜과 같이 독성을 유발하는 대부분의 약물은 독성을 유발할 수 있는 용량의 한계인 역치(threshold)를 넘지 않는 용량으로 처방전 또는 비처방전 약물로 개발됩니다. 그러나 비처방전 약물과 같이 시장에서 쉽게 구입이 가능한 약물을 남용하여 과용량을 복용할 경우에 독성을 유발하게 됩니다. 그러나 type B반응 형태는 유전적 차이로 발생하는 개체특이반응

(idiosyncratic reaction)의 결과로 용량과 상관없이 비록 작은 용량에 의해서도 약인성 간손상이 유발됩니다. Type B반응 형태는 감수성을 가진 사람에게 대부분 발생합니다. 이와 같이 type B반응에 의한 반응은 예측이 불가능하고 징후가 거의 없이 발생하는데 이러한 type B반응 형태의 약인성간독성을 개체특이반응간독성(idiosyncratic hepatotoxicity)이라고 합니다. 미국에서는 특이반응성 약물이 임상시험을 통해 확인되면 시장으로의 진입을 막거나 퇴출합니다. 따라서 약물에 의한 약인성간손상에 의한 약물유해반응은 크게 역치가 존재하는 용량-의존적 반응인 type A 반응과 역치가 존재하지 않는 용량-비의존적 특이반응인 type B반응이 있다고 할 수 있습니다.

질문 25. 약인성간손상에 있어서 약물의 용량-의존적으로 발생하는 기전과 용량-비의존적으로 발생하는 기준이 있군요. 예를 들면 이들 차이를 보여주는 약인성간질환은 어떠한 것이 있나요?

간염(hepatitis)을 예로 들 수 있습니다. 간염이란 기관의 조직에 염증세포 존재에 의해 발생하는데 간의 염증이라는 의학적 상태를 의미합니다. 이러한 상태는 자체적으로 치유되거나 간섬유증이나 간경화증으로 진행되기도 합니다. 일반적으로 간염은 바이러스가 주요 원인이지만 술이나 약물에 의해서도 발생합니다. 이와 같이 약물에 의한 간염은 두 종류인 독성간염(direct toxic 또는 intrinsic hepatitis, 또는 직접독소간염)과 면역매개간염(immune-mediated hepatitis, 또는 면역과민반응간염, 자가면역성간염, idiosyncrasis)이 있습니다. <표 2-10>은 약물에 의한 독성간염과 면역매개간염의 특성을 나타낸 것입니다. 잠복기는 독성간염인 경우에는 수일로 짧지만 면역매개간염은 수일에서 수개월 정도로 다양합니다. 면역매개간염의 잠복기가 다양한 이유는 개인의 감수성에 따라 차이가 크기 때문입니다. 독성간염인 경우에는 독성대사체 생성을 담당하는 대사계의 개인 차이가 작지만 면역의 과민반응은 개인 차이가 크기 때문입니다. 증상으로는 독성간염인 경우에는 여러 기관에서 나타나지만 면역매개간염인 경우에는 열, 관절통, 발진의 전형적인 과민반응의 증상이 나타납니다. 또한 독성간염의 경우에는 용량이 많으면 많을수록 간독성 정도가 심화되는 용량-의존성 특성이 있습니다. 그러나 면역 매개간염인 경우에는 용량과 상관없이 발생하는 용량-비의존성(dose-independent) 특성이 있습니다. 따라서 독성간염은 작은 양에는 발생하지 않을 수도 있지만 면역매개간염인 경우에는 작은 양에도 발생할 수 있습니다.

<표 2-10> 독성간염과 면역매개간염의 다양한 차이

항목	독성간염	면역매개간염
잠복기	수일 정도로 짧음	흔히 수일에서 수개월 정도의 범위로 다양
개인 감수성	무관	연관
용량	의존성(대개 과량 복용)에 의해 발생	비의존성(작은 양의 양이라도 개체 민감성이 높으면 발생)
재현성	가능	낮음
전신증상	여러 기관에서의 독성 증상	열, 관절통, 발진 등의 알레르기 또는 과민반응
간조직 소견	특징적인 조직 소견	다양한 조직소견
대표적인 한약	확연한 구별 어려움	

질문 26. 정리를 하면 약인성간손상은 cytochrome P450 대사에 의한 독성 대사체 생성과 cytochrome P450 활성에 의해 생성되는 유해활성산소에 의한 산화적 스트레스가 주요 원인으로 요약되는데 이러한 간손상이 복용한 한약의 용량-의존적 손상과 용량-비의존적 손상으로 나타나는 것으로 이해됩니다. 특히 용량-비의존적 손상의 예로는 면역매개간염이 대표적인 약인성 질환인데 이들은 용량-의존적 간손상과 발생기전에서 어떠한 차이가 있는지요?

<그림 2-8>은 양약 또는 한약의 성분이 cytochrome P450에 의한 독성대사체 전환을 통해 용량-비의존적 간손상인 면역매개간염이 유발되는 기전을 나타낸 것입니다. 면역매개간염은 약물의 원물질 또는 원물질의 독성대사체로의 전환을 통한 면역학적 이상에 의한 독성 유발에 기인합니다. 면역매개간염의 임상적 특성은 고열, 오한, 피부발진, 과호산구증가증(hypereosinophilia)과 면역-매개 혈소판감소증(immunoallergic thrombopenia)과 같은 고민감성 반응, 재감작에 의한 지연반응 그리고 자가항체(autoantibodies) 생성 등이 있습니다. 자가항체를 발생하는 대표적인 약물 및 물질은 halothane, tienilic acid, 항아드레날린성 약물인 dihydralazine, 항경련약물, 양귀비 씨에 함유되어 있는 papaverine과 항고혈압제인 nitrofurantoin 등이 있습니다. 자가항체의 생성기전은 <그림 2-8>처럼 생체전환에 의해 발생한 독성대사체가 체내 효소와 결합을 통해 생성된 결합체가 항원으로 작용하여 기전으로 설명됩니다. 이와 같이 자가항체를 유도하는 독성대사체와 단백질의 결합체를 신생항원(neoantigen)이라고 합니다. 약물의 지속적인 복용은 재감작(resensitization) 또는 야기(challenge)에 의한 지속적인 신생항원 생성과 항체 생성을 증가시켜 세포분해작용에 의한 간세포의 괴사

를 유도하게 됩니다.

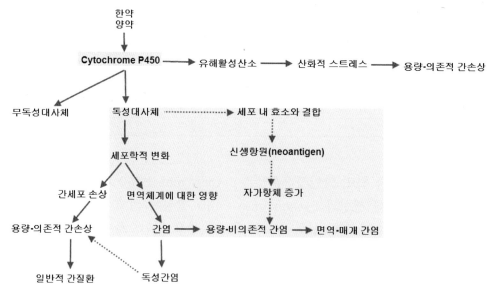

〈그림 2-8〉 Cytochrome P450에 의한 독성대사체 전환을 통한 용량-비의존적 간손상 발생기전

Cytochrome P450에 의해 생성된 독성대사체가 체내 단백질과 결합하여 신생항원(neoantigen)이 되고 신생항원이 면역매개간염의 주요 원인이 된다.

6. 양약과 한약 등에 의한 간독성에 대한 방어기전

질문 27. 단일물질의 양약과 수많은 물질이 포함된 한약에 의한 동일한 간독성 기전이라고 설명되었는데 방어 및 해독 기전은 어떻게 설명되나요?

간이 양약 및 한약 등의 외인성물질에 대한 대사(또는 생체전환)의 중심기관이 되는 것은 이들 외인성물질의 대사를 담당하는 효소의 90%가 간에 존재하기 때문입니다. 또한 cytochrome P450에 의한 독성대사체 생성과 산화적 스트레스에 기인하기 때문에 〈그림 2-9〉에서처럼 간이 약인성 독성의 표적기관이 됩니다. 그러나 여기서 고려해야 할 점은 cytochrome P450에 의해 생성되는 독성대사체를 제거할 수 있는 유일한 물질이 glutathione인데 glutathione을 합성하는 기전이 간세포에만 존재하기 때문에 간이 또한 독성물질을 제거하는 해독의 중추기관이 되는 것입니다. 결국 약물에 의한 간독성은 간에서 glutathione이 처리할 수 있는 능력보다 더 많은 독성대사체가 생성될 때 발생하는 것입니다. 따라서 한약 및 양약의 간독성은 약물 자체의 독성 대사체로의 전환도 중요하지만 해독 및 방어 기전 측면에서 glutathione의 합성 능력이 약인성간독성의 유무를 결정하는 중요한 지표가 됩니다.

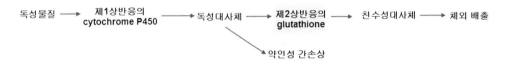

〈그림 2-9〉 Glutathione에 의한 독성대사체의 제거 기전

체내에서 독성을 유발하는 대부분의 독성물질은 cytochrome P450에 의해 대사된 후 독성대사체로 전환된 후 독성을 유발한다. 독성대사체를 제거하는 유일한 물질은 glutathione이며 간에서 이것을 얼마나 생성하느냐에 따라 독성물질에 대한 개별적 민감도의 차이가 있다.

질문 28. 간이 해독의 중추기관이 될 수 있는 이유는 독성대사체를 제거할 수 있는 glutathione이 간에서만 합성된다는 것이군요. 이에 대한 설명이 필요하군요.

먼저 glutathione 구성에 대해 이해가 필요합니다. Glutathione은 유기물질의 모든 독성대사체를 제거할 수 있는 생체 내 유일한 물질입니다. Glutathion(GSH, 글루타치온)은 <그림 2-10>에서처럼 γ-glutamic acid, cysteine과 glycine 등의 3개 아미노산으로 구성된 tripeptide입니다. Glutathione은 성인의 체내에 1~10mM 농도로 가장 많이 존재하는 비단백질 티올(thiol 또는 SH)－함유 유기황화합물(SH-containing compound)입니다. Glutathione은 세포질에 약 90%, 미토콘드리아에 약 10%, 그 외 소량이 소포체에 존재합니다. Glutathione이 독성대사체를 제거할 수 있는 이유는 3개의 아미노산 중 cysteine 잔기인 －SH group의 강력한 전자공여력(electron-donating capacity)을 통해 독성대사체와 결합하기 때문입니다. Glutathione의 －SH전자가 풍부하여 독성대사체의 전자가 부족한 친전자성 위에 결합하는데 이를 포합반응(conjugation)이라고 합니다. 즉 모든 독성대사체는 유일하게 glutathione의 포합반응에 의해 해독된다고 할 수 있습니다.

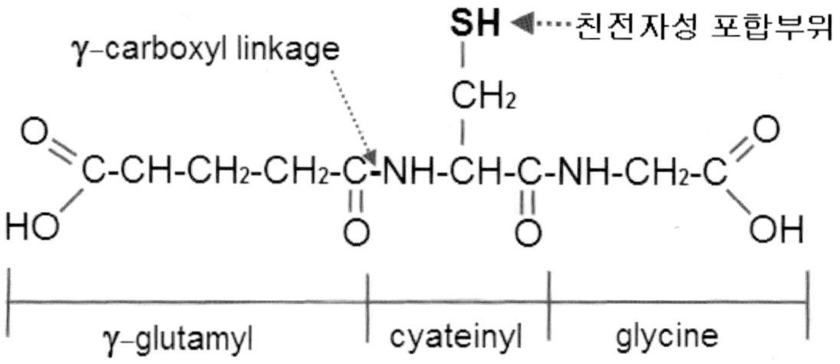

γ–carboxyl linkage

SH ◀·····친전자성 포합부위

CH₂

O‖C-CH-CH₂-CH₂-C-NH-CH-C-NH-CH₂-C

HO   O   O   OH

γ–glutamyl   cyateinyl   glycine

〈그림 2 – 10〉 GSH의 구조

GSH(glutathione 또는 γ-glutamylcysteinyl glycine)은 3개 아미노산인 glutamate, cysteine과 glycine으로 구성되어 있으며 cysteine의 SH가 포합반응에서 중요한 전자공여체이다.

질문 29. 그럼 glutathione를 구성하는 3개의 아미노산을 연결시키는 경로가 간에만 존재하기 때문인 것으로 추정이 되네요.

네. 그렇습니다. Glutathione은 3개의 아미노산으로 구성되었다고 말씀드렸는데 이 중 cysteine의 -SH가 독성대사체와 결합하기 때문에 가장 중요한 아미노산이라고 할 수 있습니다. Cysteine은 외부의 공급이 없더라도 체내에 합성이 가능한 비필수아미노산인데 이를 합성하는 기전이 황전이반응(transsulfuration 또는 cysthathione pathway)이라고 합니다. 그런데 중요한 것은 cysteine을 합성하는 황전이반응이 간에서만 존재합니다. <그림 2-11>에서처럼 필수아미노산인 methionine(Met)의 -SH가 cystathionine에 전달되어 glutathione을 형성하는 반응이 황전이반응인데 이 반응이 다른 세포에서는 일어나지 않는 간세포-특이적 반응입니다. 이 반응이 간에서만 존재하기 때문에 간에서만 glutathione이 합성되어 간이 해독의 중심기관이 됩니다.

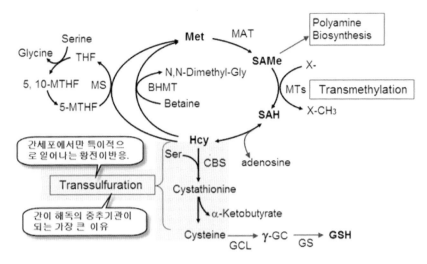

<그림 2-11> 황전이반응을 통한 간세포에서의 methionine 대사와 GSH합성 기전

식이를 통해 흡수된 methionine의 50% 이상은 methionine adenosyltransferase(MAT)에 의해 S-adenosylmethionine(SAMe)으로 전환된다. 생성된 SAMe은 3가지 주요 대사경로인 polyamine synthesis(폴리아민 합성), transmethylation(메칠전이화)와 transsulfuration(황전이반응) 과정을 거친다. 그러나 간세포에서만 특이적으로 일어나는 황전이반응 기전에 의해 GSH의 주요 구성 아미노산인 cysteine 조달이 높아진다. 이러한 간에서의 황전이반응을 통해 GSH 합성의 증가를 유도하는 cysteine bioavalibility 때문에 간이 대표적인 해독기관이 되는 이유이다.

MTs; Methyltransferases, SAH; S-adenosylhomocysteine, Hcy; Homocysteine, MS; Methionine synthase, BHMT; Btadine homocysteine methyltransferase, 5-MTHF; 5-methyltetrahydrofolate, 5,10-MTHF; 5,10-methylenetetrahydrofolate, THF; tetrahydrofolate, Cys; cysteine, Hcy; Homocysteine, Ser; serine, CBS; cystathionine b-synthase, GCL; glutamate cysteine ligase, γ-GC, γ-glutamyl-L-cysteine, GS; GSH synthase.

질문 30. 약인성간독성을 유발하는 양약과 한약의 성분을 예를 들어 glutathione의 역할을 구체적으로 설명한다면 이해를 좀 더 쉽고 빠르게 할 수 있을 것 같군요.

항두통제인 아세트아미노펜(acetaminophen)이 주성분인 타이레놀의 예를 들어봅시다. <그림 2-12>에서처럼 아세트아미노펜은 N-acetyl-p-quinone imine(NAPQI)이라는 독성대사체가 cytochrome 2E1 효소에 의해 간에서 생성됩니다. NAPQI는 간에 있는 당, 지질, 단백질 그리고 DNA 등과 결합하여 간독성을 유발합니다. 그러나 간에 존재하는 glutathione은 NAPQI에 결합하여 배출을 유도합니다. 결과적으로 NAPQI에 의한 간독성이 발생하지 않게 되죠. 만약 glutathione의 함량보다 NAPQI가 많다면 간독성을 유발하게 됩니다. 이러한 측면에서 약물 및 화학물질의 독성은 용량의 문제라고 말씀드릴 수 있습니다.

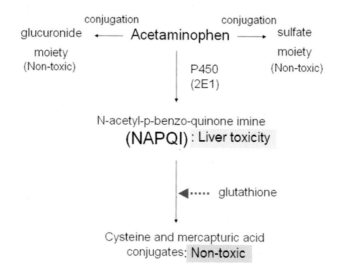

〈그림 2-12〉 아세트아미노펜의 간독성 기전

아세트아미노펜은 cytochrome 2E1 효소에 의해 N-acetyl-p-quinone imine(NAPQI)이라는 독성대사체로 전환되어 당, 지질, 단백질 그리고 DNA 등과 결합하여 간독성을 유발한다.

Monocrotaline은 식물성 pyrrolizidine alkaloid의 대표적인 물질인데 한약 중에 야백합(*Crotalaria linne*)에 monocrotaline이 함유되어 있습니다. Monocrotaline에 의한

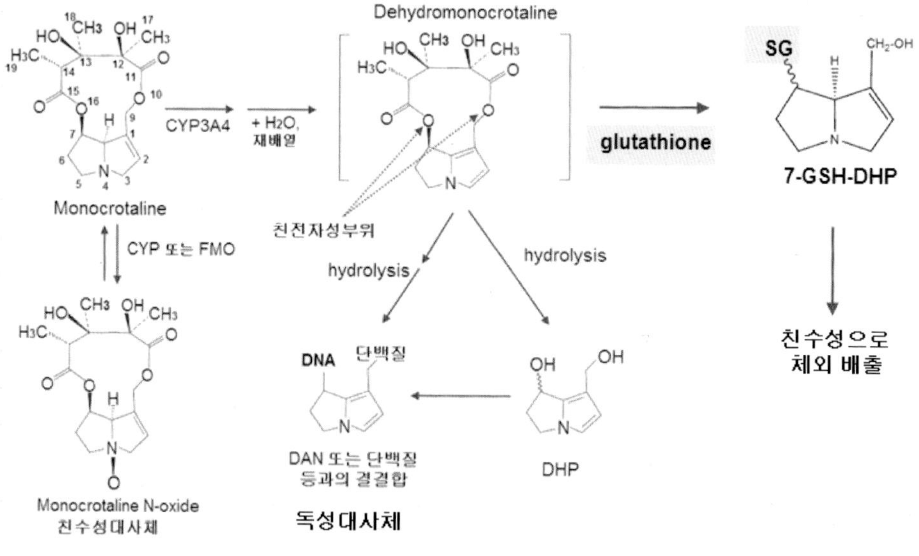

〈그림 2-13〉 Glutathione에 의한 moncrotaline의 독성대사체 배출기전

7-GSH-DHP: 7-glutationil-6, 7-dihydro-1-hydroxymethyl-5H-pyrrolizine, GSH: glutathione, SG: 산화된 GSH.

간독성도 cytochrome P450에 의한 독성대사체 생성에 기인합니다. 생성된 독성대사체는 단백질, DNA과 지질 등과 결합하여 독성을 유발하지만 <그림 2-13>처럼 glutathione의 결합을 통해 체외 배출됩니다.

질문 31. 결과적으로 양약이나 한약에 의한 약인성간독성에 의한 간손상 및 간질환을 예방하기 위해서는 glutathione이 충분히 존재하면 예방이 가능하다는 결론이 됩니다. 한약에는 간보호 한약재가 많다고 합니다. 예를 들어 감초의 경우에는 해독 한약재라고 고대부터 전해지고 있는데 이러한 감초의 해독작용도 glutathione과 관련이 있는지요?

아주 좋은 질문입니다. 본초강목에는 "감초는 수백 가지의 독성물질을 해독시킨다"라고 서술되어 있습니다. 이러한 감초 해독 능력은 감초의 성분 중 glycyrrhizin (glycyrrhizic acid; glycyrrhizinate)에 기인합니다. Glycyrrhizin는 감초의 가장 중요한 유효성분은 무게의 6~14% 또는 추출물의 약 35%를 차지하고 있습니다. 건조된 감초를 그대로 입에 넣으면 단맛이 나는데 이는 glycyrrhizin 때문이며 설탕보다 약 50배 정도의 단맛을 냅니다. Glycyrrhizin을 <그림 2-14>처럼 간독성유발물질인 사염화탄소(CCl₄)와 함께 랫드에 투여하였을 때 glutathione의 농도가 약 3배 정도 증가되어

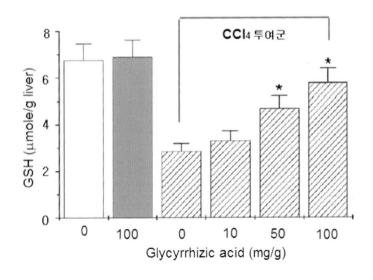

〈그림 2-14〉 Glycyrrhizic acid와 CCl₄ 투여에 의한 glutathione(GSH) 농도의 영향

랫드에 투여한 후, CCl₄ 생체전환의 장소인 간에서 감소된 GSH 농도가 glycyrrhizic acid 농도에 비례하여 약 3배 정도까지 증가되었다.

사염화탄소에 의한 간독성을 예방하는 것을 확인할 수 있습니다. 감초는 glycyrrhizin 외에도 독성을 해독할 수 있는 여러 물질이 있으며 glutathione 외에도 관련된 효소의 활성이 증가되는데 이러한 이유로 감초는 해독의 핵심적인 한약재입니다.

질문 32. Glutathione이 단백질을 구성하는 아미노산 3개가 결합하여 이루어졌고 특히 cysteine이 중요하다고 설명하였는데 cysteine이 풍부한 음식을 섭취하면 해독이 잘 이루어지겠네요.

Cysteine을 많이 먹는다고 glutathione이 합성이 잘되는 것은 아닙니다. 물론 cysteine도 함유되어 있지만 황(sulfide, S)을 가지고 있는 물질을 식이하면 glutathione이 증가합니다. <그림 2-15>는 마늘에 다량으로 함유되어 특유의 냄새를 내는 diallyl sulfide(DAS) 투여에 의해 증가된 glutathione이 아세트아미노펜의 독성대사체인 N-acetyl-p-quinone imine(NAPQI)을 포함한 형태인 NAPQI-GSH 결합체가 증가하는 것을 나타낸 것입니다. 한방에서는 감초가 없는 처방에 마늘과 함께 처방하는 이유가 한약의 독성대사체를 제거하기 위한 것으로 이해할 수 있습니다. 마늘의 diallyl sulfide를 함유한 식물로는 양파, 부추, 파 그리고 염교 등이 있으며 diallyl sulfide와

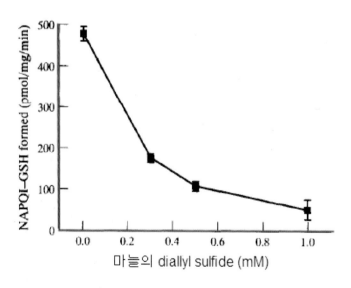

〈그림 2-15〉 마늘의 diallyl sulfide에 의한 NAPQI-GSH 결합체 형성에 대한 영향

마늘의 diallyl sulfide(DAS) 투여에 의해 증가된 glutathione이 아세트아미노펜의 독성대사체인 N-acetyl-p-quinone imine(NAPQI)과의 결합을 유도한다.

유사한 역할을 하는 isothiocynate을 함유한 식물로는 양배추, 콜리플라워, 브로콜리, 고추냉이 등이 있습니다. 이들은 glutathione 합성 증가를 유도하기 때문에 간보호에 좋은 식품입니다. 삼겹살도 glutathione 합성을 증가시키는 methione 등과 황화합물을 많이 함유하고 있어 일부 간보호 작용을 하는 것으로 확인되어 있으나 지방간에 대해 유의할 필요성 또한 있습니다.

7. 양약과 한약에 의한 약인성간손상에 대한 예방과 치료 비교

질문 33. 한약과 양약에 의한 약인성간손상에 대한 발생률은 어느 기관에서 조사하고 어떠한 방법을 사용하는지에 따라 크게 차이가 있다고 생각됩니다. 이는 결국 다른 나라와는 다르게 양방과 한방이라는 이분화된 의료체계에서 문제점의 진지한 해결책을 얻기 위한 것보다 비방에 가까운 불신의 환경을 조성하는 원인으로 지적되고 있습니다. 독성학적 측면에서 바라볼 때 양약과 한약에 대한 약인성간손상에 대한 현실적 문제는 무엇이라고 생각합니까?

양약이든 한약이든 기본적으로 약물이라는 것은 질환에 의한 비정상적인 항상성을 정상적인 항상성으로 최대한 유도하는 비영양적인 물질의 외부 투입이라고 할 수 있습니다. 따라서 약물이라는 것은 정상적인 항상성에서 외부 투입은 오히려 항상성의 불균형을 초래할 수 있습니다. 따라서 모든 약물은 부작용의 가능성을 가지고 있으며 약물이 약이 되는 것은 이러한 부작용이 있더라도 질환의 치료를 더 정상에 가까운 항상성으로 유도할 가능성 때문입니다. 그러나 아무리 좋은 의사이고 좋은 처방전을 가지고 있더라도 환자의 개인적인 차이에 의한 예견하지 못한 부작용이 발생하여 질환에 의한 항상성을 더욱 악화시키는 사례가 존재하는 것도 현실입니다. 독성학적 측면에서 볼 때 약인성간손상과 관련하여 한방은 예방적인 측면이 강하고 양방은 치료 측면에서 강하다고 할 수 있기 때문에 상호 보완적인 측면이 상존한다고 할 수 있습니다.

질문 34. 독성학적 측면에서 볼 때 약인성간손상과 관련하여 한방은 예방적인 측면이 강하다 것을 어떻게 설명할 수 있습니까?

말씀드렸듯이 약인성간손상의 핵심 기전은 cytochrome P450에 의한 독성대사체 생성과 cytochrome P450 활성에 의한 산화적 스트레스 발생입니다. 따라서 독성대사체를 유일하게 제거할 수 있는 glutathione 농도 증가와 산화적 스트레스를 제거하는 항산화물질 또는 항산화효소의 활성 증가가 약인성간손상을 예방하는 핵심기전이라고 할 수 있습니다. 물론 glutathione도 강력한 항산화물질이지만 대표적인 항산화효소로는 SOD(superoxide dismutase)와 CAT(catalase)가 있습니다. 한약의 성분은 이러한 독성대사체 및 산화적 스트레스를 제거하는 성분이 많이 있는데 <표 2-11>에서처럼 마늘과 대계(엉겅퀴)의 실리마린(silymarin)은 아세트아미노펜에 의한 간손상을 예방하는 것으로 확인되고 있습니다. 마우스에 아세트아미노펜을 투여한 후 지질과산화에 의한 간손상 지표인 TBARS(thiobarbituric acid reactive substances)가 아세트아미노펜 투여군에 의해서 증가하였지만 마늘추출물(garlic extract) 투여군과 대계(silymarin) 투여군에서는 유의하게 감소하는 것을 확인할 수 있습니다. 이는 질문 31에서처럼 아세트아미노펜의 독성대사체인 N-acetyl-p-quinone imine(NAPQI)를 glutathione에 의해 제거뿐 아니라 cytochrome P450 활성과 기인하는 산화적 스트레스를 대계와 마늘에 의해 증가된 항산화효소인 SOD와 CAT의 항산화효능에 기인하는 것으로 이해할 수 있습니다. 이와 같이 비록 한약재에 독성대사체가 생성되더라도 이를 제거하는 다른 성분이 한약재에 있기 때문에 양약의 단일성분 처방에는 기대할 수 없는 독성대사체에 대한 예방기전의 존재를 설명할 수 있습니다.

〈표 2-11〉 아세트아미노펜에 의해 유도된 산화적 스트레스에 대한 마늘 및 대계의 항산화효과

실험군	투여용량	TBARS (mM/Kg)	SOD (U/g liver)	CAT (U/g liver)	GSH (ug/mg protein)
음성대조군	0.5mls Normal saline i.p.	11±2.5	85±6.8	85±4.4	48±4.6
아세트아미노펜(APAP) 투여군	250mg/Kg APAP	26±1.8	14±3.6	50±3.9	12±2.4
마늘추출물 (garlic extract) 투여군	250mg/Kg APAP+250mg/Kg garlic extract	20±1.2	38±2.1	65±2.0	27±4.1
	250mg/Kg APAP+500mg/Kg garlic extract	15±0.8	44±1.8	74±1.8	32±3.1
	250mg/kg APAP+750mg/Kg garlic extract	12±0.6	62±2.5	82±2.4	38±2.8
대계(silymarin) 투여군	250mg/Kg APAP+25mg/Kg silymarin	10±0.8	76±4.8	78±2.5	45±2.9

* 참고문헌: Ezeala.

질문 35. 아세트아미노펜 투여에 의해 발생하는 대계와 마늘의 항산적 효능
에 대한 자료에 따르면 약인성간손상을 예방한다고는 설명하기 어
려운데, 실제적으로 간질환의 지표에 대해 한약의 간독성 예방을
증명하는 자료는 있는지요?

약인성간질환에 대한 초기 진단은 간기능검사를 통해 이루어지는데 간기능검사란
감세포에서 생성되는 효소를 비롯하여 이와 관련된 물질을 혈액에서 측정하게 됩니
다. 일반적으로 간세포성 질환인 경우에는 Aspartate aminotransferase(AST), Alanine
aminotransferase(ALT), 담즙정체인 경우에 Alkaline phosphatase(ALP) 지표가 측정됩
니다. <표 2-12>는 전통적인 한약재를 비롯하여 심지어 작물로 이용되는 식물이 알
코올-급성 또는 알코올-만성 투여에 의해 유발된 산화적 스트레스성 간독성을 항산화
적 효능을 통해 예방하는 것을 나타낸 것입니다. 알코올 투여에 의해 증가된 간독성
의 지표인 AST(aspartate aminotransferase)와 ALT(alanine aminotransferase)가 한약재와
식물의 추출물 또는 성분에 의해 감소됩니다. 특히 이러한 감소는 이들 추출물 및 성분
의 항산화적 효능에 기인한다는 것을 항산화효소인 SOD, CAT 그리고 GPX (glutathione
peroxidase) 활성의 증가와 지질과산화의 지표인 MDA(malondialdehyde) 감소에 기인
한다는 것을 알 수 있습니다. 이와 같이 한약 성분에서는 독성대사체를 제거하는
glutathione 합성 및 항산화물질 및 항산화효소 발현을 유도하는 물질이 항상 존재하
기 때문에 한약복용에 의한 cytochrome P450에 의해 생성된 독성대사체 및 산화적
스트레스로 인한 **약인성 간세포성 손상**은 정상적인 간기능을 가진 사람에게서 발생
하는 것은 거의 불가능하다고 할 수 있습니다.

〈표 2-12〉 한약재 및 다양한 식물추출물 및 성분의 항산적 효능을 통한 간손상 예방과 기전

한약재	추출형태 및 성분	에탄올 투여방법 및 동물	간독성 지표변화	항산화 및 항염증 지표변화
장지(Antrodia cinnamomea)	에탄올추출물	급성, 랫드	↑ALT: ↓AST: ↓ALP	항산화: ↓MDA: ↑GSH: ↑GPX: ↑SOD
선학초(Agrimonia eupatoria L. Rosaceae.)	열수추출물	만성, 랫드	↓ALT: ↓AST	항산화: ↓MDA: ↑GSH 항염증: ↓TNF-α: ↓IL-6: ↓TLR4: ↓NF-κB: ↓MyD88: ↓COX-2

한약재	추출형태 및 성분	에탄올 투여방법 및 동물	간독성 지표변화	항산화 및 항염증 지표변화
계피(Cinnamomum verum J. Presl)	알코올추출물	급성, 마우스	↓TG	항염증: ↓MyD88
울금(Curcuma longa L.)	Curcumin	만성, 랫드	-	항산화: ↓MDA 항염증: ↓NF-κB
	Curcumin	만성, 랫드	↓ALT	항염증: ↓NF-κB: ↓TNF-α: ↓IL-12: ↓MCP-1: ↓COX-2
은행잎(Ginkgo biloba L. Ginkgoaceae)	Ginkgo biloba extract	만성, 랫드	↓ALT	항산화: ↓MDA: ↑GSH 항염증: ↓TNF-α
	Ginkgo biloba extract	만성, 랫드	↓ALT: ↓AST	항산화: ↑SOD: ↑GPX: ↑CAT: ↑GSH: ↓MDA
녹차(Camellia sinensis (L.) Kuntze)	Catechin (50mg/kg)	만성, 랫드	↓ALP	항산화: ↓MDA: ↑GSH: ↑SOD: ↑CAT 항염증: ↓NF-κB: ↓TNF-α
	녹차추출물	만성, 랫드	↓ALT	항염증: ↓TNF-α
	녹차추출물	만성, 랫드	↓ALT: ↓TG	항산화: ↓ROS: ↓CYP2E1
	L-Theanine	급성, 마우스	↓ALT: ↓AST: ↓TG	항산화: ↑GSH: ↓MDA: ↑SOD: ↑CAT
지구자(Hovenia dulcis Thunb.)	Semen Hoveniae extract	급성, 마우스	↓ALT: ↓AST: ↓TG	항산화: ↓MDA: ↑GSH: ↑GST: ↑SOD
곰취(Ligularia fischeri Ledeb.)	열수추출물	만성, 마우스	↓ALT: ↓AST: ↓GGT	항산화: ↓MDA: ↑GSH: ↑SOD: ↑GPX: ↑CAT
후박(Magnolia officinalis Rehder)	에탄올추출물	만성, 랫드	↓ALT: ↓TG	항산화: ↑GSH 항염증: ↓TNF-α
	Honokiol	만성, 랫드	↓ALT: ↓TG	항산화: ↑GSH 항염증: ↓TNF-α
	Perillyl alcohol	급성, 랫드	↓ALT: ↓AST	항산화: ↓MDA: ↑CAT: ↑GPX: ↑GST 항염증: ↓TNF-α: ↓NF-κB
도라지(Platycodon grandiflorus Jacq.)	Platycodi radix	만성, 랫드	↓AST: ↓TG	항산화: ↓CYP2E1
갈근(Pueraria lobata Ohwi)	에탄올추출물	만성, 랫드	↓ALT: ↓AST	항산화: ↑SOD 항염증: Antiinflammation: ↓ intestinal permeability
	Tectoridin	급성, 마우스	↓ALT: ↓AST: ↓TG:	항산화: : ↓MDA: ↑SOD: ↑GSH: ↑GPX
	Puerarin	급성, 랫드	-	항산화: ↓MDA: ↑SOD: ↑GPX
	Resveratrol	만성, 마우스	↓TG: ↓ALT	항산화: ↓MDA 항염증: ↓TNF-α
황금(Scutellaria baicalensis Georgo)	Baicalin	만성, 랫드	↓ALT	항염증: ↓TLR4: ↓MyD88: ↓NF-κB: ↓TNF-α: ↓IL-6: ↓COX-2
호로파(Trigonella Foenum-gracecum L.)	Fenugreek seed polyphenol	만성, 랫드	↓ALT	항산화: ↑SOD: ↑CAT: ↑GPX: ↑GSH: ↑Vit-E: ↑Vit-C
대추(Ziziphus mauritiana var.)	열수추출물	만성, 랫드	↓ALT: ↓AST	항산화: ↑GSH

질문 36. 한약은 다양한 성분의 복합처방에 기인하여 비록 독성대사체 또는 산화적 스트레스가 유발되더라도 충분히 제거할 수 있다고 이해할 수 있는데 양약의 경우에는 간독성의 예방을 위해 어떠한 접근을 하는지요?

양방에서는 약물의 안전성은 철저하게 용량 조절을 통해 이루어집니다. 동물을 통해 독성을 발현하지 않는 용량을 다시 약 1/60 정도의 안전계수를 적용하여 사람에게 투여합니다. 한방과는 다르게 양약의 경우에는 의사 처방전 약물과 비처방 약물이 있습니다. 서양의 경우에 약인성간손상의 70%가 비처방 약물에 기인하며 특히 아세트아미노펜이 주요 원인으로 제시되고 있습니다. 양방의 경우에 약인성간손상의 종류 및 중증도에 따라 적절한 접근 방법이 있습니다. 일반적으로 용량-의존적 약인성간손상인 경우에는 강력한 항산화제인 N-acetylcysteine이 처방되기도 합니다. N-acetylcysteine은 glutathione의 합성을 위한 가장 빠른 cysteine의 공급원으로 자체적으로 항산화 역할을 하기도 합니다. 독성간염이나 면역매개간염의 약인성간손상의 치료를 위해서 면역억제제가 투약되기도 합니다. 반면에 한방에서는 비록 약인성간손상을 예방하는 장점이 있지만 치료를 위해서는 적절한 방법을 찾기가 쉽지 않습니다. 약인성간손상에는 간의 대사에 영향을 주지 않으면서 치료가 가능한 단일제제가 필요하기 때문에 한약보다 양약이 더 적절하다고 할 수 있습니다.

8. 한약에 의한 약인성간손상 예방을 위해 고려해야 할 사항

질문 37. 비록 정상적인 간기능의 환자에게 정상적인 한약 투약을 통해서는 약인성간손상의 유발이 어렵다고 하더라도 이를 예방하기 위해서는 투약에 주의할 점 있다고 사료됩니다. 간인성 간손상 예방을 위해 어떠한 점을 고려해야 할까요?

가장 중요한 것은 약물 취약군의 한약 투약 고려입니다. 개인적으로 한약 간손상에 대한 가장 신뢰하는 자료는 앞서 언급된 독일 Krtzing에 있는 중국전통의학병원에서 이루어진 조사입니다. 결과를 다시 요약하면 환자 1,507명 중 입원 시에 정상수치의 ALT를 가진 1,330명의 환자에 대해 한약을 복용 후 ALT를 측정한 결과, ALT가 2배 이상 증가한 14명의 개인 임상적 특성이 확인되었습니다. <표 2-13>처럼 한약에 의해 ALT가 증가된 14명 환자 중 7명이 50세 이상의 여성입니다. 따라서 한약 투약에 있어서 50세 이상 여성에 대해서는 투여용량을 줄이든지 또한 독성대사체를 생산하는 성분이 있는 한약재에 대한 투약은 삼가야 할 필요성이 있습니다.

〈표 2-13〉 ALT가 2배 이상 증가한 14명의 임상적 특성

환자	연령 및 성별	입원 시 병명	중의약재 수 중의약 복용 일 퇴원 후 중의약 복용		양약복용	중의약 복용과 원인적 연관성	임상적 특성
1	50대 여성	류머티스 관절염	13		diclofenac, estradiovalerate	possible	지속적 중의약 복용에도 불구하고 정상
			26				
			8주				
2	64세 여성	수술 후 복부통증과 불면증	32		estradiol, chlormadinon	possible	지속적 중의약 복용에도 불구하고 정상
			26				
			yes				
3	52세 남성	천식, 만성허리통증, 우울증	21		fluocortolon(s), fenoterol, thiazide theophylline, triamterene,	likely	오심과 설사: 중의약 중단 후 빠른 회복
			26				
			no				
4	34세 남성	만성궤양성장염	21		mesalazine	possible	지속적 중의약 복용에도 불구하고 정상
			20				
			6개월				
5	21세 남성	만성허리통증, 여드름	9		minocycline(s)	possible	간손상 지표효소의 지속적인 증가
			19				
			no				
6	35세 남성	천식	14		fenoterol, bromide, ipratropium, calciumlactate	possible	지속적 중의약 복용에도 불구하고 정상
			27				
			4주				
7	73세 남성	외상 후 다리의 불분명마비증후군	13		digoxin, carbachol, nitrofurantion, sulfadiazine, cetrizine, baclofen	possible	지속적 중의약 복용에도 불구하고 정상
			34				
			yes				
8	44세 여성	류머티스 관절염	10		acemetacin, crataegus, dimetinden(n)	possible/ likely	입원 시 A형 간염, 소양증 발생과 간손상 지표효소 증가
			26				
			no				
9	52세 여성	만성피로증후군, 관절통, 재발성 방광염	16		Bach flowers(n)	possible	A형 간염
			31				
			yes				

환자	연령 및 성별	입원 시 병명	중의약재 수 / 중의약 복용 일 / 퇴원 후 중의약 복용	양약복용	중의약 복용과 원인적 연관성	임상적 특성
10	63세 여성	허리통증, 슬관절퇴행성관절염, 다발성관절염	15 / 26 / yes	α-tocopherol, estrogen, ginkgo, diclofenac	possible	지속적 중의약 복용에도 불구하고 정상
11	57세 여성	경견완증후군, 허리통증, 하행동맥형성부전, 고혈압, 고지혈증	14 / 25 / 1개월	captopril, cholestyramine	possible	지속적 중의약 복용에도 불구하고 정상
12	57세 여성	경견완증후군, 경추증후군	8 / 28 / no	diclofenac ointment(n)	possible	A형 감염
13	67세 여성	만성기관지염, 폐기종, 불면증, 다리습진	17 / 27 / 중단 후 복용	selenium, lyphilisat of intestinal bacteria	possible	정상적인 간손상 지표 효소와 A형 간염. 중단 후 중의약 재복용
14	34세 여성	만성두통, 이명, 허리통증	21 / 26 / yes	ginkgo, various analgesics as needed (self-medication)	possible	입원과 퇴원 시 모든 간손상지표가 증가

질문 38. 50세 이상의 여성이 약인성간손상의 우려가 높은 취약군으로 분류되는데 이에 대한 원인은 무엇인지요?

○ 지속적으로 말씀드렸지만 약인성간손상의 시작은 양약이나 한약이나 같은 기전인데 <그림 2-16>과 같이 cytochrome P450에 의한 독성대사체 생성과 cytochrome P450 활성에 의한 산화적 스트레스 발생에 기인합니다. 이를 제거하는 생체의 방어시스템도 존재하는데 독성대사체를 유일하게 제거를 하는 glutathione과 이를 독성대사체에 결합시키는 효소인 GST(glutathione-S-transferase), 그리고 산화적 스트레스에 대한 항산화효소인 SOD, CAT, GPX 등이 있습니다. 결과적으로 이들 물질과 효소의 활성은 약인성간손상의 시작을 억제 또는 방어하는 가장 중요한 생체시스템입니다. 50대 이상 여성이 약인성간손상의 취약군이라는 것은 이들 물질 및 효소와 밀접한 관계가 있습니다.

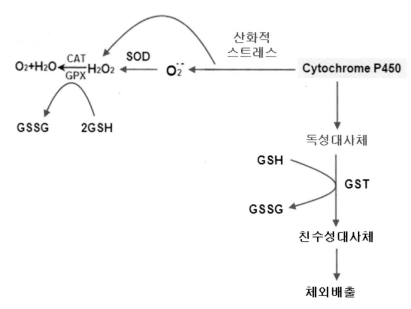

〈그림 2-16〉 약인성간손상의 시작인 cytochrome P450과 생체방어시스템

SOD(superoxide dismutase)와 CAT(catalase), GST(glutathione-S-transferase), GPX(glutathione peroxidase).

<표 2-14>는 양쪽 자궁관 난소절제술과 전자궁적출술(bilateral salpingo-oophorectomy with total hysterectomy)을 동시에 받는 여성 19명 혈액으로부터 수술 전과 후에 측정된 glutathione를 비롯하여 앞서 언급한 효소 활성의 차이를 나타낸 것입니다. <표 2-14>에서 baseline은 수술 전, menopause는 수술 후의 혈액 측정치를 나타내는데 가장 중요한 GSSG/GSH의 비가 수술 후 크게 증가하는 것을 알 수 있습니다. GSH는 환원형이며 GSSG는 GSH의 산화형으로 GSH 기능을 할 수 없다는 것을 의미합니다. GSSG/GSH의 비가 증가하면 산화적 스트레스를 의미하기 때문에 폐경인 경우에는 산화적 스트레스 상태에 취약할 수 있다고 사료됩니다. 또한 혈액 GSH 농도가 감소할 뿐 아니라 독성대사체 제거능도 그만큼 감소한다고 할 수 있습니다. 또한 다른 항산화 효소의 활성도 폐경을 통해 감소합니다. 따라서 폐경은 glutathione 및 항산화효소가 크게 감소하기 때문에 약인성간손상의 주요 원인인 독성대사체 및 산화적 스트레스에 대한 생체 방어가 부족한데 이는 50 여성 이상의 연령층이 취약군이 되는 핵심 원인이 된다고 할 수 있습니다.

〈표 2-14〉 폐경의 따른 glutathione 농도와 항산화효소에 대한 영향

측정 항목	Baseline (mean±SD)	Menopause (mean±SD)
Blood GSSG/GSH ratio (%)	9.46±2.15	14.28±5.64
Blood GSH (nmol/L)	54.69±12.28	39.28±10.42
Blood GSSG (nmol/L)	4.98±1.32	7.40±2.63
SOD mRNA expression (%)	100±24.48	64.20±29.56
CAT mRNA expression (%)	100±36.72	89.31±31.55
GSH-Px mRNA expression (%)	100±31.94	42.66±25.88
GST mRNA expression (%)	100±29.33	88.43±21.28

질문 39. 폐경에 의해 glutathione 및 항산화효소의 감소로 50세 이상 여성이 약인성간손상의 취약군이 되는군요. 폐경이라는 것은 결국 여성호르몬인 에스트로겐(estrogen)의 감소를 의미하는데 이와 관련이 있나요?

예. 정확한 지적입니다. 앞서 2013년 Bellanti 등의 연구에서 확인되었듯이 이들 물질과 효소가 감소됩니다. 또한 이러한 감소와 더불어 <그림 2-17>의 A)에서처럼 폐경 후에 여성호르몬인 에스트로겐이 거의 바닥 수치로 내려가는 것을 확인할 수 있습니다. 그러나 폐경 후 에스트로겐의 외부 투여 후 혈액의 에스트로겐이 증가되는 것과 또한 <그림 2-17>의 B)에서처럼 GSSG/GSH의 비가 감소되는 것을 확인할 수 있습니다. 이

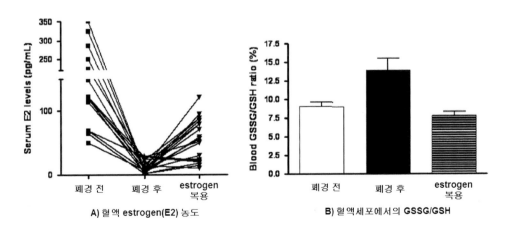

A) 혈액 estrogen(E2) 농도   B) 혈액세포에서의 GSSG/GSH

〈그림 2-17〉 폐경 전후의 에스트로겐 변화와 외부 투여에 의한 GSSG/GSH의 비에 대한 영향

폐경 후에 여성호르몬인 에스트로겐이 거의 바닥 수치로 내려가지만 폐경 후 에스트로겐의 외부 투여 후 혈액의 에스트로겐이 증가되는 것을 확인할 수 있다. 또한 폐경 전후로 GSSG/GSH의 비가 감소되는데 이는 에스트로겐 혈중 농도에 기인한다.

러한 연구결과를 통해 폐경으로 인한 에스트로겐 감소가 약물 복용으로 cytochrome P450에 의한 독성대사체 생성과 cytochrome P450 활성에 의한 산화적 스트레스에 대한 생체 방어력 감소를 유도하는 약인성간손상의 주요 원인으로 설명될 수 있습니다. 에스트로겐이 사람 유전자 약 22,500개 중에서 약 186개의 유전자 발현에 직간접으로 관련이 있다는 사실을 고려할 때 폐경에 의한 에스트로겐 감소는 glutathione 및 관련 효소, 그리고 여러 항산화효소의 발현 억제를 유도하는 것으로 추정됩니다.

질문 40. 50세 이상 여성 특히 폐경을 가진 여성이 한약에 의한 약인성간손상의 취약군으로 확인되는데 이들에 대한 예방이 전체 환자에 대한 예방이 될 수 있군요.

예. 그렇게도 볼 수 있습니다. 취약군에 대해서는 가능한 한 한약의 일반적인 용량의 약 50% 정도 감소시킨 투약이 바람직합니다. 또한 마늘과 대계와 함께 처방하는 것도 또한 고려할 필요성이 있습니다. 그 외에 <표 2-15>와 같이 독성대사체를 생성할 수 있는 한약재를 대체할 수 있는 한약재로 처방하는 것도 고려할 필요성이 있습니다.

〈표 2-15〉 간독성이 추정되는 한약 및 생약

한약	임상응용	원인추정물질 및 한약종	간독성 기전	임상적 견해
장뇌	통관규, 곽란, 각기, 옴 등 살충, 항산화, 강장제 등	상록관목(*Larrea tridentata*)의 nordihydroguaiaretic acid	Cyclooxygenase와 P450 활성 저해	담즙정체, 담관염, 만성간염, 간경변
양귀비 또는 황연	소화불량 및 과민성 장 증후군	미확인	특이자가면역	만성간염 및 섬유증
마황	체중감소	Ephedrin	과민반응	급성간염, 자가면역반응
고련피	기생충, 배앓이, 옴, 악창 등의 치료, 강장제, 치통	Azadirachza indica	미토콘드리아 상해	신경계통질병인 Reye syndrome
하수오	만성 학질, 만성 설사, 만성 간염, 옹종, 장풍	미확인	미확인	급성간염
길초근(쥐오줌풀), 패장	정신불안증, 신경쇠약, 수면유도	valerian	미확인	간섬유증 및 간문맥 염증
진부환	항진정	뱀톱(*Lycopodium serratum*)	미확인	독성간염 및 면역 알레르기성 간염, 혈관지방증

질문 41. 지금까지 한약에 의한 약인성간독성에 대해 원인과 예방에 대해 논하였는데 한약에 의한 약인성간손상에 특별히 우려되는 점이 있는지요?

한약에 의한 약인성간손상에 대해 특별히 관심을 가져야 하는 부분이 약인성 간염이라고 할 수 있습니다. 간염이란 기관의 조직에 염증세포 존재에 의해 발생하는데 간의 염증이라는 의학적 상태를 의미합니다. 한약의 성분 중 염증세포의 활성을 유도하는 물질이 많다는 것을 고려할 때 한약 복용을 통해 면역세포의 과잉 활성화에 의한 약인성 간염의 독성간염을 유발할 수 있는 문제점은 충분히 있다고 사료됩니다. 약인성 간염(drug-induced hepatitis)에 대한 연구에 따르면 '급성 독성간염 48예의 임상 경험' 조사에서 48명의 환자 중 의사의 처방에 의해 조제된 약을 먹고 독성간염이 생긴 경우가 20명(42%), 한의사가 처방한 한약을 먹고 독성간염이 생긴 경우가 17명(35%), 그리고 민간요법에 의한 경우가 11명(23%)인 것으로 조사되었습니다. 특히 아주 미량에 의해서도 유발되는 용량-비의존성인 면역매개간염인 경우에는 때로는 명현현상의 일부로 오진할 수도 있는 측면이기도 합니다. 이러한 독성감염인 경우에는 면역의 이상반응을 기초로 하는데 수많은 물질을 함유한 한약이 좋은 반응도 있을 수 있지만 확인되지 않거나 과잉 반응에 의해 독성감염이 발생할 소지가 있다고 사료됩니다.

〈참고문헌〉

박영철(2010). 『독성학의 분자-생화학적 원리』. 한국학술정보(주). ISBN: 978-89-268-1259-4.

서정철, 전원중, 박성순, 김석형, 이기만, 채희복, 박선미, 윤세진(2006). 「급성 독성 간염 48예의 임상경험」. 대한간학회지. 2006; 12(1): 74~81.

안병민(2007). 「생약재에 의한 간독성」. 대한의사협회지. 2007특집; 318~324.

이은솔, 오지윤, 조현석, 김경호, 이승덕, 김갑성, 김은정(2014). 「한방의료분쟁의 현황과 예방에 대한 연구」. 대한한의학회지. 2014; 35(1): 58~67.

장인수(2004). 「국립독성연구원 보고서 '식이유래 독성간염의 진단 및 보고체계 구축을 위한 다기관 예비연구'에 대한 분석 및 고찰」. 대한한의학회지. 2004; 25(3): 78~89

김현지. [의료분쟁 25시]한방분쟁을 보는 눈. 동아일보, 2009-06-08.

Bell, LN, Chalasani, N. Epidemiology of Idiosyncratic Drug-Induced Liver Injury. Semin Liver Dis. 2009: 29(4): 337~347.

Bellanti, F. Maria Matteo, Tiziana Rollo, Filomena De Rosario, Pantaleo Greco, ianluigi Vendemiale, Gaetano Serviddio Sex hormones modulate circulating antioxidant enzymes: Impact of estrogen therapy. Redox Biology. 2013; 340~346.

Buckley N, Eddleston M. Paracetamol poisoning. Clinical evidence, 2005: (14): 1738~1744.

Bunchorntavakul, C, Reddy, KR. Review article: herbal and dietary supplement hepatotoxicity. Aliment Pharmacol Ther. 2013; 37: 3~17.

Davies, D. Textbook of adverse drug reactions. Oxford [Oxfordshire]: Oxford University Press. 1985: 18~45. ISBN 0-19-261479-7.

Ding, Ren-Bo, Ke Tian, Li-Lihuang, Cheng-WeiHe, YunJiang, Yi-Tao Wang, Jian-BoWan. Herbal medicinesforthepreventionofalcoholicliverdisease: A review Journal of Ethnopharmacology. 2012; 144: 457~465.

Dominique Larrey, Hepatotoxicity of herbal remedies, Journal of Hepatology. 1997; 26(Suppl. 1): 47~51.

Ezeala, C, Nweke, I, Unekwe, P. Effects Of Fresh Allium Sativa Extract On Lipid Peroxidation, Glutathione Depletion, And Oxidative Stress Induced By acetaminophen in mice. The Internet Journal of Pharmacology. 2009; 8(2). ISSN 1531~2976.

Hu JJ, Yoo JS, Lin M, Wang EJ, Yang CS. Food Chem Toxicol. 1996 Oct; 34(10): 963~9. Protective effects of diallyl sulfide on acetaminophen-induced toxicities.

Introduction to Life Science Web Textbooks, Chapter 5 Environmental Response and Homeostasis, Edited by CSLS/The University of Tokyo, 2010.

Jeong, HG, You, HJ et al., Hepatoprotective effects of 18β-Glycyrrhetinic acid on carbon tetrachloride-induced liver injury: Inhibition of cytochrome P450 2E1 expression. Pharmacological Research. 2002; 46(3): 221~227.

Kang, Jin Seok, Wanibuchi, H, Morimura, K, Wongpoomchai, R, Chusiri, Y, Gonzalez, FJ, Fukushima, S. Role of CYP2E1 in thioacetamide-induced mouse hepatotoxicity. Toxicology and Applied Pharmacology. 2008; 228(3): 295~300.

Kim DJ, Ahn BM, Choe SG, Shon JH, Seo JI, Park SH, et al. Preliminary ulticenter study about toxic hepatitis in Korea. Korean J Hepatol 2004; 10(Suppl 2): 80~86.

Lee WM. Acetaminophen and the U.S. Acute Liver Failure Study Group: lowering the risks of hepatic failure. Hepatology 2004: 40(1): 6~9.

Lu, SC. Regulation of glutathione synthesis. Curr. Topics Cell. Regulation. 2000; 36: 95~116.

Mehta, Nilesh. Drug-Induced Hepatotoxicity. http://emedicine.medscape.com/article. 2012.

Melchart, D, Linde, jS, Hager, zJ, Kaesmayr, TD, Shaw, R, Bauer, W, Weidenhammer, S. Monitoring of liver enzymes in patients treated with traditional Chinese drugs. JAMA. 1999; 282: 28~29.

Nourjah P, Ahmad SR, Karwoski C, et al. Estimates of acetaminophen (Paracetamol)-associated overdoses in the United States. Pharmacoepidemiol Drug Safety. 2006; 15: 398~405.

Pirmohamed M, Breckenridge AM, Kitteringham NR, Park BK. Adverse drug reactions. BMJ. 1998;316(7140): 1295~1298.

Stickel, F, Eleonora Patsenker, Detlef Schuppan, Herbal hepatotoxicity. Journal of Hepatology. 2005; 43: 901~910.

Suk KT, Kim DJ, Kim CH, Park SH, Yoon JH, Kim YS, et al. A prospective nationwide study of drug-induced liver injury in Korea. Am J Gastroenterol. 2012; 107: 1380~1387.

Tovar, RT. and Ptezel RM. Herbal Toxicity. Disease-a-Month. 2009; 55(10): 592~641.

Vassiliadis, T, Anagnostis, P, Kalliopi Patsiaoura, Olga Giouleme, Panagiotis Katsinelos, Alexandros Mpoumponaris, Nikolaos Eugenidis. Letters to the Editor. Valeriana hepatotoxicity. Sleep Medicine. 2009; 10: 935~936.

Yonsei University. The Asian Institute for Bioethics and Health Law. The Study on the Establishment of the Korea Medical Dispute Arbitration and Mediation Agency. 2011: 9.

Yoon JA, Kang JK, Ahn HJ, Choi JH, Kim CY. A Study on Types and Counterplans of Medical Accident Experienced by Dentists in Seoul(2004). Korean journal of oral medicine. 2005; 30(2): 163~89.

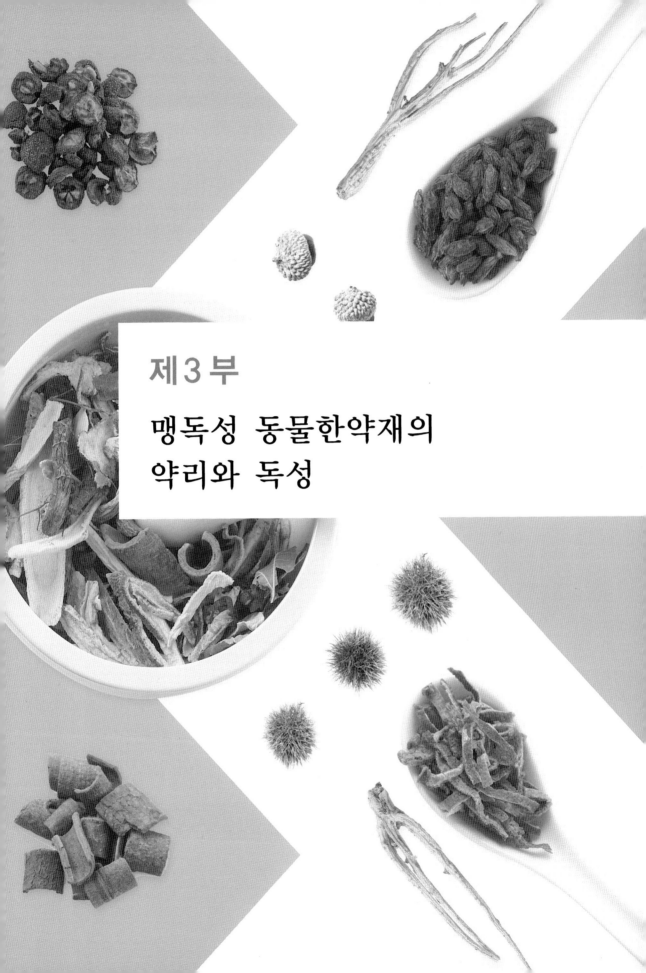

제 3 부

맹독성 동물한약재의
약리와 독성

- 한약은 99%가 식물성 한약이지만 비식물성이면서 곤충을 포함한 동물성 한약재에 존재하는 독성물질을 독소(toxin)라고 하는데 봉독, 사독, 반묘를 비롯하여 오공이 대표적인 독소이다.

한약은 식물, 동물, 광물로 크게 구분되지만 일반적으로 사람에게 사용되는 한약은 99%가 식물한약이다. 일반적으로 생체를 구성하는 4대 거대분자인 당, 단백질과 핵산을 비롯하여 지질이 1차대사산물(primary metabolite)이라고 한다. 반면에 식물에서 1차대사산물로부터 새롭게 합성되어 생리적 기능을 수행하는 물질을 2차 대사산물 또는 식물성 천연화학물질(phytochemicals)이라고 한다. 대부분의 식물성 천연화학물질은 식물이 자외선과 외부환경에 대항하여 자신을 보호하려는 목적에서 생성하는 물질이다. 이러한 특성 때문에 식물성 천연화학물질은 의약품, 항생제 등의 개발을 위해 광범위하게 다루어져 왔고 특히 오랜기간을 걸쳐 이용된 한방 처방에 있어서 약효의 기본적 근원이 된다.

이와 같이 한방에서는 식물 한약재가 대부분이지만 동물, 곤충, 어패류 등을 포함한 비식물 한약재도 사용하여 왔다. 우리나라를 비롯하여 중국, 일본 등에서 동물 한약재가 다수 사용되고 있으며 약 83종의 기원과 분류가 비교, 분석되기도 하였다. 일반적으로 체내에서 독성을 유발하는 물질을 일반적으로 독성물질이라고 하는데 독성작용을 유발하는 물질에 대한 용어와 정의가 항상 일정하게 사용되지는 않는다. 가장 일반적인 용어로 독물(toxicant), 독소(toxin), 독(poison), 독성물질(toxic substance), 독성화학물질(toxic chemical) 등이 있으며 <표 3-1>처럼 몇 가지로 구별하여 요약할 수 있으며, 본문에서 다루는 비식물성이며 곤충을 포함한 동물 한약재에 존재하는 독성물질을 독소(toxin)라고 한다. 대표적인 독소의 한약재는 봉독, 사독, 반묘를 비롯하여 오공 등이 있으며 이에 대한 한약재에 대한 약리와 독성에 대해 고찰하였다.

〈표 3-1〉 독성물질의 유래와 독성 강도에 따른 독의 용어

외인성물질 (Xenobiotics)	우리 생체 내에서 생성되지 않으면서 정상적인 식이(diet)에 포함되지 않는 모든 물질 또는 생체이 물이라고 함
내인성물질 (endogeneous materials)	생체 내에서 독성물질의 생물학적 영향은 결국 효소, 호르몬을 비롯하여 생체 내에서 생성 또는 합성되어 생명체 유지를 위해 이용되는 물질
독물 (Toxicants)	어떤 성질에 의해 유해한 생물학적 작용을 나타내는 물질, 천연에 있는 화학물질이거나 또는 합성 물질을 의미하며 급성 및 만성 등의 다양한 형태의 독성을 나타냄. 독성물질(toxic substance), 독성화학물질(toxic chemical) 등으로 표현되기도 함
독소 (Toxins)	생물체에 의해 생산된 특정 단백질(버섯독소 또는 파상풍독소). 대부분 즉각적인 작용을 보임
독 (Poisons)	아주 적은 양으로 노출 시 즉사나 병을 유발하는 강한 독물

제1장 봉독

◎ 주요 내용

- 봉독이 가진 다양한 단백질 성분 중 26개의 아미노산으로 구성된 melittin이 대표적인 봉독의 독성 및 약리 작용의 물질이며 봉침으로 가장 심각한 부작용은 면역반응인 아나필락시스 반응이 있다.

한방에서는 침과 뜸의 전통적인 치료 작용과 방법을 다양한 질병을 비롯하여 미용과 생리기능 증진 등 새로운 분야까지 확대 적용하여 연구하는 침구학이 발달하고 있는데 최근에는 특히 약침요법을 바탕으로 한 봉독요법(또는 봉침요법, Apitherapy, Bee venom therapy)이 개발되어 임상에 응용되고 있다. 봉침요법이란 꿀벌의 침으로 인체의 경혈을 자극하고 침액을 인체 내에 주입하여 각종 질병을 치료하는 것을 말한다. 봉침요법에는 꿀벌의 침을 직접 피부 표면에 찌르는 발침자법 및 직자법과 더불어 주사요법, 이온 전기도입법, 초음파요법, 연고 등을 통해 봉독이 치료에 응용되고 있다. 봉독의 치료적인 응용을 위한 벌의 종류는 양봉벌꿀인 *Apis mellifera*이다.

1. 구성성분

*Apis mellifera*의 봉독은 중량적으로 약 88%가 수분이며 나머지는 폴리펩티드, 효소, 아민(amine), 지질 그리고 아미노산으로 구성되어 있다. <표 3-2>는 구성 성분별 함량과 생물학적 영향을 나타낸 것으로 조사에 따라 다소 함량 및 성분에서 차이가 있다. 이들 물질들은 약리작용뿐 아니라 독성작용을 나타낸다. 약 10~100개의 아미노산으로 연결된 폴리펩티드로는 melittin, apamin mast-cell degranulating(MCD) peptide, mastocytolytic(MCL) peptide, secapin, tertiapin, melittin F, adolapin 등이 있다. 효소로는 phospholipase A2 (PLA2), hyaluronidase, phosphomonoestrase, lysophospholipase B3, 그리고 암모니아의 수소 원자를 탄화수소기로 치환하여 얻는 화합물인 아민류는 dopamine, histamine, noradrenaline 등이 있다. 그 외에 소량의 당, phospholipides 그러

고 아미노산이 봉독에 함유되어 있다.

<표 3-2> 봉독의 화학적 성분

Class of molecules	Component	% of dry venom	% of dry venom
Enzymes	Phospholipase A2	10~12	10~12
	Hyaluronidase	1~3	1.5~2.0
	Acid Phosphomonoesterase		1.0
	Lysophospholipase		1.0
	α-glucosidase		0.6
	Melittin	**50**	**40~50**
	Apamine	1~3	3
	Mast Cell Degranulating Peptide(MCD)	1~2	2
Other proteins and peptides	Secapin	0.5~2.0	0.5
	Procamine	1~2	1.4
	Adolapin		1.0
	Protease inhibitor		0.8
	Tertiapin	0.1	0.1
	Small peptides(with less than 5 amino acids)	13~15	
Physiologically active amines	Histamine	0.5~2.0	0.6~1.6
	Dopamine	0.2~1.0	0.13~1.0
	Noradrenaline	0.1~0.5	0.1~0.7
Amino Acids	γ--aminobutyric acid	0.5	0.4
	α-amino acids	1	
Sugars	Glucose & ructose	2	
Phospholipids		5	
Volatile compounds		4~8	

2. 주요 구성성분의 특성

1) Melittin

<표 3-2>처럼 melittin은 건조량의 40~60% 정도를 차지하며 용혈성 및 강력한 심독성 폴리펩티드(hemolytic and strong cardio-toxic peptide)이다. Melittin은 <그림 3-1>처럼 26개의 아미노산으로 구성되고 강한 염기성을 띠며 봉독의 대표적인 독성

및 약리작용을 유도하는 물질이다. Melittin은 세포막에 부착하여 용혈작용, 항균효능, 항암효능 등의 약리작용과 독성작용을 유도한다. 특히 melittin은 봉침의 항염증 및 항통증 효능을 유도하는 핵심 성분으로 확인되고 있다. Melitin의 독성 및 약리작용으로는 통각수용 세포의 활성과 감작을 유도하여 통각신호경로(painsignaling pathways)에 따라 신경 가소성(neural plasticity)의 변화를 일으키는 것으로 이해되고 있다.

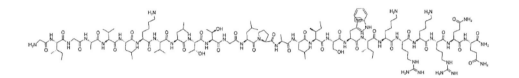

Gly-Ile-Gly-Ala-Val-Leu-Lys-Val-Leu-Thr-Thr-Gly-Leu-Pro-Ala-Leu-Ile-Ser-Trp-Ile-Lys-Arg-Lys-Arg-Gln-GlnNH2

〈그림 3-1〉 Melittin의 구조와 아미노산 구성

Melittin은 26개의 아미노산으로 구성되고 강한 염기성을 띠며 봉독의 대표적인 독성 및 약리작용을 유도하는 물질이다.

2) 효소

봉독에 존재하는 효소인 phospholipase A2(PLA₂)와 hyaluronidase는 건조 봉독에 각각 10~12%와 1.5~2% 정도로 존재한다. 일반적으로 PLA₂는 cyclooxgenase-2(COX-2)에 의한 prostaglandin E2(PGE2) 생성을 유도하여 염증을 촉진하는데 신경독성도 유발하는 것으로 확인되었다. 류머티스성관절염 등과 같은 염증 발생의 원인에 관여하는 물질은 glucuronic acid와 glucosamine이 반복하여 연결되어 형성된 고분자 다당류인 hyaluronic acid가 hyaluronidase에 의해 분해된 저분자의 hyaluronic acid이다. 따라서 봉독의 hyaluronidase는 생체 내에 존재하는 내인성 hyaluronidase와 함께 작용하여 저분자의 hyaluronic acid 생성을 촉진할 수 있다.

3) Apamin

Apamin은 봉독의 건조량에서 약 2~3% 정도이며 신경독성을 일으키는 18개 아미노산으로 구성된 폴리펩티드이다. 중추신경계에서 calcium-dependent potassium channel의 선택적 저해를 통해 활동전위 생성 빈도와 후-과분극기(after-hyperpolarization period)의 조절에 영향을 준다.

4) Mast cell degranulating(MCD) peptide

MCD peptide는 봉독의 건조량에서 약 2~3% 정도이다. MCD peptide는 비만세포(mast cell)로부터 histamine 방출을 유도하여 가려움을 유발하는 매개체이다(참고문헌: Banks). 또한 MCD peptide는 해마(hippocampus)에 결합하여 시냅스 강도가 지속적으로 증가하는 장기 강화(long-term potentiation)를 유도한다. 장기 강화는 기억 저장과 관련이 있지만 포화되면 오히려 기억 저장 능력의 감소와 관련이 있다. MCD peptide는 뇌전증(epilepsy)의 진행에도 관련이 있는 것으로 확인되었다.

5) Adolapin

Adolapin은 봉독 건조량의 1% 정도로 존재하며 103개의 아미노산으로 구성된 폴리펩티드이다. Adolapin은 cyclooxygenase 활성 저해를 통해 prostaglandin합성을 감소시켜 항염증효능과 더불어 항통증 및 해열 효능이 있는 것으로 추정되고 있다.

3. 봉독의 의학적 용용

1) 항염증 및 면역억제 효능

비경혈부위보다 경혈(acupoint)부위에 봉침을 놓아 항염증 및 항응고 효능이 확인되고 있다. 이러한 연유로 관절염, 점액낭염, 건염, 국소 소양감, 대상포진, 관절질환, 류머티스성관절염, 라임관절염, 다발성 경화증, 골관절염 등에 봉침이 응용되고 있다. 특히 꿀벌의 종에 따른 봉독의 성분의 차이가 있을지라도 봉침이 류머티즘에 오랜 기간에 걸쳐 성공적으로 응용되어 온 것으로 확인되고 있다.

2) 기타 효능

이외에도 <표 3-3>처럼 봉침에 의한 다양한 효능이 사람에 있는 것으로 의사와 환자들에 의해 보고된 증례보고가 있다. 그러나 <표 3-3>에 있는 질환에 봉침의 응용이 곧 완치가 된다는 보장은 없으며 권고를 할 정도도 아니다. 특히 봉침에 의한 알레르기반응에 대해 응급조치를 취할 수 있는 시설이 없다면 봉침 치료를 삼가는 것이 권장되고 있다.

〈표 3-3〉 봉침에 의해 치료 효과가 있다고 보고된 질환

관절염	다발성 경화증(Multiple sclerosis)	월경전 증후군 (Premenstrual syndrome)
뇌전증(Epilepsy)	점액낭염(Bursitis)	십자인대파열(Ligament injuries)
홍채염(Iritis)	일부 암	인후염(Sore throat)
만성통증	편두통(Migraine)	면역촉진제
혈액점성 및 응고성 감소	모세혈관 이완	항콜레스테롤증
Meruoses	비부비동염(Rhinosinusitis)	홍채섬모채염(Iridocylitis)
Therosclerosis	다발성 신경염(Polyneuritis)	각결막염
감염성 척추염 (Infectious spondylitis)	신경통(Neuralgia)	천식
다발관절염	말라리아(Malaria)	근육통(myalgia)
근염(Myositis)	열대궤양(Tropical ulcers)	느린 회복의 찰과상

4. 봉침의 독성 및 의학적 부작용

봉독에 노출 후 반응은 정상적인 반응(normal reaction)과 알레르기반응(allergic reaction)으로 구분된다. 정상적인 반응은 비알레르기반응으로 모든 사람에게 나타나며 따가운 통증이 수분 동안 지속되다가 시간이 지남에 따라 통증이 감소되는 것이 특징이다. 또한 <표 3-4>처럼 심한 통증 이후에는 노출된 부위가 부풀어 오르는 부종과 홍반이 관찰된다. 이러한 증상은 수시간 또는 수일 동안 지속되기도 한다. 비록 봉독에 노출된 부위가 비록 국소적으로 크게 번지는 반응(large local reaction)이 있더라도 전신반응으로 가는 경우가 없기 때문에 우려할 필요는 없다.

봉독에 의한 독성 및 부작용은 개인의 차이 및 노출 정도에 따라 다양하지만 봉독 노출에 의한 알레르기반응이다. <표 3-4>처럼 알레르기반응은 경미한 반응부터 호흡곤란에 의한 중증 반응까지 다양하다. 그러나 봉독에 노출 후 발생하는 가장 심각한 면역반응은 아나필락시스(anaphylaxis, 과민증)이며 이에 대한 기전과 더불어 응급조치에 대한 이해를 통해 보다 안전한 봉독요법 치료가 필요하다.

〈표 3-4〉 봉독 노출에 의한 정상적인 반응과 알레르기반응의 증상

봉독 노출 후 다양한 반응	증상
노출 직후 정상적, 비알레르기반응	통증
	따갑고 가려움
	노출 부위의 홍반
	노출부위 발진
	부풀어 오르는 부종
	만지면 따가운 증상
수시간 및 수일 후 정상적, 비알레르기반응	가려움
	잔여 증상
	노출 부위의 갈색 또는 붉은 상해 반점
	부종
국소적 반응의 확장	노출 부위의 혈관신경부종(angioedema)
	24~72시간 후 노출 부위가 직경 10cm 이상으로 번짐
피부 알레르기반응	전신에 두드러기(urticaria)
	봉독 노출 부위가 아닌 곳에서의 혈관신경부종
	피부의 전신적 소양증
	전신적 홍반
비치명적 전신적 알레르기반응	알레르기성 비염 또는 결막염
	경미한 호흡 장애
	경련성 복통
	중증의 소화계 불편
	무기력
	공포감
치명적 알레르기반응	쇼크
	의식상실
	저혈압 기절
	중증의 호흡 장애
	식도의 중증 부종

5. 봉독에 의한 아나필라시스 알레르기반응

1) 기전

아나필락시스는 신체 전체에 영향을 주면서 빠르게 시작하는 알레르기반응이다. <그림 3-2>에서처럼 아나필락시스는 비만세포(mast cell) 또는 호염기성 백혈구(basophil)로부터 염증전달물질(inflammatory mediator)과 cytokine의 분비로 이루어지는 면역

반응에 기인한다. 그러나 아나필락시스는 원인불명(idiopathic) 또는 드물게 비면역적 기전으로도 발생하기도 한다. 아나필락시스의 면역반응 기전에서는 면역글로불린인 IgE가 외부 항원결합하여 면역반응을 유도한다. 항원이 결합된 IgE는 비만세포와 호염기성백혈구의 세포막에 존재하는 IgE 수용체(receptor)인 FcεRI receptor(high affinity IgE receptor)에 결합하여 이들 세포의 활성화를 유도한다. 활성화된 세포들은 histamine과 같은 염증전달물질들을 방출한다. 이들 염증전달물질은 기관지의 평활근의 수축을 증가시키며 혈관확장을 유도한다. 혈관확장을 통해 혈관으로부터 혈액이 빠져나오게 하면서 심근의 기능 감소를 유도하게 된다. 이와 같이 아나필락시스 유발은 IgE에 기인하여 발생도 하지만 IgE-비의존 면역반응으로도 발생한다. 비면역 반응성 아나필락시스는 물질이 직접적으로 비만세포와 호염기성 백혈구의 탈과립(degranulation)을 유도하여 발생한다. 이들 세포 내의 과립에는 histamine과 같은 염증전달물질이 포함되어 있으며 탈과립이 되면 염증전달물질이 세포 외로 분비하게 된다. <그림 3-2>에서처럼 봉침에 의한 아나필락시스는 IgE-매개성 면역반응에 기인하는 것으로 확인되고 있다. 봉독에 노출 후 아나필락시스 유도는 개인차와 노출의 정도에 따라 차이가 있지만 수분 안에 발생할 수도 있다.

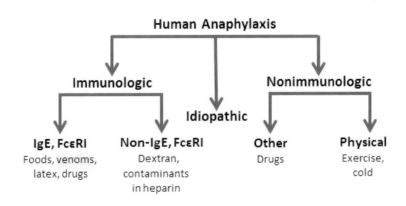

〈그림 3-2〉 사람의 아나필락시스 발생기전

* FcεRI receptor: high affinity IgE receptor.
* 아나필락시스는 면역반응(immunologic reaction), idiopathic reaction(원인불명 반응) 또는 드물게 비면역적 반응(non immunologic reaction) 등으로 발생하는데 면역반응은 비만세포(mast cell) 또는 호염기성백혈구(basophil)로부터 염증전달물질 (inflammatory mediator)과 cytokine의 분비로 이루어진다.

2) 아나필락시스를 유발하는 단백질

아나필락시스가 식물 한약재보다 이러한 동물 한약재에 의해 더 빈번히 유도되는 이유는 봉독을 비롯하여 사독 등의 동물-유래 독의 단백질 또는 peptide 성분이 존재하기 때문이다. 일반적으로 항체를 유발하는 대부분의 면역세포의 막에 존재하는 수용체가 단순한 화학물질보다 이러한 단백질에 친화성이 더 강하다<표 3-5>. 봉독을 비롯하여 곤충에서 아나필락시스를 유도하는 항원으로 단백질 및 폴리펩티드를 나타낸 것이다. Melittin을 제외한 이들 단백질들은 침이나 벌에 쏘였을 때 즉각적으로 통증을 유발하는 물질은 아니다.

〈표 3-5〉 곤충의 독에서 확인된 알레르기 유도물질(allergen)

알레르기 유도물질	Percent of Venom			
	분자량	꿀벌	말벌	불개미
Pohspolipase A2	15,800	10~12%	-	-
Phospholipase A1B	31,000 37,000	-	10~25	-
Phospholipase A1B	28,200	-	-	10~12c
Hyaluronidase	40,000 46,000	1~2	1.5~5	+/-
Acid Phosphates	98,000	1	-	<1
Antigen 5	22~25,000	-	15~40	-
Antigen C	102,000	<1	-	-
V mac 1	97,000	-	1	-
V mac 3	39,000	-	<1	-
Solenopsis I	35,000	-	-	5~1c
Solenopsis III	26,000	-	-	3c
Solenopsis IV	14,000	-	-	1~1.5c
Melittin	2,800	4.~60	-	-

3) 증상

일반적으로 해를 일으키지 않는 것인 진드기, 특정 화학물질 먼지, 꽃가루, 일부 음식 등에 대해 과민반응을 알레르기라고 한다. 알레르기에 대한 용어가 학술적으로 완전히 통일되지는 않았으나 유럽알레르기 임상면역학회(EAACI)의 제안에 의하면 "알레르기란 항체 또는 세포 등의 매개를 통한 면역학적 기전에 의해 야기되는 과민반응(hypersensitivity)"을 말한다. 봉침과 같이 다양한 곤충의 침에 찔리게 되면 알레르기가 유발되는데 침에 찔린 부위에서 즉각적으로 발생하는 통증, 붉음(redness), 붓기, 가려움 등을 국소반응(local reaction)이라고 한다. 그러나 침에 의한 알레르기반응은 찔린 부위의 이러한 증상과 다르게 전신적인 반응으로 이를 침-유도성 전신반응(sting-induce systemic reaction)이라고 한다. 알레르기에 민감한 사람에게 발생하는 대표적인 전신반응의 알레르기반응(allergic reaction)으로는 아나필락시스 또는 아나필락시스성 쇼크(anaphylactic shock, 과민성 충격)가 있다. 아나필락시스쇼크는 의식상실과 더불어 심하면 사망을 초래한다. 이러한 심각한 아나필락시스성 쇼크는 기침, 불안, 구토, 저혈압, 저림, 국소소양감, 발진, 창백, 가슴 통증, 빈맥, 호흡곤란, 위경련, 심하게 부풀은 오른 눈꺼풀, 입술과 혀 등의 증상을 동반한다. 이러한 봉독에 알레르기반응을 보이는 사람은 알레르기-민감군으로 약 1% 정도 되는데 이들에게 봉침은 금물이다. 비록 사망의 정도는 아니지만 아나필락시스성 쇼크의 가벼운 증상은 봉침을 맞은 초기에는 그렇게 심한 증상이 발현되지는 않는다. 그러나 봉침을 지속적으로 맞는다면 <그림 3-3>에서처럼 발진, 심하게 부풀어 오른 눈꺼풀과 입술 그리고 혀, 호흡곤란, 의식상실 등의 심각한 증상이 나타난다.

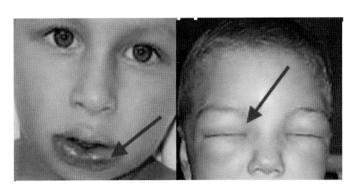

<그림 3-3> 아나필락시스에 의한 심하게 부풀어 오른 입술과 눈꺼풀

아나필락시스성 쇼크의 가벼운 증상은 봉침을 맞은 초기에는 그렇게 심한 증상이 발현되지는 않지만 지속적으로 맞는다면 발진, 심하게 부풀은 오른 눈꺼풀과 입술 그리고 혀, 호흡곤란, 의식상실 등의 심각한 증상으로 연결된다.

4) 주의사항 및 응급처치

첫 봉침 후 15~20분에 알레르기반응이 없다면 봉침을 계속적으로 수행할 수 있다. 그러나 개인마다 차이가 크기 때문에 봉침요법을 수행할 때는 반드시 응급치료장

비가 필요하다. 응급치료장비는 epinephrine과 antihistamine의 환제 및 주사제가 보편적으로 이용된다. 또한 봉독에 대한 알레르기 테스트를 통해 면역반응 유무를 확인할 필요성이 있다. 또한 봉침 후 수분 이내에 발진 또는 눈 주위가 붓는 것과 더불어 토하거나 의식불명과 호흡곤란을 보이면 즉각적으로 epinephrine과 antihistamine 주사 등의 응급처치가 필요하다.

5) 봉독의 알레르기 테스트

꿀벌이 한 번 찌를 때 배출되는 봉독의 용량을 사람에게 주입하거나 피부에 문지른다. 알레르기 테스트를 위한 부위는 심장에서 멀리 떨어진 무릎 부위가 추천되고 있다. 약 10~20분 동안 알레르기반응이 없을 경우에는 봉침요법을 수행할 수 있다. 꿀벌이 한 번 침을 찌를 때 방출되는 봉독의 양은 0.15mg에서 0.3mg 정도로 추정된다.

6. 안전성 및 안전용량

1) 양봉인의 빈번한 질환

양봉인에 대한 연구를 통해 봉독 노출에 의한 가장 빈번한 질환은 양봉인 관절증(beekeeper's arthropathy)으로 반복적인 봉침에 노출 후 2~14일간 지속되는 통증증후군(pain syndrome)이다. 모든 양봉인에게서 나타나는 것은 아니지만 봉침에 반복적으로 노출되는 대부분의 양봉인에게서 단형관절염(monoarticular arthritis)을 비롯하여 소수형관절질환(oligoarticular disease)이 확인되고 있다. 이러한 증상은 약 15~30일 후에는 진정되지만 때로는 만성질환으로 진행되는 경우도 있는 것으로 추정되고 있다. 다양한 세포의 세포막 불안정성, 세포괴사(necrosis)와 세포자멸(apoptosis) 등을 유도한다. 또한 봉독이 항원으로 작용하여 수분에서 수시간 내에 발생하는 쇼크인 과민반응(anaphylactic reaction)뿐 아니라 전신반응과 알레르기반응도 감수성이 있는 환자에게 봉독요법을 통해 발생할 수 있다. 특히 봉독에 대한 알레르기반응은 치명적인 결과를 낳을 수 있다.

2) 봉독에 의한 사망률

　<표 3-6>은 1986년 미국의 질병, 사고 등에 대한 사망률을 나타낸 것이다. 꿀벌에 의한 치료 및 쏘여 나타난 사망률은 17case로 전체 사망의 0.0008% 정도 확인되었다.

〈표 3-6〉 미국의 질환 및 사고에 의한 사망률(1986년)

	Number of deaths/year	Number of deaths per 1,000,000/year	Rate of the death of the total deaths
Heart disease	977700	4096	46.8597
Cancer	641400	1933	30.7414
Smoking	150000	750	7.189
Abuse Alekhalaat	100000	500	4.7929
Car accident	45601	192	2.1856
Suicide	29453	123	1.4116
Murder	19628	83	0.9407
Radon Gas	13000	54	0.6231
Foot vehicle	7641	32	0.3662
Drowning	4407	18.4	0.2112
House fires	3964	16.6	0.1900
Asthma	3880	16.2	0.1860
Poisoning	3621	15.1	0.1735
incidents of firearms	1649	6.9	0.0790
Freezing	1010	4.2	0.0484
Incidents of electricity	802	3.4	0.0384
Slip and silence while walking	404	1.7	0.0194
Allergy to penicillin	300	1.5	0.0144
Hunger and thirst	195	0.82	0.0093
Silent during Horseback riding	108	0.45	0.0052
Biting animals (dogs, etc.)	101	0.42	0.0048
Lightning	85	0.36	0.0041
During a collision sport	42	0.18	0.0020
Stress overload	28	0.17	0.0013
Insect bites (not honeybees)	24	0.07	0.0012
Honey bee sting	**17**	**0.12**	**0.0008**
Total death	208644	8739	100%
	0		

3) 봉독의 LD_{50}

사람에 피하주사에 대한 봉독의 LD_{50}는 2.8mg/kg이다. 이를 기준으로 60kg 성인에 대한 LD_{50}은 168mg/kg이 된다. 벌꿀이 1회 쏘는 봉독 용량이 최대 0.3mg이라고 추정했을 때 60kg 성인에 대한 LD_{50}에 대한 꿀벌의 쏘임(sting)은 약 560회가 된다. 즉 60kg 성인의 100명 중 50명을 사망하게 하는 sting의 횟수는 560회이다. 이와 같은 계산방법을 통해 <표 3-7>은 1 sting당 봉독의 용량을 기준으로 단위체중당 LD_{50}에 대한 봉독의 용량과 이에 해당하는 sting의 횟수를 나타낼 수 있다. 예를 들어 10kg 어린이에 대한 LD_{50}의 봉독용량은 28mg이고 sting당 봉독의 양이 0.3mg일 경우 약 93회, 0.15일 경우 약 186회가 LD_{50}의 sting 횟수가 된다.

〈표 3-7〉 단위 체중당 LD_{50}의 봉독용량과 꿀벌의 sting 횟수

체중(Kg)	LD_{50}(봉동용량: mg)	봉독의 용량에 따른 LD_{50}(sting 횟수)	
		0.3mg venom	0.15mg venom
10	28	93.33	186.67
20	56	186.67	373.33
30	84	280	560
40	112	373.33	746.67
50	140	466.67	933.33
60	168	560	1120
70	196	653.33	1306.67
80	224	746.67	1493.33
90	252	840	1680
10	280	933.33	1866.67
110	308	1026.67	2053.33
120	336	1120	2240

4) 봉독의 안전성 등급

봉독 0.3mg을 가진 봉침 1일 피하투여 횟수를 10회로 임상투여최고 용량으로 설정하여 봉침에 대한 안전성 등급을 추정할 수 있다. <표 3-8>에서처럼 봉침의 사람 피하투여에 대한 LD_{50}을 개략치사량(approximate lethal dose, ALD)으로 전환인자 1.5를 나누어주면 봉침에 대한 추정 ALD는 1.86mg/kg이 된다. 즉 봉독 0.3mg를 함유한 봉침에 대한 60kg 성인의 사망을 유도할 수 있는 용량은 1.86mg/kg×60kg이므로 약

112mg이다. 임상투여 최대 봉침의 횟수를 10회 산정했을 때 HED-based MOS는 37로 안전성 등급은 약물민감성을 가진 환자 및 노약자에게 독성을 유발할 가능성이 있는 한약재로 분류된다.

〈표 3-8〉 봉독의 HED-based MOS와 안전성 등급

사람 LD$_{50}$ (mg/kg)	ALD 전환계수	추정 ALD (mg/kg)	ALD의 theoretical HED (mg/60 kg)	임상투여 최고 용량 (mg)	HED-based MOS	등급판정
2.8	1.5	1.86	112	3	37	3

봉독 0.3mg은 꿀벌이 1번 sting할 때 분비할 수 있는 최대용량이다. 이를 기준으로 1일 10회 피하투여해도 사람의 사망을 초래할 수 있는 용량보다는 적다고 할 수 있다. 그러나 봉독에 의한 주요 사망 원인이 일반적인 반응이 아니라 아나필락시스와 같은 민감한 면역반응이므로 이와 같은 안전용량은 큰 의미가 없다고 할 수 있다. 따라서 봉침에 대한 의료사고를 예방하기 위해서는 봉독의 알레르기 테스트가 봉침요법 이전에 필수적이라고 할 수 있다. 봉침요법은 한의원에서 시행되어 왔으나 최근에 동결 건조된 분말 형태의 봉독주사제인 아피톡신(apitoxin)이 개발, 식품의약품안전처에 의해 승인되어 양방 의원에서도 봉독주사 치료가 시행되고 있다. 조사에 의하면 101명의 골관절염 환자에게 국소 주사한 결과 가려움증, 국소 통증, 두통 등의 부작용이 발생하였다. 또한 2011년에는 이물 육아종 2례가 보고되었다. 현재까지 면역관련 봉독의 알려진 물질 또는 확인되지 않은 다당류 및 인지질과 같은 아피톡신에 포함된 성분에 대한 면역반응이 육아종성 병변 발생의 원인으로 추정되었다. 이는 아무리 독성유발의 물질을 정제하여도 약리작용을 하는 물질도 면역반응을 유발할 수 있으며 아나필락시스의 가능성도 배제할 수 없다는 것을 의미한다.

제2장 사독

- 사독은 viperid venom과 elapid venom 종류로 분류되는데 viperid venom은 단백질 분해효소인 protease을 다량으로 함유한 혈독소(hemotoxin)이며 반면에 elapid venom은 근수축의 장애를 유발하여 마비증상을 일으키는 신경독소(neurotoxin)를 함유한 사독이다.

1. 구성성분

사독의 화학적 구성은 종간 및 종내(inter- and intra-species)의 차이가 크며 또한 지역적 종에 따라 차이가 있다. 사독은 단백질, 펩티드, 당, 지질, 금소이온, 유기물질 등이 혼합된 복합체이다. 그러나 사독(snake venom)은 건조량의 90~95%가 단백질 및 폴리펩티드로 구성되어 있다. 사독은 독성유발 기전 및 성분의 특성에 따라 두 가지인 viperid venom과 elapid venom 종류로 분류된다. Viperid venom은 단백질분해효소인 protease을 다량으로 함유한 사독이다. Viperid venom은 통증, 세포괴사, 국소부종, 혈액응고장애(cagulopathy)와 더불어 발생하는 심장손상으로 실혈(blood loss) 등의 증상을 유발하는 혈독소(hemotoxin)을 함유한 사독이다. Viperid venom에 의한 사망은 대부분 정상혈압 유지의 붕괴에 기인한다. 반면에 elapid venom은 근수축의 장애를 유발하여 마비증상을 일으키는 신경독소(neurotoxin)를 함유한 사독이다. Elapid venom에 의한 사망은 가슴과 배 사이에 있는 근육으로 이루어진 막인 횡격막이 더 이상 수축하지 않아 질식(asphyxiation)하는 것에 기인한다. 그러나 viperid venom과 elapid venom에 의한 사망이 명확하게 구분되어 나타나지 않고 상호 교체되어 발생하거나 동시에 발생하기도 한다. Elapid snake은 크기가 18cm의 Drysdalia종부터 6m인 King Cobra까지 다양하며 아시아, 북아메리카, 태평양 및 인도양 지역에 발견된다. Viperid snake은 호주, 아일랜드, 하와이, 북극 등지에서 발견된다.

1) 단백질 또는 효소

사독의 구성에 있어서 대부분을 차지하는 단백질은 종류 측면에서 수천 가지가 확인 되고 있다. 이들 단백질은 신경독소가 많지만 가수분해 효소와 같은 무독성이 단백질 과 효소도 존재한다. 분자량이 13~150KDa인 효소 독소는 viperid venome의 80~90%, elapid venom의 25~70% 정도를 차지한다. 사독의 주요 효소는 <표 3-9>와 같으며 digestive hydrolases, L-amino acid oxidase, phospholipases, thrombin-like pro-coagulant, kallikrein-like serine proteases, metalloproteinases(hemorrhagins) 등이 있다.

〈표 3-9〉 효소 또는 단백질 독소

Type	Name	Origin
Oxydoreductases	dehydrogenase lactate	Elapidae
	L-amino-acid oxidase	All species
	Catalase	All species
Transferases	Alanine amino transferase	
Hydrolases	Phospholipase A_2	All species
	Lysophospholipase	Elapidae, Viperidae
	Acetylcholinesterase	Elapidae
	Alkaline phosphatase	Bothrops atrox
	Acid phosphatase	Deinagkistrodon acutus
	5'-Nucleotidase	All species
	Phosphodiesterase	All species
	Deoxyribonuclease	All species
	Ribonuclease 1	All species
	Adenosine triphosphatase	All species
	Amylase	All species
	Hyaluronidase	All species
	NAD-Nucleotidase	All species
	Kininogenase	Viperidae
	Factor-X activator	Viperidae, Crotalinae
	Heparinase	Crotalinae
	α-Fibrinogenase	Viperidae, Crotalinae
	β-Fibrinogenase	Viperidae, Crotalinae
	α-β-Fibrinogenase	Bitis gabonica
	Fibrinolytic enzyme	Crotalinae
	Prothrombin activator	Crotalinae
	Collagenase	Viperidae
	Elastase	Viperidae
Lyases	Glucosamine ammonium lyase	

2) 폴리펩티드

효소처럼 아미노산으로 구성되었지만 크기가 작고 분자량이 5~10KDa인 폴리펩티드 독소는 <표 3-10>과 같이 세포독소 심장독소와 시냅스후 신경독소 등이 있다.

〈표 3-10〉 폴리펩티드의 독성

독소 종류	해당독소
α-neurotoxins	α-Bungarotoxin, α-toxin, erabutoxin, cobratoxin, fasciculin
β-neurotoxins	Notexin, ammodytoxin, β-Bungarotoxin, crotoxin, taipoxin
κ-Toxins	κ-Toxin
Dendrotoxins	Dendrotoxin, toxins I and K
Cardiotoxins	y-Toxin, cardiotoxin, cytotoxin
Myotoxins	Myotoxin-a, crotamine
Sarafotoxins	Sarafotoxins a, b, and c
Hemorrhagins	Phospholipase A_2, mucrotoxin A, hemorrhagic toxins a, b, c, HT1, HT2

2. 독성기전

1) 신경독소

사독의 독소는 elapid venom에 존재하는 neurotoxin과 viperid venom에 존재하는 hemotoxin로 구분된다. 사독의 신경독소는 신경전달물질에 의한 시냅스가 신호전달에 영향을 준다. 신경전달 과정에서 대표적인 신경전달물질인 acetylcholine은 신경세포막의 활동전위(action potential) 변화와 이온이 유입에 의해 세포에서 시냅스전 신경세포(presynaptic neuron)에서 신경세포와 신경세포 사이 시냅스틈(synaptic cleft)으로 분비된다. Actylcholine은 시냅스후 신경세포(postsynaptic neuron)의 수용체 (receptor)에 결합하여 시냅스후 신경세포를 자극하게 된다. 이후 acetylcholine은 시냅스후 신경세포의 막에 존재하는 acetylcholinesterase에 의해 choline으로 전환되어 시냅스전 신경세포로 재유입된다. 이와 같이 acetylcholine에 의해 신경세포 사이 정보가 교환되는 것을 콜린성 신경계(cholinergic neuron system)라고 한다. 사독의 신경독소는 콜린성 신경계에 영향을 통해 독성을 유발한다. 아미노산 61개로 구성된 fasciculine은 시냅스후 신경세포의 막에 존재하는 acetylcholinesterase를 파괴하여 콜린성 신경계에서 독성을 유발한다. Acetylcholinestrase가 파괴되면 수용체에 acetylcholine 이 분해되지 않고 시냅스틈에 존재하거나 수용체에 결합된 상태로 지속적인 신경전달이 이루어지게 된다. 이와 같이 actylcholine이 acetylcholinesterase에 의해 choline으로 분해되지 않고 수용체에 결합되면 죽음을 초래할 수 있는 긴장성 경련(tetany)이 유발하게 된다. Acetylcholine이 액포에서 방출되기 위해서 <그림 3-4>에서처럼 활동전위에 의한 칼슘이온(Ca⁺⁺)의 채널을 통해 신경세포 내로의 이동이 필요하다. Dendrotoxin은 이온채널을 막아 이온의 이동을 제한한다. 결과적으로 이온의 이동이 없다면 신경신호가 시냅스 후 신경세포로의 정보 전달이 이루어지지 않게 되며 신경마비(nerve paralysis)를 유도하게 된다. 또 다른 신경독소인 α-neurotoxin은 acetylcholine과 같은 역할을 통해 신경독성을 유발한다. <그림 3-4>처럼 acetycholine은 시냅스전 신경세포에서 분비되어 시냅스후 신경세포의 막에 존재하는 수용체에 결합하여 정보를 전달하게 된다. 사독의 신경독소인 α-neurotoxin은 시냅스후 신경세포의 수용체에 결합하여 acetylcholine의 흐름을 차단하게 된다. 이러한 차단은 무감각과 신경마비를 유발하게 된다.

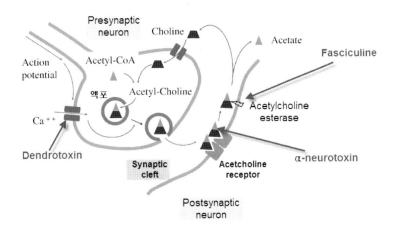

〈그림 3-4〉 콜린성 신경계에 대한 신경독소의 독성기전

Fasciculine은 acetylcholinesterase 파괴, dendrotoxin은 이온채널 장애, α-neurotoxin은 acetylcholine 역할을 통해 신경독성을 유발한다.

2) 혈독소

사독의 viperid venom이 혈독소의 대부분을 차지한다. 혈독소는 적혈구를 파괴하여 용혈현상(hemolysis)과 혈액응고를 유도한다.

3) 심장독소

심장독소는 심근의 특별한 부위에 결합하여 근육세포의 탈분극(depolarisation)을 유도하여 심근의 수축을 방해한다. 이는 심박동을 불규칙하게 하여 사망을 일으킨다.

3. LD_{50}과 안전성

사독의 LD_{50}은 <표 3-11>에서처럼 마우스 정맥투여에 대해 0.01mg/kg~0.5mg/kg 수준으로 확인되었다. 여러 종 중에서 가장 독성이 강한 종은 LD_{50}이 0.01mg/kg인 *Pseudonaja textilis*이다. 마우스의 LD_{50}을 바탕으로 사람의 사망을 유도할 수 있는 용량을 산출을 통해 안전성을 평가할 수 있다. 우선 LD_{50}은 투여된 개체군의 50% 치사를 나타내는 독성지표이므로 사람 1인의 치사를 유도할 수 있는 최소용량을 산출할 필요성이 있다. 최소용량은 개체군 중 1개체의 치사를 나타내는 용량을 개략치사량(approximate lethal dose)으로 나타낸다. 이를 위해 마우스의 LD_{50}인 0.01mg/kg를 마우스 ALD로 산출하기 전환계수 1.5로 나누면 마우스 추정 ALD는 0.066mg/kg이 된다. 즉 마우스의 사망을 초래할 수 있는 최소용량은 0.066mg/kg이 된다. 마우스의 ALD를 이용하여 사람의 ALD를 산출하는 것을 theoretical HED(human equivalence dose, 인체등가용량)이라고 하는데 이는 animal dose(mg/kg)×(animal km/human km)를 이용하여 계산된다. 따라서 <표 3-11> 참고를 통해 0.066mg/kg×(3/37)은 0.0054mg/kg이며 이는 사람의 추정 ALD로 사람의 죽음을 초래할 수 있는 최소용량이 산출된다. 뱀 1마리로부터 사독을 분리할 수 있는 양은 종 및 크기에 따라 차이가 있지만 1~250mg 수준이다.

〈표 3-11〉 다양한 사독의 LD_{50}

| 종(Species) | Route of injection | | | LD_{50}mg/kg |
| | LD_{50}mg/kg | | | |
	복강투여	정맥투여	피하투여	피하투여
Oxyuranus microlepidotus				0.03
Acanthophis antarcticus		0.25	0.50	0.40
Notechis scutatus	0.04		0.18	0.12
Pseudonaja textilis		0.01	0.25	0.05
Pseudechis porphyriacus		0.50	2.00	2.52
Dendroaspis polyepis		0.25	0.28	
Enhydrina schistosa	0.12	0.13	0.15	0.17
Daboia (Vipera) russelli		0.08	4.75	
Ophiophagus hannah			1.7	1.8

제3장 반묘

◎ 주요 내용

- 딱정벌레목에 속하는 가뢰과 곤충의 건조한 한약재로 벌레 건조량의 1〜2%로 함유되어 있는 cantharidin이며 소화기계, 심혈관계, 간독성과 비뇨생식계 등에 독성을 유발하지만 음경발기지속증(priapism)도 유도하는 것으로 알려졌다.

반묘는 가뢰를 의미한다. 가뢰란 곤충강 딱정벌레목에 속하는 가뢰과 곤충의 총칭으로 가뢰과 곤충을 건조한 전체로 사용되고 있다. 약용으로 응용되고 있는 가뢰는 띠띤가뢰 또는 황흑소반묘(*Mylabris cichorii* Linne), 중국가뢰 또는 대반묘(*Mylabris phalerata* Pallas), 줄먹가뢰(*Epicauta gorhami* Marseul) 등이 있다. 이들 곤충은 주로 여름이나 가을에 채취되어 백탕 후 건조되어 이용되었다.

1. 주요 성분

반묘의 주성분은 벌레 건조량의 cantharidin 1〜2%, fat 12%, 수지, formic acid 등으로 구성되어 있으며 cantharidin이 독성을 야기하는 핵심 물질이다. Cantharidin의 분자식은 <그림 3-5>와 같이 $C_{10}H_{12}O_4$이며 terpenoid의 일종이다. 딱정벌레당 cantharidin 함량은 종에 따라 차이가 있지만 0.2mg에서 0.7mg 수준이지만 *Epicauta*

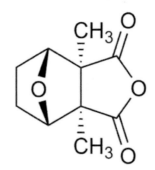

〈그림 3-5〉 Cantharidin의 화학적 구조

Cantharidin은 반묘 건조량에 1〜2% 정도로 함유되어 있으며 독성을 야기하는 핵심 물질이다.

*immaculata*은 4.8mg 정도까지 함유되어 있다. 또한 암컷보다 수컷이 더 많은 함량의 cantharidin이 포함되어 있다.

2. 독성기전과 임상증상

1) 독성기전

딱정벌레에 피부가 물리면 cantharidin은 피부 세포막의 지질부분을 쉽게 통과하여 체내로 흡수된다. 체내로 흡수된 cantharidin은 단백질의 아미노산을 연결하는 peptide 결합을 절단하는 효소인 serine protease 분비를 촉진시킨다. Serine protease는 세포질 내부에 존재하는 교소체판(desmosomal plaque), 세포와 세포 사이의 부착 (cell-to-cell adhesion)의 구조물을 해체시킨다. 결과적으로 세포 간 연결고리가 절단 되는 세포분리(acantholysis)가 유도되며 <그림 3-6>처럼 피부에 물집(blistering)을 유 발하게 된다.

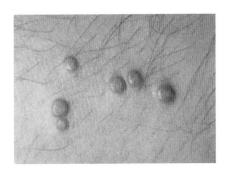

〈그림 3-6〉 Cantharidin에 의한 피부 물집

반묘의 cantharidin은 단백질분해효소인 serine protease 분비를 촉진시켜 세포구조물을 파괴하여 피부에 물질(blistering)을 유발하 게 된다.

2) 임상증상

(1) 소화기관계

Cantharidin 175mg을 섭취 후 점막에 수포 형성, 입술과 목에 심한 통증, 삼키는 것이 고통스러울 정도의 식도의 부식이 유발되있다. 또한 복부 통증과 장의 궤양화와 더불어 장의 운동성을 증가시켜 수분 증가에 의한 설사가 동반되었다.

(2) 비뇨생식기계

Cantharidin의 대표적인 독성은 신장상해로 노출 후 신세뇨에서 출혈과 혈뇨를 유도하는 독성을 비롯하여 음경발기 지속증(priapism)을 유도하는 것으로 확인되었다.

(3) 심혈관계

Cantharidin 노출 후 심장의 부정맥이 확인되었다. 특히 맥박의 횟수가 정상보다 많은 상태인 빈맥(tachycardia)은 cantharidin에 의해 유도된 고혈압과 연관이 있는 것으로 추정된다. 또한 심혈관계의 섬유화와 무수축도 확인되었다.

(4) 간독성

간의 실질변성(parenchymatous degeneration)과 세포의 형태가 허물지는 cell individuality가 상실되는 것이 확인되었는데 이는 serine protease 활성에 기인하는 것으로 추정된다.

3. 반묘의 안전성 등급

Cantharidin은 serine protease 활성을 유도하는 특성이 있기 때문에 조직에서 세포 상호 간 연결체를 절단하는 기능을 통해 사마귀(warts)와 연성종양(molluscum) 등을 제거하는 의학적 응용이 가능하다. 그러나 이러한 의학적 응용은 용량 측면에서 안전하고 적절하게 처방되어야 한다. 사람의 섭취에 대한 cantharidin의 LD_{50}은 0.5mg/kg으로 추정되고 있으며 약 10mg을 섭취했을 때 사망과 같은 치명적인 결과를 초래하는 것으로 추정되고 있다. 한방 처방에 있어서 반묘의 복용량은 10mg으로 추정되고 있다. 반묘에 cantharidin가 약 2% 함유되어 있을 경우에 사람의 섭취에 대한 cantharidin의 LD_{50}가 0.5mg/kg이라는 것을 기초로 할 때 반묘에 대한 LD_{50}은 0.5mg/kg×50=25mg/kg이 된다. 이를 이용하여 반묘의 HED-based MOS(human equivalency-based margin of safety: 인체등가용량-근거 안전역)를 통해 안전성 등급의 산출이 가능하다. 반묘에 대한 사람의 추정 ALD는 전환계수 2로 나누어지므로 0.025g/kg×2=0.0125g/kg이 된다. 이를 다시 60kg 사람으로 추정했을 때의 ALD는 0.75이므로 반묘의 임상투여최고용량을 0.01g으로 산정했을 때 HED-based MOS는 75이며 안전성 등급은 Class 4가 된다. 따라서 약 2% cantharidin이 함유한 반묘를 60kg 환자에 0.01g을 투여하였을 경우에 반묘의 등급은 Class 4가 되어 환자에 따라 임상용량의 3배 이하로 증가가 가능한 한약재가 된다(<표 3-12>).

〈표 3-12〉 반묘의 안전성 등급

사람 LD$_{50}$ (g/kg)	ALD 전환계수	추정 ALD (g/kg)	ALD의 theoretical HED (g/60 kg)	임상투여 최고 용량(g)	HED-based MOS	등급판정
0.025	2	0.0125	0.75	0.01	75	4

4. 반묘의 의료사고

앞서 언급한 것처럼 반묘의 1회 복용량을 0.01g으로 산정했을 때 반묘의 안전성 등급은 Class 4가 되어 환자에 따라 임상용량의 3배 이하로 증가가 가능한 한약재이다. 다음은 2013년 대한한의학회는 식품의약품안전처의 용역사업으로 한의사 의료분쟁 사례분석 및 대처방안 연구에 포함된 반묘 복용에 의한 의료사고 내용이다.

1) 반묘에 의한 사망사고

반묘 4.7g에서 5g씩 4봉을 조제하여 투약한 결과, 사망을 초래하였다. 반묘 4.7g엔 cantharidin이 90mg이 함유되어 있다. 이는 사람에게 치사량으로 작용한 용량인 10mg의 9배가 된다.

2) 대한한의학협회의 분석

반묘는 1회 1.5g 내지 2g의 소량을 엄격히 준수하여 조제되어야 한다고 설명하고 있다. 반묘 2g에 cantharidin이 40mg이 함유되어 있기 때문에 사람에게 치사량으로 작용한 용량인 10mg의 4배가 된다.

제4장 오공

> • 오공은 지네(centipede)의 독(Scolopendrid Venom)이며 독성을 유발하는 물질은 benzoic alkaloid인 scolopendrine과 강력한 통증과 독성 유발의 촉매 역할을 하는 serotonin과 용혈성 phospholipase A, 심장독소단백질(cardiotoxic protein)과 세포용해소인 cytolysin 등이 있다.

지네(centipede)는 오공이라는 이름으로 한방에서 오랫동안 사용하여 왔으며 신농 본초경에도 효능에 대해 서술되어 있다. 한국에서 서식하고 있는 오공은 대형종의 지네류로 2과 7종이 있으며 국내에서 사용되는 오공 대부분은 노랑머리왕지네 (*Scolopendra subspinipes mutilans*)로 약 95%가 이용되고 있다. 오공의 독은 머리 부분에 있는 2개의 악족(maxilla)중 제1악족에 있으며 이외에도 흉내와 꼬리의 기판에도 대량의 선체에 존재한다.

1. 구성성분

오공 독(지네독, Scolopendrid venom)의 구성성분은 benzoic alkaloid인 scolopendrine 과 강력한 통증과 독성 유발의 촉매 역할을 하는 serotonin과 용혈성 phospholipase A, 심장독소단백질(cardiotoxic protein)과 세포용해소인 cytolysin 등이 있다. 또한 phospholipids, cholesterol, free fatty acids, triglycerides, cholestero esters, squalene의 지방성분과 enzymes esterase, acid, alkaline phosphatase, amino acid naphthylamidase 등도 *Scolopendra morsitans*에서 확인되었다.

2. 독성 및 임상 증상

지네에게 물리면 심한 통증과 붓기 그리고 기운이 빠지면서 열이 동반된다. 지네에게 물려 죽은 사건은 필리핀에서 7살 소녀의 일례인데 물리고 29시간 후에 사망사고 외에는 아직 없다. 그러나 오공의 독에 의해 알레르기반응에 의한 아나필락시스쇼크(anaphylactic shock)가 초래될 수도 있다.

3. LD$_{50}$과 안전성 등급

1) LD$_{50}$

<표 3-13>과 같이 지네류의 LD$_{50}$이 확인되었으며 우리나라에서 가장 널리 이용되는 지네인 *Scolopendra subspinipes* 독의 LD$_{50}$는 마우스 정맥투여에 대해 약 2.35mg/kg이다. 오공의 독이 건조량의 1% 정도 포함되었을 때 독을 포함한 오공 전체의 LD$_{50}$는 235mg/kg이 된다. 일반적으로 오공의 복용량이 분말로 1g으로 추정하여 HED-based MOS와 안전성 등급평가는 다음과 같이 할 수 있다.

〈표 3-13〉 다양한 지네류의 독에 대한 LD$_{50}$

지네류	투여경로	마우스에 대한 LD$_{50}$(mg/kg)
Scolopendra viridicornis	근육 정맥	12.5 1.5
Scolopendra subspinipes	근육 정맥	60 2.35
Otostigmus scabricauda	근육 정맥	3.5 0.6
Cyptops iheringi	근육 정맥	17 7.5
Scolopocryptos ferrugineus	근육 정맥	19.5 8

* 참고문헌: Bettini.

2) 안전성 등급

오공의 마우스 정맥투여에 의한 LD$_{50}$은 235mg/kg이므로 1.5를 적용하여 LD$_{50}$을 나누어주면 마우스의 경구투여 추정ALD 수치가 된다. <표 3-14>처럼 추정 경구투여 ALD는 0.156g/kg이 된다. 마우스와 사람의 Km factor의 비가 3/37이므로 성인 60kg

의 오공분말에 대한 ALD 인체등가용량은 0.75g/kg이 된다. 오공 분말의 1회 복용량
은 1g이므로 이를 나누면 HED-based MOS는 0.75, 안전성 등급이 Class 1이 된다.
Class 1은 효능용량과 치사용량이 겹치기 때문에 사용금지의 한약재 또는 기존 투여
량의 1/10~1/100 정도의 투여 용량 감소가 필요한 한약재가 된다.

〈표 3-14〉 오공의 HED-based MOS와 안전성 등급

오공의 종류	투여	LD_{50} (g/kg)	ALD 전환계수	추정 ALD (g/kg)	Km factor (animal/ human)	ALD의 theoretical HED (g/60kg)	임상투여 최고 용량(g)	HED-based MOS	Class
Scolopendra subspinipes	정맥	0.235	1.5	0.156	3/37	0.75	1	0.75	1

〈참고문헌〉

노희목, 김승모, 최홍식(2009). 「반묘와 가공반묘의 단회투여 독성에 대한 비교연구」. Kor. J. Herbology. 2009 ; 24(3): 1～12.

신승우(2012). 「오공독에 관한 문헌적 고찰」. 대한면역약침학회지. 2012; 1(1): 81～91.

이종선, 조용선, 송기훈, 황수란, 박진, 윤석권, 김한욱(2011). 「건조밀봉독(아피톡신주) 주사에 의한 이물 육아종」. 대한피부과학회지. 2011; 49(10): 943～947.

Allergycases.blogspot.co.uk/2005/06/venom-allergy-short-review.html

Banks, B.E., Dempsey, C.E., Vernon, C.A., Warner, J.A., Yamey, J., 1990. Anti-inflammatory activity of bee venom peptide 401 (mast cell degranulating peptide) and compound 48/80 results from mast cell degranulation in vivo. Br. J. Pharmacol. 99, 350～354.

Barker, SA, Bayyuk, SH, Brimacombe, JS, Hawkins, CF, Stacey, M. The structure of the hyaluronic acid component of synovial fluid in rheumatoid arthritis. Clin. Chim. Acta. 1964; 9: 339～343.

Barker, S.A., Bayyuk, SI, Brimacombe, JS, Palmer, DJ. Characterization of the products of the action of bee venom hyaluronidase. Nature. 1963; 199: 693～694.

Bauchot, Roland(1994). *Snakes: A Natural History*. New York City, NY, USA: Sterling Publishing Co., Inc. pp.194～209. ISBN 1-4027-3181-7.

Bettini, Sergio. Arthropod Venoms in Handbook of Experimental Pharmacology. Handbuch der experimentellen Pharmakologie. 1978.

Bidard, J.N., Mourre, C., Gandolfo, G., Schweitz, H., Widmann, C., Gottesmann, C., Lazdunski, M., 1989. Analogies and differences in the mode of action and properties of binding sites (localization and mutual interactions) of two K+ channel toxins. MCD peptide and dendrotoxin I. Brain Res. 495, 45～57.

Binder, R.(1979). Malpractice-in dermatology. *Cutis; Cutaneous Medicine for the Practitioner*23 (5): 663～666.

Broad, AJ, Sutherland, SK, Coulter, AR. The lethality in mice of dangerous Australian and other snake venoms. Toxicon. 1979; 17: 664～667.

Clapp, LE, Klette, KL, DeCoster, MA, Bernton, E, Petras, JM, Dave, JR, Laskosky, MS, Smallridge, RC, Tortella, FC. Phospholipase A2-induced neurotoxicity in vitro and in vivo in rats. Brain Res. 1995; 693: 101～111.

Cuende, E, Fraguas, J, Pena, JE, Pena, F, Garcia, JC, Gonzalez, M. Beekeeper' arthropathy. J. Rheumatol. 1999; 26: 2684～2690.

Dotimas, EM and Hider, RC. Honeybee venom. Bee World. 1987; 68(2): 51～70.

Gajski, G. Vera Garaj-Vrhovac. Melittin: A lytic peptide with anticancer properties Environ Toxicol Pharmacol. 2013; 36(2): 697～705.

Hao, J, Liu,mg, Yu, YQ, Cao, FL, Li, Z, Lu, ZM, Chen, J. Roles of peripheral mitogen-activated protein kinases in melittin-induced nociception and hyperalgesia. Neuroscience. 2008; 152: 1067～1075.

Hugues, M, Romey, G, Duval, D, Vincent, JP, Lazdunski, M. Apamin as a selective blocker of the calcium-dependent potassium channel in neuroblastoma cells: voltage-clamp and biochemical characterization of the toxin receptor. Proc. Natl. Acad. Sci. U.S.A. 198; 79: 1308~1312.

Koburova, KL, Michailova, SG, Shkenderov, SV. Further investigation on the antiinflammatory properties of adolapin－bee venom polypeptide. Acta Physiol. Pharmacol. Bulg. 1985; 11: 50~55.

Kondo, T, Ikenaka, K, Fujimoto, I, Aimoto, S, Kato, H, Ito, K, Taguchi, T, Morita, T, Kasai, M, Mikoshiba, K. K$^+$ channel involvement in induction of synaptic enhancement by mast cell degranulating (MCD) peptide. Neurosci. Res. 1992; 13: 207~216.

Krell, R. Value-added products from beekeeping. SAO Agricultural Services Bulletin. Food and Agriculture Organization of the United Nation, Rome, 1996.

Kwon, YB, JH Lee, HJ Han, WC Mar, SK Kang, OB Yoon, AJ Beitz, JH Lee. The water-soluble fraction of bee venom produces antinociceptive and anti-inflammatory effects on rheumatoid arthritis in rats. Life Science. 2002; 71: 191~204.

Mahmoud Abdu Al-Samie, Mohamed Ali Studies on Bee Venom and Its Medical Uses International Journal of Advancements in Research & Technology. 2012; 1(2): 1~15.

Minton, S and Minton, M.R. Venomous Reptiles. Scribners New York. 1969.

Noda, N, Yashiki, Y, Nakatani, T, Miyahara, K, Du, XM. A novel quinoline alkaloid possessing a 7-benzyl group from the centipede, Scolopendra subspinipes. Chemical & Pharmaceutical Bulletin. 2001; 49: 930~931.

Moed, L., Shwayder, TA, Chang, MW. Cantharidin revisited: A blistering defense of an ancient medicine (PDF). Archives of Dermatology. 2001; 137(10): 1357~1360.

Nyazema, Norman. A Review: Cantharidin Poisoning. S Afr Farm Pract. 1989: 10: 70~73.

Robert L. Norris (November 19, 2008). Centipede Envenomation. eMedicine. Retrieved October 29, 2010.

Rose, A. Bees in balance. Starboint Enterprises, Ltd, Bethesda, Maryland. 1994.

Schmidt, JO. Allergy to venomous insects (In. The Hive and the Honey Bee, Edited by Joe M. Graham, Dadant and Sons, Hamilton, Illinois, 1999).

Sean, P. Bush, Bradley O. King, Robert L. Norris & Scott A. Stockwell. Centipede envenomation. Wilderness & Environmental Medicine. 2001; 12(2): 93~99.

Sharma, HC and OP Singh. Medicinal properties of some lesser known but important bee products. Proc. 2nd Int. Conf. Apiculture in Trop. Climates, IBRA, New Delhi, 1983; 694~702.

Shipolini, RA. Biochemistry of bee venom. In: Handbook of natural toxins, Vol. 2, A.T. Tn, (ed.), Marcel Dekker, New York. 1984; 49~85.

Shkenderov, S, Koburova, K. Adolapin－a newly isolated analgetic and antiinflammatory polypeptide from bee venom. Toxicon. 1982; 20: 317~321.

Simons, FE. Anaphylaxis. J Allergy Clin Immunol. 2010; 125(2 Suppl 2): S161~181.

Simons, FE, Frew, AJ, Ansotegui, IJ, Bochner, BS, Golden, DB, Finkelman, FD, Leung, DY,

Lotvall, J, Marone, G, Metcalfe, DD, Muller, U, Rosenwasser, LJ, Sampson, HA, Schwartz, LB, van Hage, M, Walls, AF. Practical allergy (PRACTALL) report: risk assessment in anaphylaxis. Allergy. 2008; 63: 35~37.

Son, DJ, Lee, JW, Lee, YH, Song, HS, Lee, CK, Hong, JT. Therapeutic application of anti-arthritis. pain-releasing and anti-cancer effects of bee venom and its constituent compounds. Pharmacol. Ther. 2007; 115: 246~270.

Wikipedia. the free encyclopedia. Cantharidin.

Wikipedia. the free encyclopedia. Scolopendra subspinipes.

Won CH, Choi ES, Hong SS. Efficacy of bee venom injection for osteoarthritis patients. J Korean Rheum assoc. 1999; 6: 218~226.

www.epharmacognosy.com /2012/04/ centipede-wugong-scolopendra.html

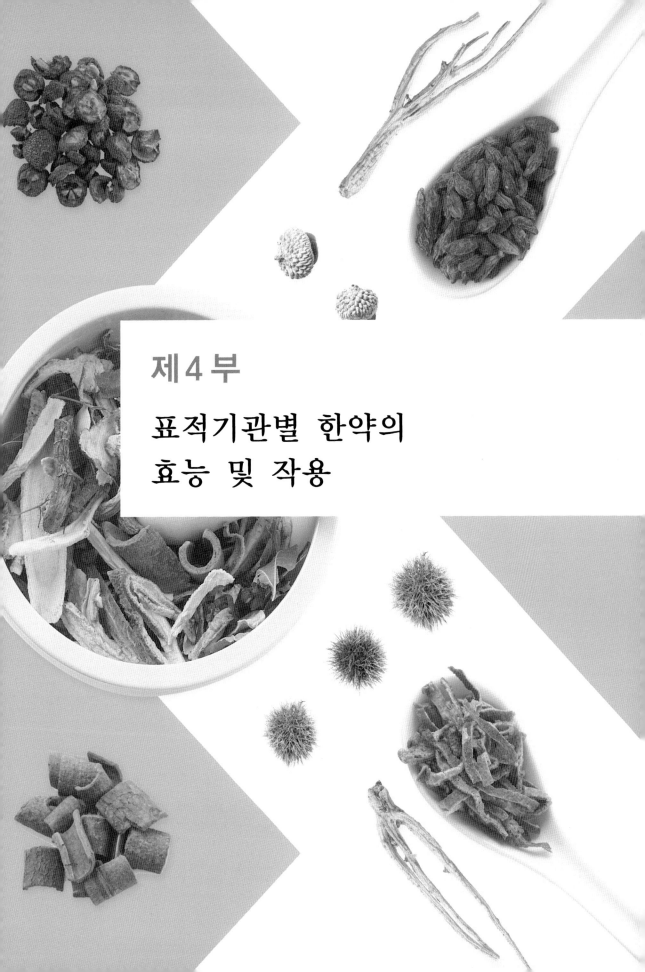

제 4 부

표적기관별 한약의 효능 및 작용

제1장 난임과 한약

◎ 주요 내용

> • 수태능력을 높이기 위해 사용된 침술과 한약재에 대한 연구의 메타분석을 통해 침술보다
> 한약재가 좀 더 높고 연구결과의 일치성이 있는 것으로 추정된다.

1. 난임(infertility)의 현황 및 특성

난임이란 약 1년간 정상적인 부부생활을 하였음에도 불구하고 임신이 되지 않는 상태를 말한다. 전 세계적으로 약 20%의 부부가 난임으로 확인되고 있으나 2006년 15만 명으로 전체 부부의 약 10~15%, 또는 7%쌍 중 1쌍이 난임으로 추정되고 있다. <그림 4-1>처럼 난임의 원인으로 여성에 기인하는 비율이 30%, 남성에 기인하는 비율이 30% 정도이며 여성 및 남성의 공동 기인이 약 10%정도이다. 그 외에 25% 정도는 원인불분명 또는 기타 난임의 원인으로 약 5%정도로 조사되었다.

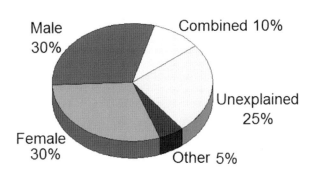

〈그림 4-1〉 난임의 원인

난임의 원인으로 여성에 기인하는 비율이 30%, 남성에 기인하는 비율이 30% 정도이며 여성 및 남성의 공동 기인이 약 10% 정도이다.

조사에 의하면 난임률은 여성의 나이가 증가함에 따라 증가하는 것으로 확인되었다. 결혼한 여성의 연령 16~20세 사이의 난임률은 4.5%, 35~40세는 31.8%, 40세 이상에서는 70%로 확인되었다. 남성도 여성과 마찬가지로 나이가 많아질수록 임신

능력이 감소하지만 여성보다는 다소 낮게 나타난다. 남성은 25세에 최고 수준의 임신 능력에 이르고 이 이후는 서서히 감소하여 45세가 지나면 현저히 감소한다. 남성의 나이 증가가 난임을 일으키는 이유는 염색체의 비분리(nondisjunction) 증가와 유전자의 돌연변이(gene mutation) 증가이다.

여성에 있어서 난임의 주요 원인으로 배란이 되지 않거나 배란의 불규칙한 배란질환(ovulatory disorders), 난관이 막히거나 감염에 의한 관질환(tubal disorder), 자궁근종(fibroid) 및 자궁용종(uterine polyp) 또는 자궁유착(uterine adhesion)과 같은 자궁의 문제 등 3가지로 요약되고 있다. 난임에 있어서 남성의 문제는 정자의 부족, 정자의 운동성 부족, 비정상적인 정자 형태, 사정에서 무정자 등으로 요약된다.

가임력(fecundity)이란 1회의 피임 없는 월경주기에서 임신하여 생존 태아를 출산할 수 있는 비율이며 수태능력(fecundability)이란 1회의 피임이 없는 월경주기에서 임신할 수 있는 비율을 의미한다. 정상 부부의 수태능력은 월간 20~25%, 3개월간 57%, 6개월간 72%, 1년간 85%로 추정되고 있다.

난임은 흔히 1차성 난임과 2차성 난임으로 구분하기도 한다. 일차성 난임(primary infertility)은 결혼 1년이 지났으나 임신이 되지 않는 경우를 의미한다. 이차성 난임(secondary infertility)은 과거에 임신한 경험이 있으나 1년이 지나도 임신이 되지 않는 경우를 말한다. 조사에 의하면 일반인들의 난임 진단 전 난임 극복을 위해 한방 병·의원을 이용하는 율은 70.6%로 비교적 높았으나 진단 이후는 난임 극복을 위한 치료를 위해 한방 병·의원을 이용하는 율은 38.2%로 낮은 것으로 확인되었다.

난임의 원인에 대한 다양한 이유가 있지만 대체적으로 난임여성에 대한 한방 및 양방 등의 다양한 처방에 의한 일반적인 임신성공률은 원인 불명의 난임에서는 57%, 자궁내막증의 경우에는 28%, 난관 문제의 경우에는 25% 정도가 추정되고 있다.

2. 난임과 한약재

1) 한약처방에 의한 임신성공률

○ 난임에 대한 효능

<표 4-1>처럼 난임을 가진 1,005명 여성에 포함된 8개의 무작위 비교연구(randomized

controlled trials, 실험참가자를 실험군과 대조군에 무작위로 배치하는 방법)에 대한 메타분석을 통해 한방처방(중의약)과 양방처방의 수태능이 비교되었다. 한방처방에 의해 4개월 동안 636명 중 379명으로 임신이 약 60%, 양방처방에 의해 369명 중 112명으로 임신율이 약 32%로 확인되었다. 따라서 한방처방이 양방처방보다 임신에 대한 상승비(odds ratio)가 약 3.5배(95% CI: 2.34, 5.24, $p<0.0001$, $I^2=42\%$) 정도 높은 것으로 확인되었다. 즉 한방처방이 양방처방보다 임신을 유도할 수 있는 가능성이 약 3.5배 높다는 것을 알 수 있다.

〈표 4-1〉 한방처방 및 양방처방에 의한 임신율 연구에 대한 메타분석

무작위 비교연구	한방처방 임신수	한방처방 처방수	양방처방 임신수	양방처방 처방수	Weight	Odds Ratio Random, 95% CI	Odds Ratio Random, 95% CI
Hua 03	50	76	8	31	11.7%	5.53 [2.17, 14.06]	
Wu 06	32	48	29	52	13.8%	1.59 [0.70, 3.57]	
Lin 05	34	48	12	42	12.0%	6.07 [2.43, 15.15]	
Xia 04	24	46	9	40	11.6%	3.76 [1.47, 9.63]	
Chen 95	19	60	6	25	9.8%	1.47 [0.50, 4.27]	
Shao 04	21	32	11	30	10.1%	3.30 [1.16, 9.34]	
Ren 02	17	28	11	30	9.9%	2.67 [0.92, 7.72]	
Zhang 06	182	298	26	119	21.2%	5.61 [3.43, 9.19]	
Total (95% CI)		636		369	100.0%	3.50 [2.34, 5.24]	
Total events	379		112				

Heterogeneity: Tau² = 0.14; Chi² = 12.03, df = 7 (P = 0.10); I² = 42%
Test for overall effect: Z = 6.09 (P < 0.00001)

0.02 0.1 1 10 50
양방 측면   한방 측면

<표 4-2>는 616명의 여성을 포함한 7개의 코호트연구(Cohort study, 전향성 추적조사)를 메타분석법을 이용하여 한방처방에 의한 임신을 확인한 것이다. 한방처방을 통해 처방환자수 616명 중 300명이 임신하여 임신율이 48.7%(95% CI: 44.7, 52.7, $I^2=82.8\%$)로 확인되었다.

<표 4-2> 한방처방 및 양방처방에 의한 임신 연구에 대한 메타분석

코호트연구	임신수/처방수	Effect Size (95% CI)	ES (95% CI)	Weight (%)
Luolan 86	136/343		0.40 (0.34, 0.45)	55.68
Zhang 01	55/94		0.59 (0.48, 0.69)	15.26
Fang 91	18/32		0.56 (0.38, 0.74)	5.19
Wing 06	28/50		0.56 (0.41, 0.70)	8.12
Tan 01	30/41		0.73 (0.57, 0.86)	6.66
Tian 98	21/29		0.72 (0.53, 0.87)	4.71
Usuki 89	12/27		0.44 (0.25, 0.65)	4.38
Total	300/616		0.49 (0.45, 0.53)	100.00

Overall effect: I^2 = 82.8%, p < 0.0001

0   1

* ES: effect size.

<표 4-3>은 대만 국립출생기록원의 자료를 응용한 것으로 2005년 6월 2006년 7월 사이 임신 및 수유기간에 중의약을 복용한 24,200명 중 약 87.8%인 21,248명이 설문에 응답한 자료이다. 임신기간에 하나 이상의 중의약을 복용한 여성은 약 33.6%, 산후기간에 복용한 여성은 약 87.7% 정도이었다. 복용한 중의약은 임신기간에서는

<표 4-3> 임신기간 및 산후기간의 중의약 복용과 한약재

한약	형태	약재	복용한 여성의 수(%)
임신기간 복용			21,248(100.0)
확인되지 않은 1종류 이상 복용	-	-	7,136(33.6)
안태음	복합제제	패장, 건강, 당귀, 감초, 고본, 백작약, 황기, 강활, 후박, 형개, 지실, 애엽	2,871(13.5)
진주분	단일약제	Margarita	2,529(11.9)
황련	단일약제	황련	2,261(10.6)
사물탕	복합제제	생지황, 작약, 당귀, 천궁	1,335(6.3)
산후복용			
확인되지 않은 1종류 이상 복용	-	-	18,633(87.7)
생화탕	복합제제	당귀, 고본, 도인, 건강, 감초	17,543(82.6)
사물탕	복합제제	생지황, 작약, 당귀, 천궁	9,522(44.8)

안태음, 진주분과 황련 순으로 많았으며 산후기간에는 쌍화탕, 사물탕 순이었다.

2) 승마의 임신성공률

원인을 알 수 없는 이유로 난임을 겪는 여성들에게 배란유도제 clomiphene 투약에 의한 배란주기 1~12일 동안 매일 120mg의 승마를 처방한 결과, 황체형성 호르몬를 비롯하여 황체호르몬인 progesterone, 그리고 에스트로겐이 증가되는 동시에 자궁내막의 두께가 증가되는 것이 확인되었다. 또한 승마처방을 받은 여성들의 임상적 임신성공률은 대조군의 13.6%보다 높은 36.7%로 확인되었다.

3) 그 외 식물추출물

미국에서 임신 중 한약 및 식물성 식이보조제를 사용하는 비율은 전체 여성의 약 36% 정도인 것으로 확인되었다. 2006년 조사된 호주에서 한약 및 식물 추출물을 임신 중 복용한 사람은 조사 대상자 588명 중 36%가 적어도 한 종류 이상의 식물 추출물을 복용하였다. 복용한 임산부 중 나무딸기(Raspberry)의 잎은 14%, 생강 12% 그리고 국화의 일종인 카모밀레(Chamomile)가 11% 정도로 확인되었다.

제2장 신경손상과 한약재

◎ **주요 내용**

- 뇌졸중 후 신경손상 치료 및 예방을 위해 이용된 대표적인 한약재가 황금이며 그 외 뇌졸중 치료에 응용된 한약재 중 연교, 수오등, 영양각, 적작, 전갈 등의 한약재가 뇌신경세포의 세포자멸(apoptosis)를 예방하는 것으로 추정되고 있다.
- 현재 임상에서 알츠하이머 환자의 치료를 위한 약물은 β-amyloid 전구단백질의 분해를 막기 위한 secretase 저해제, 콜린에스터라제 효소의 활성 저해제인 cholinesterase inhibitor, 알츠하이머 질환에 특이하게 작용하는 항산화제, 노인반에 대한 항독물질을 비롯하여 NMDA수용체에 대한 길항제 측면에서 개발되고 있으며 항알츠하이머 질환에 대한 효능을 나타내는 효능 한약재는 석송, 수선화과 약재, 은행잎, 구등, 원지 등이 있다.

1. 뇌졸중 후 뇌신경손상과 한약재

1) 뇌신경손상의 분자적 기전

한방에서 중풍이라고 불리는 뇌졸중에 의한 뇌신경손상이 다양하게 설명되고 있지만 분자 수준에서는 (1) 흥분성 아미노산에 대한 수용체 활성화(activation of receptors for excitatory amino acids), (2) 칼슘 유입(calcium influx), (3) Nitric oxide와 같은 프리라디칼의 생성(generation of free radicals), (4) 세포자멸(apoptosis)과 같은 프로그램화에 의한 예정된 세포 죽음, (5) 염증 등 5가지로 설명되고 있다. 그러나 뇌에서 가장 잘 알려진 흥분성 신경전달물질인 glutamate의 방출에 의해 NMDA수용체(N-methyl-D-aspartate receptor)의 활성에 기인하여 세포내 칼슘 유입과 프리라디칼에 의한 신경세포의 급성 괴사 또는 세포자멸이 유도된다. NMDA수용체는 신경분화, 신경전달, 신경연접형성, 그리고 축삭(axon)이 말초로 뻗어 근육에 닿는 과정인 축삭돌출(axonal outgrowth)형태의 형성에 관련되어 있는 통로형 글루탐산수용체(ionotropic glutamate receptor)이다.

또한 NMDA수용체는 기억 형성에 중요한 역할을 한다. 그러나 수용체의 과도한 활성은 뇌졸중에 의한 신경퇴화와 간질지속증(status epilepticus)에서 지연성 발작(prolonged seizures)뿐 아니라 다양한 급성 및 만성의 뇌질환인 알츠하이머병, 헌팅턴병, 파킨슨병과 근위축성측색경화증을 유도하는 원인이 되기도 한다. 반면에 NMDA수용체 활성이 낮으면 정신분열증의 심각한 증상을 유발하는 것으로 추정되고 있다. 이러한 이유로 NMDA수용체의 길항제가 뇌졸중의 동물모델을 이용하여 신경보호 약물로 개발되기도 하지만 환자에서는 부작용의 문제로 개발의 어려움이 있다. 그러나 이러한 약물의 어려움에도 불구하고 NMDA수용체 활성과 관련되어 나타나는 뇌신경세포 손상을 치료하는 약물의 개발은 다음과 같이 2가지 측면인 (1) 연접-외부 NMDA수용체(synaptic NMDA receptor) 활성의 억제, (2) NMDA수용체의 소단위(subunit)에 대한 불활성으로 접근되고 있다.

(1) 연접-외부 NMDA수용체 활성의 억제

NMDA수용체는 단순히 한 종류만 있는 것이 아니고 <그림 4-2>처럼 신경연접 수용체(synaptic NMDA receptor)뿐만 아니라 연접-외부 NMDA수용체(extrasynaptic NNDA receptor)도 존재하여 약물 개발에 어려움이 있었다. NMDA수용체의 과다 활성에 의한 뇌신경세포의 손상은 연접 NNDA수용체보다 연접-외부 NMDA수용체의 활성에 기인하는 것으로 추정되고 있다. <그림 4-2>처럼 파킨슨병 치료 약물로 개

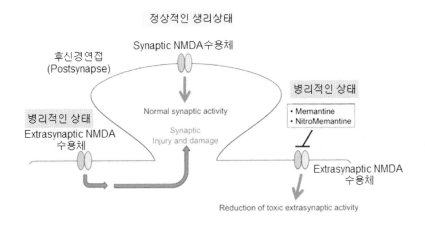

〈그림 4-2〉 신경연접 수용체와 연접-외부 NMDA수용체의 차이

신경연접 수용체(synaptic NNDA receptor)의 활성은 정상적인 기능을 수행하지만 연접-외부 NMDA수용체(extrasynaptic NNDA receptor)의 활성은 신경병리적 상태에서 확인되며 신경세포의 상해를 유발한다. 그러나 NMDA수용체 길항제인 memantine과 nitromemantine은 연접-외부 NMDA수용체의 활성을 감소시켜 신경손상의 예방 및 치료제로 응용된다.

발된 memantine과 nitromemantine는 연접-외부 NMDA수용체의 활성을 억제하는 기전을 가진 약물이다. 따라서 뇌졸중 후 신경손상의 예방을 위해서는 신경연접 MNDA수용체는 어느 정도 활성이 유지되면서 연접-외부 NMDA수용체의 활성이 억제되는 것이 중요하다고 할 수 있다.

(2) NMDA수용체의 소단위(subunit)에 대한 불활성

신경연접 MNDA 수용체와 연접-외부 NMDA수용체의 활성을 차별적으로 억제할 수 있는 방안이 두 수용체를 구성하고 있는 소단위(subunit)에 대한 영향을 통해 제시되고 있다. NMDA수용체는 필수적으로 포함되어 있는 NR1 subunit과 차이가 있는 1~2개의 NR2 subunit(NR2A-D)로 구성되어 있다. 이외에 때로는 추가적인 NR3 subunits(NR3A-B)가 포함되어 있기도 하다. 이들 추가적인 subunit는 수용체의 복합체 특성을 결정하는 데 중요한 역할을 한다. 예를 들어 독성을 유발할 수 있는 있는 동시에 세포 신호전달물질로서도 역할을 하는 물질인 nitric oxide(NO)를 합성하는 신경산화질소합성효소(neuronal nitric oxide synthase, nNOS)의 구성 domain인 PDZ가 연접-NMDA수용체의 구성 domain인 NR2의 tSXV domain와 상호작용을 통해 독성이 유발된다. NR2의 tSXV domain의 하부 domain을 PSD-95이라고 하는데 PSD-95는 PDZ를 포함한 여러 개의 domain으로 또한 구성되어 있다. 신경산화질소합성효소(neuronal nitric oxide synthase, nNOS)가 연접 NMDA 수용체의 NR2 소단위의 PSD-95에 위치하면 MNDA수용체를 통해 Ca^{2+}가 유입되면 nitric oxide가 합성된다. 합성된 nitric oxide는 독성이 강한 라디칼의 일종인 peroxynitrite(ONOO)로 전환되어 신경세포의 손상과 사멸을 유도하게 되는데 이를 NMDA수용체-매개 신경독성(NMDA receptor-mediated neurotoxicity)이라고 한다. 이와 같이 <그림 4-3>처럼 NMDA수용체-매개신경독성을 유발할 수 있는 연접-NMDA수용체의 PSD-95 domain에서 PDZ 중 N-terminal에서 두 번째 위치한 PDZ2와 nNOS의 PDZ의 상호작용을 할 수 있는 결합을 nNOS/NR2B-결합 주머니(nNOS/NR2B-binding pocket)라고 한다. 따라서 신경산화질소합성효소가 접근할 수 있는 부위인 NMDA 수용체의 PSD-95의 제거와 nNOS/NR2B-binding pocket 형성저해를 통해 NMDA수용체-매개 신경독성을 예방 및 치료제가 개발되고 있다.

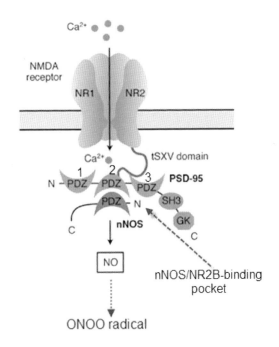

〈그림 4-3〉 NMDA수용체와 산화질소합성효소에 의한 NMDA수용체-매개 신경독성

신경산화질소합성효소(neuronal nitric oxide synthase, nNOS)의 PDZ와 연접 NMDA 수용체의 두 번째 PDZ인 PDZ2가 nNOS/NR2B-binding pocket을 형성하여 Ca²⁺가 유입, nitric oxide 생성과 peroxynitrite(ONOO) 전환에 의한 NMDA 수용체-매개 신경독성(NMDA receptor-mediated neurotoxicity)이 유도된다.

2) 뇌졸중 후 신경손상치료 및 예방을 위한 한약재

뇌졸중 후 신경손상치료 및 예방을 위해 nNOS/NR2B-결합 주머니 형성 저해기전에 응용된 대표적인 한약재가 황금(*Radix Scutellariae baicalensis* Georgi)이다. <그림 4-4>는 방사성동위원소 ^{15}N로 표지된 PDZ2와 ^{1}H로 표지된 황금성분이 NMR(nuclear magnetic resonance, 핵자기공명장치)를 통해 두 물질의 결합 여부를 확인한 것이다. <그림 4-4>에서 검은 원(black circle)을 나타내는 PDZ2가 농도별 황금의 열수추출물을 나타내는 붉은 원(red circle), 녹색 원(green circle)과 청색 원(blue circle)이 중첩되어 나타나는 것을 확인할 수 있다. 이와 같이 <그림 4-4>에서 다른 색의 원에 의해 중첩되어 단독으로 존재하는 검은 원이 거의 없는 것은 황금추출물의 성분이 PDZ2에 결합하여 존재하기 때문이다. 따라서 황금추출물이 연접-NMDA수용체의 PDZ2에 결합하여 nNOS와의 nNOS/NR2B-결합 주머니 형성을 저해하는 기전으로 황금의 NMDA수용체-매개 신경독성에 대한 치료 및 예방 기전으로 설명된다.

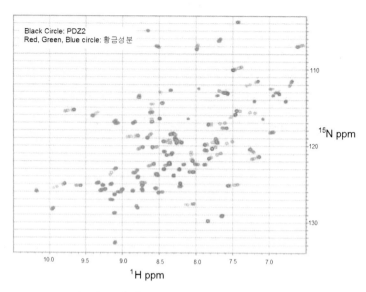

〈그림 4-4〉 황금의 추출물성분과 PDZ2의 결합

방사성동위원소 ^{15}N로 표지된 PDZ2와 ^{1}H로 표지된 황금성분이 NMR(nuclear magnetic resonance, 핵자기공명장치)를 통해 두 물질의 결합 여부를 확인한 것이다. 검은 원(black circle)을 나타내는 PDZ2가 농도별 황금의 열수추출물을 나타내는 붉은 원(red circle), 녹색 원(green circle)과 청색 원(blue circle)이 중첩되어 단독으로 존재하는 검은 원은 거의 없을 정도이다.

특히 황금의 열수추출물 성분 중 일종의 flavone인 baicalin, nor-wogonoside, oroxylin A-glucuronide(oroxyloside)과 wogonoside이 PDZ2에 결합하는 활성을 지닌 것으로 확인되었다. Flavone은 식물의 담황색 비질소성 플라보노이드 색소의 총칭으로 <그림 4-5>처럼 분자의 C3부분에 산소가 있는 고리 형태이다. 이들 성분 중 baicalin과 nor-wogonoside 성분이 oroxylin A-glucuronide과 wogonoside보다 4~5배 정도 높은 PDZ2에 결합력을 가지고 있다.

A : R1 = H   R2 = OH   : Baicalin
B : R1 = OCH₃ R2 = H   : Nor-wogonoside
C : R1 = H   R2 = OCH₃ : Oroxylin A-glucuronide
D : R1 = OH   R2 = H   : Wogonoside

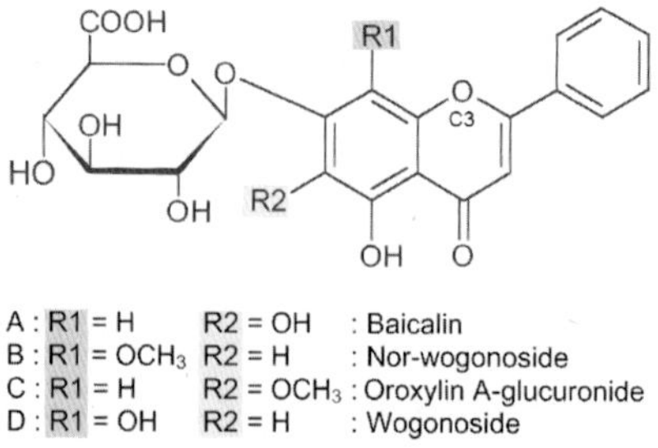

〈그림 4-5〉 PDZ2에 결합하는 황금의 열수추출물 성분

성분 중 baicalin과 nor-wogonoside 성분이 oroxylin A-glucuronide과 wogonoside보다 4~5배 정도 높은 PDZ2에 결합력을 가지고 있다.

일반적으로 뇌졸중 후 신경손상에 기인하는 주요 증상인 뇌전증(epilepsy)도 신경세포의 과도한 흥분을 유도하는 NMDA수용체-매개 신경독성 기전으로 추정되고 있다. 뇌전증이란 뇌에서 생기는 질환으로 뇌신경세포가 일시적 이상을 일으켜 과도한 흥분 상태를 나타냄으로써 의식의 소실이나 발작, 행동의 변화 등 뇌기능의 일시적 마비의 증상을 나타내는 상태를 의미한다. <표 4-4>는 문헌을 통해 확인된 급성뇌졸중(acute stroke)에 처방되고 58종 한약재의 목록이다. 이들 뇌졸중에 의한 신경손상에 대한 치료 한약재 중 황금에 의한 연접 NMDA수용체의 소단위와 nNOS와 결합 방해를 통한 치료기전뿐 아니라 다양한 기전으로 뇌졸중 후 신경독성 기전이 설명되고 있다. 먼저 연접-NMDA수용체의 통로 차단을 통해 신경세포의 과도한 활성을 억제하는 차단제(blocker) 역할의 한약재가 확인되었다. 연접-NMDA수용체 차단제의 한약재로는 황금, 방기, 단삼 등이 있다. 이들 한약재의 열수추출물에서 단독 및 다른 물질과 결합해 있는 다량의 mg^{2+}이 확인되었으며 이에 의해 수용체의 통로가 차단되어 신경세포의 과도한 활성을 막는 것으로 추정되고 있다. 반면에 조구등은 수용체의 통로를 막는 것이 아니라 NMDA수용체의 활성에 의해 유도된 막전류를 차단하여 NMDA수용체 유도 신경세포 손상 또는 죽음을 막는 것으로 추정되고 있다. 이러한 기전에 기인하여 조구등은 항진경(antispasmodic), 진정효능(sedative), 항경련(anticonvulsive), 항고혈압(antihypertensive) 특성을 가지고 있다. 또한 천식뿐 아니라 뇌전증 그리고 저산소성 및 출혈성 뇌졸중(ischemic and hemorrhagic stroke)에 의한 심혈관계에도 조구등이 이용되었다. 이외에도 조구등은 일본에서 혈관성 치매 치료에 이용되는 조증산(Choto-san)의 핵심 한약재이다. 이와 같이 조구등은 신경세포의 손상으로 인한 다양한 질병에 응용되는데 알카로이드인 rhynchophylline와 isorhynchophylline, 페놀성물질인 catechin, epicatechin, hyperin과 caffeic acid 등이 주요 성분으로 확인되었다. 그러나 이들 물질 중 isorhynchophylline와 페놀성물질이 NMDA-유도 막전류 흐름과 신경세포의 죽음을 감소시키는 것으로 확인되었다.

신경세포의 손상은 뇌졸중 후 혈액의 뇌 재관류(reperfusion)에 의한 세포자멸(apoptosis) 의해서도 유도된다. 세포자멸을 유도하는 신호전달체계에는 여러 종류의 단백질이 존재하지만 가장 중요한 단백질은 단백질분해효소(protease)의 일종인 caspase류의 caspase-8, caspase-9, caspase-3, caspase-7 등이다. 또한 뇌졸중에서 허혈(ischemia)에 의해 caspase가 활성화되어 신경세포의 세포자멸이 유도되는 것으로 추정되고 있다. 뇌졸중 치료에 응용된 한약재 중 연교, 수오등, 영양각, 적작, 전갈 등의 한약재가 caspase-8 활성 저해를 유도하는 것으로 확인되고 있다. 또한 연교, 백질려, 수오등 등은 caspase-3과 caspase-7의 활성도 저해하는 것으로 확인되었다.

〈표 4-4〉 뇌졸중 치료에 사용되는 한약재

한약명	의학명	학명
노회	Aloe	*Aloe vera*
백강잠	Bombyx batryticatus	*Bombyx mori*
패모	Bulbus Fritillariae thenbergil	*Fritillaria thunbergii*
죽여	Caulis Bambusae in taeniam	*Bambusa tuldoides*
수오등	Caulis Polygoni multiflori	*Polygonum multiflorum*
영양각	Cornu Saigae tataricae	*Saiga tatarica*
합환화	Flos Albiziae	*Albizia Julibrissin*
홍화	Flos Carthami	*Carthamus tinctorius*
야국화	Flos Chrysanthemi indici	*Chrysanthemum indicum*
양금화	Flos Daturae	*Datura metel*
라포마	Folium Apocyni veneti	*Apocynum apocyni veneti*
연교	Fructus Forsythiae	*Forsythia suspensa*
백질려	Fructus Tribuli	*Tribulus terrestris*
근골초	Herba Ajugae	*Ajuga decumbens*
세신	Herba Asari	*Asarum heterotropoides*
세신	Herba Asari	*Asarum heterotropoides var. mandshuricum*
적설초	Herba Centellae	*Centella asiatica*
마황	Herba Ephedrae	*Ephedra sinica*
목적	Herba Equisetihiemalis	*Equisetum hiemale*
정엽세신	Herba Erigeron	*Erigeron breviscapus*
익모초	Herba Leonuri	*Leonurus heterophyllus*
박하	Herba Menthae	*mentha haplocalyx*
마발	Lasiosphaera seu Calvatia	*Lasiosphaera fenzlii*
지룡	Lumbricus	*Pheretima asiatica*
선태	Periostracum cicadae	*Cryptotympana pustulata*
복령	Poria	*poria cocos*
오가피	Radix Acanthopanacis senticosi	*Acanthopanax senticosus*
우슬	Radix Achyranthis bidentatae	*Achyranthues bidentata*
독활	Radix Angelicae pubescentis	*Angelica pubesens*
시호	Radix Bupleuri chinensis	*Bupleurum chinense*
진교	Radix Gentianae macrophyllae	*Gentiana macrophylla*
방풍	Radix Ledebouriellae	*Ledebouriella divaricata*
적작	Radix Paeoniae rubra	*Paeonia lactiflora*

한약명	의학명	학명
원지	Radix Polygalae	*Polygala tenuifolia*
갈근	Radix Puerariae	*Pureraria lobata*
지황	Radix Rehmanniae	*Rehmannia glutinosa*
단삼	Radix Salviae miltiorrhizae	*Salvia miltiorrhiza*
황금	Radix Scutellariae	*Scutellaria baicalensis*
방기	Radix Stephaniae tetrandrae	*Stephania tetrandra*
상지	Ramulus Mori	*Morus alba*
조구등	Ramulus Uncariae cum uncis	*Uncaria rhynchophylla*
석창포	Rhizoma Acori tatarinowii	*Acorus tatarinowii*
천남성	Rhizoma Arisaematis	*Arisaema erubescens*
승마	Rhizoma Cimicifugae foetidae	*Cimicifuga goetida*
천마	Rhizoma Gastrodiae	*Gastrodia elata*
천궁	Rhizoma Ligustici	*Ligusticum chuanxiong*
강활	Rhizoma Notopterygii	*Notoptergium incisium*
중루	Rhizoma Paridis	*Paris polyphylla var. yunnanensis*
반하	Rhizoma Pinelliae	*Pinellia ternata*
삼릉	Rhizoma Sparganii	*Sparganium stoloniferum*
백부자	Rhizoma Typhonii	*Typhonium giganteum*
상기생	Romulus Loranthis	*Loranthus parasiticus*
오공	Scolopendra	*Scolopendra subspinipes*
전갈	Scorpio	*Buthus martensi*
도인	Semen Persicae	*Prunus Persica*
백자인	Semen Plalycladi	*Platycladus orientalis*
창이자	Semen Xanthi sibricum	*Xanthium sibiricum*
산조인	Semen Ziziphi spinosae	*Ziziphus jujuba var. spinosa*

* 참고문헌: Nikolaus.

2. 알츠하이머 질환에서의 신경손상과 한약재

1) 발생기전

알츠하이머 질환은 치매(dementia)의 일종이다. 치매는 크게 알츠하이머형 치매, 혈관성 치매 그리고 기타 치매로 구분된다. 알츠하이머 질환(Alzheimer's disease)은 대뇌 피질세포의 퇴행성 변화에 의하여 기억력과 언어기능의 장애뿐만 아니라 판단력과 방향감각이 상실되어 환자가 자신 스스로를 돌보는 능력이 상실되는 질환이다. 혈관성 치매는 허혈성 및 출혈성 뇌혈관질환 혹은 심혈관질환에 의한 허혈성-저산소성 뇌병변에 기인한다. 따라서 혈관성 치매는 기억력, 인지기능, 행동조절에 관여하는 대뇌의 주요 부분에 뇌혈관질환으로 인한 병변으로 발생하는 치매로 정의된다. 기타 치매는 뇌가 충격에 의해 손상되거나 뇌종양, 중추신경 매독, 일산화탄소 중독과 같은 질환에 뇌가 영향을 받은 결과로 발생하는 퇴행성 뇌질환이 치매증상으로 이어지는 것을 의미한다. 알츠하이머형 치매, 혈관성 치매 그리고 기타 치매는 대략적으로 50%, 30%와 20%의 유병률로 추정되고 있다. 치매의 가장 중요한 원인으로는 신경세포의 세포자멸로 이해되는데 알츠하이머형 치매는 β-amyloid 축적에 의한 뇌신경세포의 세포자멸, 혈관성 치매는 뇌허혈증 및 재관류에 의한 뇌신경세포의 세포자멸로 in vitro 및 동물모델에 응용되고 있다.

알츠하이머의 신경병리적 특징은 <그림 4-6>처럼 β-amyloid의 세포외적 축적 형태인 노인반(senile plaques)과 신경세포내의 과인산화된 tau단백질로 이루어진 신경섬유농축체(neurofibrillary tangle)형성, 그리고 대뇌피질(cerebral cortex)과 해마(hippocampus) 등의 뇌조직에 존재하는 콜린성 뉴런(cholinergic neurons)의 손상 등이다. 특히 노인반과 신경섬유농축체 형성은 알츠하이머 질환의 가장 중요한 원인적 특징이다. 노인반은 알츠하이머 질환의 직접적인 원인으로 고려되는 β-myloid 단백질이 응축된 것이다. β-Amyloid는 β-amyloid 전구단백질(amyloid-beta precursor protein, APP)이 secretase에 의해 분해되어 생성되는 비정상적인 단백질이다. 노인반은 비정상적인 tau단백질이나 신경섬유, 뇌내 노폐물과 결합하여 신경섬유농축체를 형성한다. 신경

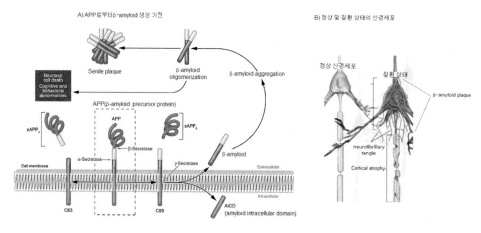

〈그림 4-6〉 알츠하이머 질환의 발생기전

알츠하이머 질환의 신경세포는 APP(β-amyloid precursor protein)로부터 생성된 β-amyloid의 세포외적 축적 형태인 노인반(senile plaques)과 신경세포 내의 과인산화된 tau 단백질로 이루어진 신경섬유다발(neurofibrillary tangle) 형성이 특성.

섬유농축체는 신경세포 내부에 실타래처럼 축적되어 신경세포의 독성을 유발하거나 신경세포 기능을 저해한다. 따라서 β-Amyloid는 알츠하이머 질환의 원인이 되는 peptide이다.

또한 알츠하이머 질환의 진행과 관련된 노인반과 신경섬유농축체 형성 외의 다른 원인으로 콜린성 신경계(cholinergic neuron)의 손상이 알츠하이머 기전이 제시되고 있지만 다소 논쟁이 있다. 콜린성 신경계란 신경전달물질인 acetylcholine에 의해 신경전달이 이루어지는 신경계로 콜린성 시스템은 수면에 전반적인 영향을 미치며 또한 기억의 형성이나 학습에 있어서 중요한 역할을 한다. <그림 4-7>에서 acetylcholine(Ach)는 합성하는 효소인 choline acetyl-transferase(ChAT)의 촉매작용에 의해 choline과 acetyl-CoA으로부터 생합성된다. 합성된 acetylcholine은 신경세포로부터 연접(synapse)으로 방출된다. 방출된 acetylcholine는 연접 후 신경세포의 수용체에 결합하여 신경전달 기능을 수행하게 된다. 이후 acetylcholine은 분해효소인 아세틸콜린 분해효소(acetylcholinesterase)에 의해 choline과 acetate로 분해되어 신경전달 기능을 위한 활성이 상실된다. 알츠하이머 초기에 actylcholine의 양이 감소하는 것으로 알려져 알츠하이머의 원인으로 추정되었다. 그러나 최근에는 이러한 acetylcholine의 양이 감

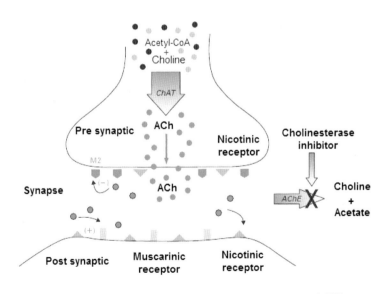

〈그림 4-7〉 콜린성 신경계에서 cholinesterase inhibitor의 역할

Acetylcholine(ACh)는 합성하는 효소인 choline acetyl-transferase(ChAT)의 촉매작용에 의해 choline과 acetyl-CoA으로부터 생합성된다. Acetylcholine은 연접(synapse)에서 후연접-신경세포(postsynaptic neuron)에 신경전달 후 acetylcholinesterase(AChe)에 의해 choline과 acetate로 분해된다. 그러나 약물인 cholinesterase inhibitor 투여에 의해 acetylcholine에 의해 지속적인 활성을 유지할 수 있다.

소되지 않는 것으로 확인되어 알츠하이머 질환의 원인이라는 것에 대해 논란이 있다. 이러한 논란에도 불구하고 알츠하이머 질환의 1차 증상인 기억력과 인지기능(cognitive function)의 감퇴현상에 대한 대안으로 콜린성 신경계의 활성과 acetylcholine 분해를 저해하여 감퇴된 인지기능을 개선시켜주는 약물이 개발되고 있다. 약물 개발의 기전은 아세틸콜린 합성전구체의 공급 또는 연접에서 acetylcholine 분해효소인 acetylcholinesterase 의 활성 저해제 개발과 관련이 있다.

2) 약물과 개발기전

현재 임상에서 알츠하이머 환자의 치료를 위한 약물은 β-amyloid 전구단백질의 분해를 막기 위한 secretase저해제, 콜린에스터라제 효소의 활성 저해제인 cholinesterase inhibitor, 알츠하이머 질환에 특이하게 작용하는 항산화제, 노인반에 대한 항독물질을 비롯하여 NMDA수용체에 대한 길항제 측면에서 개발되고 있으며 항알츠하이머 질환에 대한 효능을 나타내는 약물은 다음과 같다.

(1) 석송(*Huperzia serrata*)

석송은 한방에서 통증, 타박상, 항독, 부종 등의 증상을 비롯하여 그리고 환각을 유발하는 조현증(Schizophrenia)에 전통적으로 처방되어 왔다. 그러나 오늘날 석송은 <그림 4-8>처럼 석송의 huperzine A 성분이 1990년대에 US FDA로부터 알츠하이머 질환의 치료제로 인가를 받을 정도로 뇌신경세포 손상에 의한 인지기능장애에 좋은 치료제로 제시되고 있다. 또한 알츠하이머 치료제로 사용되고 있는 tacrine, donepezil, galanthamine과 rivastigmine 등과 비교하여 huperzine A는 더 강력한 cholinesterase inhibitor로 확인되고 있다. 이와 같이 huperzine A가 더 강력한 저해제 역할을 할 수 있는 이유는 위장계를 통한 흡수율이 높을 뿐 아니라 혈액-뇌장벽(Blood-Brain-Barrier)을 다른 물질보다 쉽게 통과할 수 있기 때문이다. 혈액-뇌장벽은 혈액에서 뇌조직으로 물질의 이행을 제한하는 관문으로 뇌로 가는 유해물질로부터 보호를 하는 역할을 한다. 또한 huperzine A은 인지기능의 향상에도 기여하여 신경보호의 다기능을 수행하는 것으로 확인되고 있다. Huperzine A의 이러한 다기능은 NMDA 수용체의 과활성 억제뿐 아니라 신경영양인자(neurotrophic factors)의 생산 및 2개의 무스칼

린 및 니코틴성 아세틸콜린 수용체(muscarinic and nicotinic acetylcholine receptors) 활성을 유도하는 기전으로 설명되고 있다. 이외에도 석송의 huperzine A는 알츠하이머 질환의 신경세포학적 여러 요인인 산화적 스트레스, 미토콘드리아 기능장애에 의한 산화적 스트레스를 비롯하여 에너지 대사의 항상성 장애 등의 개선을 통해 인지기능 장애 치료에 도움이 되는 것으로 추정되고 있다. 더욱 중요한 것은 huperzine A가 protein kinase C라는 단백질을 통해 β-amyloid 전구단백질인 APP의 생성을 억제 조절하는 것으로 확인되고 있다. 이와 같이 석송의 huperzine A는 cholinesterase inhibitor 역할을 통해 알츠하이머 질환 치료에 가장 중요한 기전으로 설명되지만 또한 다른 여러 기전으로도 설명되고 있다.

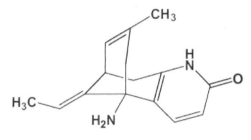

〈그림 4-8〉 석송의 huperzine A

Sesquiterpene alkaloid의 일종으로 강력한 cholinesterase inhibitor로 작용하여 알츠하이머 질환 치료를 돕는다.

(2) 수선화과 식물(Amaryllidaceae family)

한방에서 수선화과 식물은 뱀에 물린 상처, 급성후두감염, 류머티스 관절염, 사지 마비 등에 전통적으로 처방되어 왔다. 알츠하이머 치료제와 관련된 수선화과의 중요 성분은 <그림 4-9>와 같이 알카로이드 일종인 galanthamine이다. Galanthamine는 수선화과 중에서도 스노우드라고 불리는 *Galanthus woronowii*, 석산(*Lycoris radiate*), 개상사화(*Lycoris aurea*), 상사화(*Lycoris squamigera*) 등에서 추출된다. Galanthamine는 cholinesterase 효소에 대한 선택적, 가역적 그리고 경쟁적 저해제 역할을 통해 기억장애를 개선한다. 또한 galanthamine는 nicotinic acetylcholine receptor를 선택적으로 자극하거나 조율하여 신경영양인자의 합성 촉진과 산화적 스트레스에 대한 신경세포의 손상을 억제한다. 특히 galanthamine과 nicotine 조합은 미세아교세포(Microglia) 활성을 억제하는데 상호 상승작용을 유도한다. 임상시험을 통해 galanthamine을 알츠하이머 환자에게 투여한 결과 효능과 안전성이 확인되었다. 이러한 이유로 US FDA와 중국 FDA로부터 알츠하이머 치료제로 승인되었다. 이러한 알츠하이머 질환에 대한 치료에서 galanthamine의 작용기전으로는 콜린성 신경전달(cholinergic transmission), 산화적 스트레스 완화, NMDA-매개 반응 강화, 항세포자멸 단백질 발현 증가 등으로 설명되고 있다.

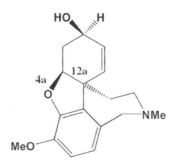

〈그림 4-9〉 수선화과 식물에 존재하는 galanthamine 구조

콜린성 신경전달(cholinergic transmission), 산화적 스트레스 완화, NMDA-매개 반응 강화, 항세포자멸 단백질 발현 등의 작용으로 galanthamine이 알츠하이머 질환의 치료제로 개발되었다.

(3) 은행(*Ginkgo biloba*)

은행은 사람에게 '활력(vitality)'을 주는 한약재로 한방에서 오래전부터 사용되어 왔다. 은행의 주요 성분은 ginkgolide, bilobalide, ginkgolic acids, 그리고 <그림 4-10> 처럼 R 위치의 기능기 또는 원소에 따라 다양한 ginkgo flavone glycoside 등이 활성물질로 존재하는데 오늘날 다양한 신경성 질환 및 알츠하이머 환자에게 투여되는 은행 성분은 은행의 잎에서 추출된 EGb761이다. 은행잎의 활성물질을 특수기법으로 분리한 추출물이 EGb761이라고 하는데 Ginkgo biloba extract의 약어로 오늘날 상품화되어 판매되고 있다. EGb761의 표준 추출물은 약 24% flavone glycosides (quercetin, kaempferol, and isorhamnetin), 65% terpene lactones(2.8~3.4% ginkgolides A, B, C와 2.6~3.2% bilobalide) 등이 함유되어 있다. EGb761에 의한 신경보호 효능의 기전으로는 bax/bcl-2의 비(ratio) 감소, nitric oxide 합성 감소, 항산화적 효능, cycloxygenase III 활성 증가를 비롯하여 NMDA 수용체의 차단 등으로 설명되고 있다. 또한 EGb761는 혈소판 응집 저해, 항노화 및 항염증 효능이 있는 것으로 확인되었다.

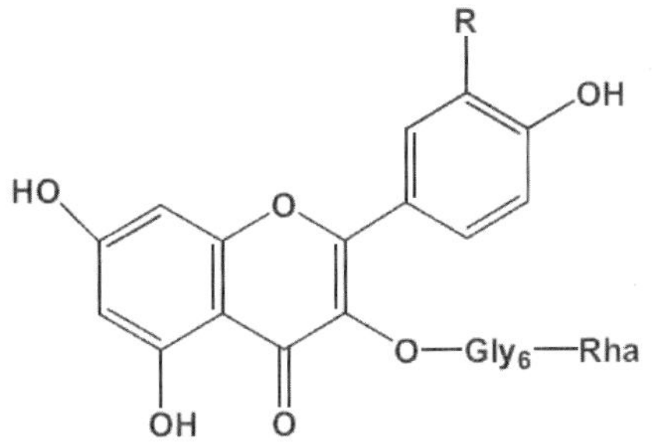

R=O: kaempferol-3-O-rutinoside
R=OH: quercetin-3-O-O-rutinoside (rutin)
R=OCH₃: isorhamnetin-3-O- rutinoside.

〈그림 4-10〉 Ginkgo flavone glycoside의 화학적 구조

은행의 활성물질의 일종인 ginkgo flavone glycoside는 R 위치의 기능기 또는 원소에 따라 kaempferol, quercetin(rutin)와 isorhamnetin 등으로 구분된다.

(4) 조구등(*Uncaria rhynchophylla*)

조구등은 두통, 어지러움증, 현훈, 이명 등의 신경정신학적 증상을 완화하는 데 전통적으로 처방되어 왔다. 조구등의 추출물은 corynoxeine, rhynchophylline, isorhynchophylline, isocorynoxeine, geissoschizine methyl ether, hirsuteine와 hirsutine 등의 알카로이드를 함유하고 있는데 이들이 조구등의 신경보호 효용의 유효물질로 추정되고 있다. 알츠하이머 질환의 가장 중요한 발생 기전은 알려진 β-amyloid 단백질 축적에 의한 노인반 형성이다. 조구등추출물은 β-amyloid 단백질의 응집을 억제하여 노인반 생성을 억제하는 것으로 확인되었다. 이러한 측면에서 조구등추출물이 알츠하이머 질환의 예방 방안으로 제시되고 있다.

(5) 원지(*Polygala tenuifolia* Willdenow)

원지는 인지기능 증진과 기억상실증 치료를 위해 전통적으로 응용되어 왔다. 특히 tenuifolin 성분은 acetylcholinesterase 활성 및 acetylcholine의 가수분해의 억제를 통해 콜린성 신경계의 활성화를 유도한다. 특히 tenuifolin은 중추신경계의 콜린성 신경계 활성화를 위해 뇌-혈관 장벽을 통과한다. 이러한 tenuifolin의 acetylcholine 활성 증가 외에도 tenuifolin에 의해 β-amyloid 생성이 감소되는 것으로 확인되었다. <그림 4-6> 처럼 β-amyloid는 뇌세포막을 관통하는 당단백질이며 695개의 아미노산 잔기로 구성된 아밀로이드 전구단백질(APP, Amyloid Precursor Protein)로부터 유래한다. APP의 분

해는 분해효소인 α-, β- 그리고 γ-secretase에 이루어진다. 대체적으로 특히 secretase에 의한 APP 분해를 통해 대체적으로 36~43개의 아미노산잔기를 가진 β-amyloid가 생성된다. 그러나 최근에는 Aβ43이라는 β-amyloid의 새로운 아형의 존재가 밝혀졌지만 알츠하이머 질환을 가진 환자에서 가장 일반적인 amyloid 형태는 각각 아미노산 잔기 40개와 42개를 가진 Aβ40와 Aβ42이다. 원지의 tenuifolin은 Aβ40와 Aβ42의 β-amyloid 분비를 억제하는 것으로 확인되었다.

〈참고문헌〉

한국보건사회연구원(2003). 『우리나라 난임 및 난임 과련 의료이용실태와 문제해결을 위한 연구』.

Aarts M, Liu Y, Liu L, et al. Treatment of ischemic brain damage by perturbing NMDA receptor‐PSD-95 protein interactions. Science. 2002; 298: 846~50.

Cakmak YO, Akpinar IN, Ekinci G, Bekiroglu N. Point- and frequency-specific esponse of the testicular artery to abdominal electroacupuncture in humans. Fertil Steril. 2008; 90(5): 1732~8.

Chuang CC, Pei-Jen Chang, Wu-Shiun Hsieh, Yih-Jian Tsai, Shio-Jean Lin, Pau-Chung Chen. Chinese herbal medicine use in Taiwan during pregnancy and the postpartum period: A population-based cohort study. International Journal of Nursing Studies. 2009; 46: 787~795.

Dieterle S, Li C, Greb R, Bartzsch F, Hatzmann W, Huang D. A prospective randomized placebo-controlled study of the effect of acupuncture in infertile patients with severe oligoasthenozoospermia. Fertil Steril. 2009; 92(4): 1340~3.

Donnez J, Jadoul P. What are the implications of myomas infertility? A need for a debate? Hum Reprod. 2002; 17: 1424~1430.

Fattorusso R, Frutos S, Sun X, et al. Traditional Chinese medicines with caspase-inhibitory activity. Phytomedicine. 2006; 13(1~2): 16~22.

Forster DA, Denning A, Wills G, Bolger M, McCarthy E. BMC Pregnancy Childbirth. Herbal medicine use during pregnancy in a group of Australian women. 2006; 19; 6: 21.

Fujiwara H, Iwasaki K, Furukawa K, Seki T, He M, Maruyama M, et al. Uncaria rhynchophylla, a Chinese medicinal herb, has potent antiaggregation effects on Alzheimer's beta-amyloid proteins. J Neurosci Res. 2006; 84: 427e33.

Itoh T, Shimada Y, Terasawa K. Efficacy of Choto-san on vascular dementia and the protective effect of the hooks and stems of Uncaria sinensis on glutamate-induced neuronal death. Mech Ageing Dev. 1999; 111: 155~73.

Jia H, Jiang Y, Ruan Y, Zhang Y, Ma X, Zhang J, et al. Tenuigenin treatment decreases secretion of the Alzheimer's disease amyloid betaprotein in cultured cells. Neurosci Lett. 2004; 367: 123e8.

Kim SH. Data analysis of epidemiology of infertility: 2002-2006 National Health Insurance Corporation. The Donga. http://www.donga.com./fbin/

Kunzle R, Mueller MD, Hanggi W, Birkhauser MH, Drescher H, Bersinger NA. Semen quality of male smokers and nonsmokers in infertile couples. Fertil Steril. 2003; 79: 287~291.

Lv J, Jia H, Jiang Y, Ruan Y, Liu Z, Yue W, et al. Tenuifolin, an extract derived from tenuigenin, inhibits amyloid-b secretion in vitro. Acta Physiol. 2009; 196: 419e25.

Magee LA. Drugs in pregnancy. Antihypertensives. Best Pract Res Clin Obstet Gynaecol. 2001; 15(6): 827~45.

Nikolaus J. Sucher. Insights from molecular investigations of traditional Chinese herbal stroke medicines: Implications for neuroprotective epilepsy therapy Epilepsy & Behavior. 20006; 8: 350~362.

Pellestor F, Andréo B, Arnal F, Humeau C, Demaille J. Maternal aging and chromosomal abnormalities: new data drawn from in vitro unfertilized human oocytes. Hum Genet. 2003; 112(2): 195~203.

Ried K, Keren Stuart. Efficacy of Traditional Chinese Herbal Medicine in the management of female infertility: A systematic review. Complementary Therapies in Medicine. 2011; 19: 319~331.

Sandalinas M, Márquez C, Munné S. Spectral karyotyping of fresh. non-inseminated oocytes. Mol Hum Reprod. 2002; 8(6): 580~585.

Sattler, R. et al.. Specific coupling of NMDA receptor activation to nitric oxide neurotoxicity by PSD-95 protein. Science. 1999; 284; 1845~1848.

Shahin AY, Ismail AM, Zahran KM, Makhlouf AM. Adding phytoestrogens to clomiphene induction in unexplained infertility patients-a randomized trial. Reprod Biomed Online. 2008; 16(4): 580~8.

Shi JS, Yu JX, Chen XP, et al.. Pharmacological actions of Uncaria alkaloids. rhynchophylline and isorhynchophylline. Acta Pharmacol Sin. 2003; 24: 97~101.

Shimada Y, Goto H, Itoh T, et al. Evaluation of the protective effects of alkaloids isolated from the hooks and stems of Uncaria sinensis on glutamate-induced neuronal death in cultured cerebellar granule cells from rats. J Pharm Pharmacol. 1999; 51: 715~22.

Shimada Y, Goto H, Kogure T, et al.. Protective effect of phenolic compounds isolated from the hooks and stems of Uncaria sinensis on glutamate-induced neuronal death. Am J Chin Med. 2001; 29: 173~80.

Silva, Albert. Infertility http://infertility.ezinemark.com/infertility-7d360576f1d3.html

Sun X, Chan LN, Sucher NJ. Magnesium as NMDA receptor blocker in the traditional Chinese medicine Danshen. Phytomedicine. 2005; 12: 173~7.

Tang W, Sun X, Fang JS, et al.. Flavonoids from Radix Scutellariae as potential stroke therapeutic agents by targeting the second postsynaptic density 95 (PSD-95)/disc large/zonula occludens-1 (PDZ) domain of PSD-95. Phytomedicine. 2004; 11: 277~84.

TeVelde, E. Pearson, PL. The variability of female reproductive ageing. Human Reproduction Update. 2002; 8: 141~154.

Velier JJ, Ellison JA, Kikly KK, et al.. Caspase-8 and caspase-3 are expressed by different populations of cortical neurons undergoing delayed cell death after focal stroke in the rat. J Neurosci. 1999; 19: 5932~41.

Weinmann S, Roll S, Schwarzbach C, Vauth C, Willich SN. Effects of Ginkgo biloba in dementia: systematic review and meta-analysis. BMC Geriatr. 2010; 10: 1e14.

Xue J. Modifications of the Ginkgo biloba Extract EGb 761. UC DAVIS COSMOS. 2013; 1~10.

Zheng CH, Huang GY, Zhang MM, Wang W. Effects of acupuncture on pregnancy rates in women undergoing in vitro fertilization: a systematic review and meta-analysis. 2012; 97(3): 599~611.

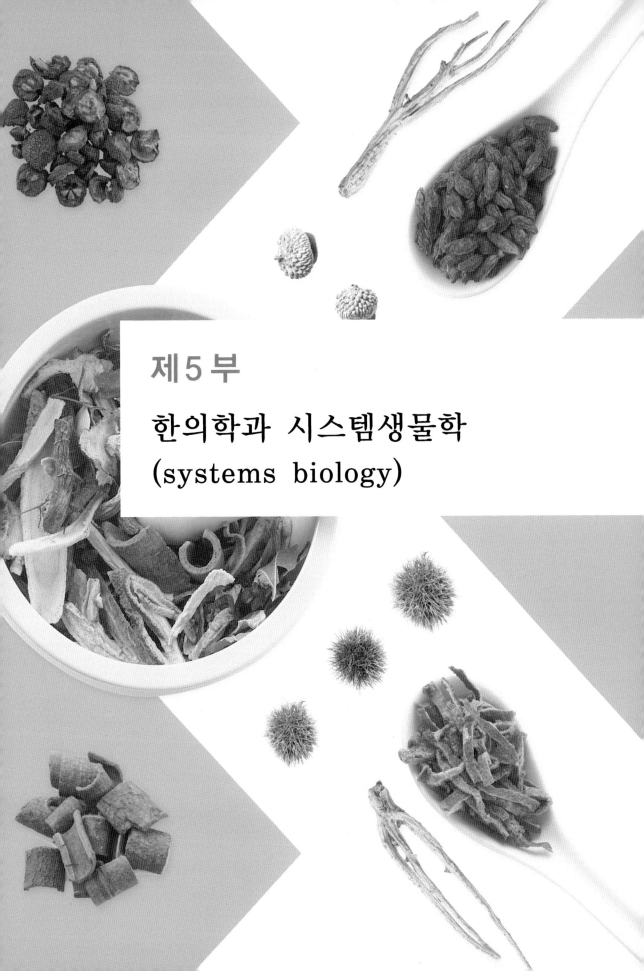

제 5 부

한의학과 시스템생물학
(systems biology)

제1장 시스템생물학의 개념

◎ 주요 내용

- 시스템생물학 - 기반 약리적 연구모델은 인간유전체프로젝트가 완성된 2000년대 이후부터 중의학 또는 한의학에 응용된 모델로 one–target, one–drug 개념을 대신하여 약물작용에 의한 생물체의 전반적인 반응과 네트워크화된 시스템생물학에 중점을 둔 모델이다.

    중의학에서 서양의학적 약리연구는 <표 5-1>과 같이 시기적으로 크게 3종류의 연구인 화학물질-초점연구(chemistry-focused study), 약물-표적연구(target-directed study) 그리고 최근에 시작된 시스템생물학-기반 연구(systems biology-based study) 등의 모델로 구분된다. 1920년대 중국 최초의 서양의학적 약리학자로 불리는 Chen Kehui (1898~1988)이 마황에서 alkaloid인 ephedrine 분리와 약리적 연구를 위해 동물실험이 서양의학적 측면에서 최초로 수행되었다. 이러한 Chen Kehui의 연구모델이 응용되어 화학물질-초점연구 모델이 확립되었다. 핵심 연구로는 중의약에서 성분 분리, 생물학적 시스템에서 유효성 확인, 서양의학적 신약 개발을 위해 천연성분의 구조 변형과 유도체 개발 등이 이루어졌다. 화학물질-초점연구모델 시기에서 가장 성공적인 개발 약물은 개똥쑥(*Artemisia annua*)으로부터 분리된 artemisinin으로 항말라리아에 탁월한 효능이 확인되었다.

    약물-표적연구모델 시기에서 가장 중요한 원리는 약물 개발을 위해 약물-수용체 (receptor) 상호작용의 특정 표적분자(target molecule)에 대한 이해이다. 즉 이 모델은 약물이 어느 조직 또는 세포의 세포막 또는 세포 내의 거대분자의 수용체와 결합에 대한 확인을 통해 약리적 작용 및 표적기관을 이해하는 것으로 'one-target, one-drug (하나의 표적에 하나의 약물)'의 연구모델이다. 여기서 거대분자 또는 수용체는 단백질과 DNA 또는 RNA를 의미한다. 약물-표적연구모델을 응용하여 개발된 대표적인 한약재는 중의약에서 심혈관질환에 처방된 단삼(*Salvia miltiorrhiza*)이다. 단삼은 약 70여 종 이상의 성분을 포함하고 있는데 주요 활성물질은 친수성 페놀산(hydrophilic phenolic acid)인 salvianolic acid A와 salvianolic acid B, 그리고 친지질성 디테르페노이드(lipophilic diterpenoid)인 tanshinone I, IIA와 IIB 등이다. 단삼이 심혈관질환에 대해 효능을 나타내는 주요 성분은 salvianolic acid이다. Salvianolic acid는 심혈관 손상 시 발생하는 유해활성산소(ROS, reactive oxygen species)를 제거한다. 혈관에서 발생하는 ROS는 면역세포인 대식세포뿐 아니라 백혈구와 혈관내피세포의 상호작용을 통해 혈관 내 침착(leukocyte-endothelial cell adherence)을 유도한다. 따라서 salvianolic acid는 백혈구의 혈관 내 침착을 저해하여 심혈관 내 백혈구 등 침착에 의한 심혈관질환을 예방하는데 이는 한약재의 성분의 표적 약리적 연구모델의 예로 이해할 수 있다.

시스템생물학-기반 약리적 연구모델은 인간유전체프로젝트가 완성된 2000년대 이후부터 중의학 또는 한의학에 응용된 모델이다. 이 모델의 핵심은 앞서 언급된 약물-표적연구모델의 one-target, one-drug개념을 대신하여 약물 작용에 의한 생물체의 전반적인 반응과 네트워크화된 시스템생물학에 중점을 둔 모델이다. 즉 약물의 반응인 효능과 부작용(또는 독성)이 세포, 조직 및 기관 수준 또는 생물체 전체 수준에서 생물체 내 상호 연관된 네트워크의 형태에 의해 영향을 받는다. 따라서 시스템생물학-기반 약리적 연구모델은 약물의 단 하나의 표적이 아니라 생물체 내의 전반적인 신호전달체계의 네트워크에 대한 영향을 통해 약물의 약리적 효능 및 독성학적 영향을 이해하는 모델이다. 한약재 또는 성분의 시스템생물학적 연구에 대한 이해를 본 장에서 다룬다.

〈표 5-1〉 중의약의 서양의학적 약리연구에 대한 시기별 연구모델

연구 모델	시기	주요 연구 대상	기술	목표
화학물질-초점 연구모델	1920년대	중의약의 화학적 성분과 약리적 활성	물질 분리 및 추물 기술과 약력학적 기술	중의약 성분 및 유도체의 서양의약으로 개발과 약리적 효능 확인
약물-표적 연구모델	1950년대	중의약 및 성분의 표적	분자생물학 기술과 컴퓨터 기술	중의약 성분에 대한 약리적 기전에 대한 이해를 통해 기존 중의약의 새로운 효능 확인
시스템생물학-기반연구모델	2000년대	변증 (syndrome differentiation) 또는 유형분류 (pattern classification) 등으로 표현되는 증	시스템생물학적 기술인 체학과 생물정보학	질병 유형 분류와 복합처방에 대한 중의약 이론을 시스템생물학적 접근과 이해

* 참고문헌: Liu.

제2장 시스템생물학의 구성

◎ **주요 내용**

- 시스템생물학은 유전자에서 발현되는 단백질, 그리고 생체분자 등 이들 사이의 네트워크 등을 망라하여 데이터베이스화하여 통합적으로 생명현상을 해석하는 분야로 중요한 도구로는 'omics(오믹스)', 즉 '체학'이다.

시스템생물학이란 생물체를 시스템으로 간주하고 유전자의 집합체인 유전체(genome), 유전자에서 발현되는 단백질, 그리고 생체분자 등 이들 사이의 네트워크 등을 망라하여 데이터베이스화하여 통합적으로 생명현상을 해석하는 분야이다. 시스템생물학적 접근(systems biological approach)의 핵심은 다양한 방법을 이용하여 유전자, 분자, 세포 수준의 요소를 통해 그들 간의 관계를 찾은 후 관계에 관한 정보들을 시스템 차원의 관점에서 통합과 분석을 통해 일반적 형태를 규명해내는 것이다. 시스템생물학을 위한 중요한 도구로는 유전체학(genomics)를 비롯하여 전사체학(transcriptomics), 단백질체학(proteomics) 그리고 대사체학(metabolomics) 등이 있다. 이들 도구에는 'omics(오믹스)'라는 접미어를 지니고 있는데 덩어리를 의미하는 'ome'과 학문을 의미하는 'ics'를 합한 것으로 '체학(體學)'을 의미한다. 생명체를 연구할 때 모든 요소를 큰 덩어리로 보고 전체의 반응에 대해 예측하고자 하는 의미가 있다. 체학은 현대 생명과학에서 많은 분자들이나 세포 등의 집합체 전부를 뜻하는데 시스템생물학은 체학을 이용하여 대량의 생물정보와 이들 간의 상호관계를 종합적으로 연구한다. 즉 체학 또는 오믹스 데이터의 분석과 정보학을 이용한 수학적 모델링을 주된 기법을 활용하여 데이터를 생산, 축적하고 이를 종합적으로 분석함으로써 생체 내 전반적인 생명현상을 파악하는 것이 시스템생물학적 접근법이다.

이들 학문은 2000년 이전부터 시작이 되었지만 인간게놈프로젝트(Human Genome Project, HGP)의 일부로 2000년 6월에 인간 게놈의 초기 지도가 발표된 후 크게 발전하였다. 특히 게놈 염기서열 분석의 발달로 염색체 지도작성 등과의 질환을 규명하는 유전체학이 크게 발전하였다. 그러나 유전체의 염기서열 결정만으로 해결되지 않는 문제점들로는 아래와 같이 제시되었다.

- 분석된 유전자들이 실제로 발현되어 단백질로 만들어지는 유전자인가?
- 어떤 유전자가 세포 내에서 발현이 많고 적은가?
- 유전자가 단백질로 발현되었을 때 생리적으로 어떠한 특성을 가지는가?
- 활성화된 단백질이 되기 위해 어떠한 번역 후 수식 과정을 거치는가?

이와 같은 문제들의 해답을 위해서는 유전정보에서부터 전사되고 번역되어 최종적으로 생명체내에서 기능을 나타내는 단백질들을 분석하지 않고서는 그 유전자의 세포 내 역할과 기능을 알 수가 없다. 이러한 연유로 유전체학과 더불어 전사체학, 단백질체학 그리고 대사체학이 발전하는 계기가 되었다. 특히 <그림 5-1>처럼 transcriptomics, proteomics, metabolomics를 통틀어 기능유전체학(functional genomics)이라고 한다. 즉 유전자에서 단백질의 생성과정은 유전자인 DNA에서부터 RNA가 합성되고 처리과정을 거쳐 mRNA로 전사되어 생명체 내에서 기능을 나타내는 단위인 단백질로 합성된다. 따라서 시스템생물학의 도구는 일명 'Omics(체학)'이며 체학은 유전정보에서부터 전사부터 대사체까지의 과정을 다루는 유전체학(genomics), 전사체학(transcriptomics), 단백질체학(proteomics), 그리고 대사체학(metabolomics) 등이 있다.

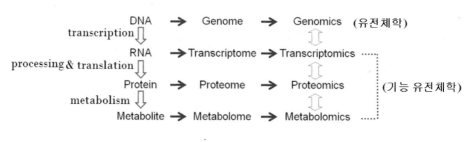

〈그림 5-1〉 시스템생물학의 구성 도구

시스템생물학의 도구는 일명 'Omics(체학)'이며 체학은 유전정보에서부터 전사되고 번역되어 최종적으로 생명체 내에서 기능을 나타내는 단백질 그리고 이에 의한 대사체들을 다루는 유전체학(genomics), 전사체학(transcriptomics), 단백질체학(proteomics), 그리고 대사체학(metabolomics) 등이 있다.

이와 같이 유전자의 전사에서부터 단백질까지의 과정이 정상적으로 이루어져야 생리적 기능도 정상적으로 이루어지며 다양한 예측이 가능하다. 따라서 유전체학이 발현 전의 유전자 전체에 대한 연구라면 기능 유전체학은 세포 내 유전자 발현 이후의 최종적으로 완성된 단백질의 생리적 변화를 분석하는 영역이다. 물론 이들의 영역을 통해 질환과의 연결고리를 찾는 것이 주요 목적이다. <표 5-2>는 시스템생물학의 도구인 4종류의 체학에 대한 연구대상 및 연구내용 등의 특성에 대해 요약한 것이다.

〈표 5-2〉 시스템생물학의 주요 체학

연구분야	유전체학	전사체학	단백질체학	대사체학
연구대상	유전자	mRNA	단백질	대사물질
분석대상 분자량	>100,000	>100,000	5,000~200,000	100~1,000
분석기술	DNA 염기서열 분석	마이크로어레이, RNA 간섭 유전자 억제	이차원 전기영동 질량분석 기술	융합장비기술 핵자기 공명 및 질량분석기술
연구내용	염기서열 분석 유전자 지도 작성	mRNA 분석	단백질 분리 및 기능 분석	대사체 분리 정량 및 기능 분석
연구결과	진단표식인자	진단표식인자	진단표식인자 및 작용점 발굴	진단표지 대사체 작용점 발굴 대사조절물질개발

제3장 한의학과 시스템생물학

◎ **주요 내용**

> • 기존의 과학은 구성 요소를 각각으로 분해하여 개별적인 기능을 알아내는 환원주의(reductionism) 방식을 통해 발전해왔는데 오늘날 과학의 시스템생물학은 생명현상을 전체주의적(holistic) 관점에서 해석한다는 측면에서 한의학과 공통점이 있다.

　기존의 생명과 관련된 과학은 구성 요소를 하나하나 분해하여 개별적인 기능을 알아내는 환원주의적인 방식을 통해 발전해왔다. 예를 들어 특정 유전자를 없애서 나타난 반응을 통해 유전자의 기능을 유추해왔다. 그러나 사람의 몸은 수많은 유전자와 단백질, 다수의 화합물들이 복잡한 반응을 통해 끊임없이 상호작용을 하고 있기 때문에 하나의 유기적인 시스템으로 볼 수 있다. 사람을 비롯한 모든 생명체는 자기 조직화를 통해 전일성과 다양성, 비존재성, 존재성을 가지게 된다. 따라서 특정 생명 현상을 설명하기 위해서는 단순하게 기존의 환원주의식의 연구를 통해서는 한계가 있다. 오늘날 염기 서열 해독의 고속, 자동, 대용량화가 급진적으로 진행되었다. 또한 인터넷망이 확산됨과 더불어 컴퓨터 전산 처리 능력이 발전함에 따라, 점차 생명과학은 다양한 오믹스 데이터 분석을 통해 기능을 유추하는 패러다임으로 전환되었다. 특정 현상을 정의하기 위해 수많은 변인들의 연결 고리를 규명함으로써 현상에 대한 근원적인 이해를 하고자 하는 것이 시스템생물학이다.

　이와 같이 전체 구성요소의 동적인 상호관계 또는 체계 전체를 대상으로 접근하는 시스템생물학은 치료를 위해 질환의 발생부위만 보는 것이 아니라 정신, 신체, 환경 등 전체적인 조화와 균형 상태를 중시하는 한의학에서 전체 또는 총체의 개념을 가진 정체관(整體觀, holistic view)과 유사한 부분이 많다. 즉 한의학과 시스템생물학의 주요 공통점은 생명현상을 전체주의적인(holistic) 관점에서의 해석이다. 기존의 현대 과학은 구성 요소를 각각으로 분해하여 개별적인 기능을 알아내는 환원주의(reductionism) 방식을 통해 발전해 왔다. 시스템생물학은 특정 생명 현상을 설명하기 위해서는 단순하게 기존의 환원주의식의 연구를 통해서는 한계에서 시작되어 통합적으로 생명현상을 해석하게 되었다. 한의학도 기본적인 이론인 음양오행설 등에서 이해할 수 있듯이 관계 중심의 의학이며 전체주의적 방식이다. 이와 같이 시스템생물학의 개념과 그 내용이 한의학과 밀접하게 연관되어 있기 때문에 시스템생물학이 한의학에 응용되고 있다. 이러한 측면에서 2009년 한국한의학연구원이 개최한 '체질의학 국제 심포지엄'에 참석한 영국 옥스퍼드대 데니스 노블(Denis Noble) 박사의 다음과 같은 질의응답은 시스템생물학과 한의학의 연관성을 이해하는 데 도움이 될 수 있다.

질문: 시스템생물학이 연구를 통해 주목받고 있는데 시스템생물학을 소개한다면?
답: 분자생물학은 가장 작은 생물 구성요소, 유전자, 단백질을 위시해 여러 분자를 규명했다. 시스템생물학은 이런 구성요소가 상호작용을 거쳐 고차원적인 생물 기능을 생산하는 과정을 연구하는 분야다. 예를 들어 심장박동은 수십 개의 단백질과 그 밖에 여러 성분의 상호작용에 의존하고, 완전한 심장 세포의 구조와 활동을 통합해야 한다. 쉽게 말해 시스템생물학은 생명현상의 본질이 유전자만으로 설명할 수 있는 것이 아니라 몸의 기관과 시스템, 몸 전체가 작용한다는 개념이라 할 수 있다.

질문: 분자생물학의 한계는 무엇이고 시스템생물학으로 해결할 수 있는 부분은 무엇인지?
답: 망치를 이용해 컴퓨터를 산산조각 낸다고 가정해보자. 컴퓨터 조각을 실험대에 올려 놓고 설명서나 소프트웨어가 없으면 어떻게 조립할지 알 수 없다. 분자생물학의 접근법도 이러한 예와 비슷하다.

질문: 생물을 가장 작은 조각, 즉 분자로 분해하는 것이라 할 수 있다. 이렇게 해서 수만 개가 넘을 단백질의 주형을 형성하는 유전자를 약 2만 5천 개가량 규명하는 것이다. 이제는 이런 분자 조각을 합쳐 제 기능을 할 수 있도록 하는 가이드북이 필요하다. 이런 점에서 분자생물학과 시스템생물학은 상호보완적이라 할 수 있는가?
답: 분자생물학의 접근법도 이러한 예와 비슷하다. 생물을 가장 작은 조각, 즉 분자로 분해하는 것이라고 할 수 있다. 이렇게 해서 수 만개가 넘는 단백질의 주형을 형성하는 유전자를 약 2만 5천개 가량 규명하는 것이다. 이제는 이런 분자조각을 합쳐 제 기능을 할 수 있도록 하는 가이드북이 필요하다. 이런 점에서 분자생물학과 시스템생물학은 상호보완적이다.

질문: 시스템생물학은 얼마나 연구되고 있으며 전 세계적인 연구현황은?
답: 시스템생물학 프로젝트와 이를 추진하는 센터, 부서는 전 세계적으로 출범한 상태다. 미국과 일본, 영국, 유럽 국가에서 주요 사업이 진행되고 있는데 상위기구로는 인체의 기관과 조직의 모델링을 목표로 삼고 있는 인간피지옴프로젝트가 미국과 일본, 한국, 영국, 유럽 등에서 활발히 연구되고 있다. 유럽에서는 가상의 생리학적 인간을 구현하기 위한 프로젝트가 최근 수천만 유로의 기금을 모아 추진되고 있다.

질문: 앞으로 생명과학과 시스템생물학과의 관계설정은 어떻게 보는지?
답: 시스템생물학이 성공하려면 분자생물학이 절대적으로 필요하다. 이 두 분야의 연구는 '생명은 무엇인가'라는 물음에 답을 제공하는 동전의 양면과도 같은 존재다. 자세히 얘기하면 분자생물학은 환원주의적이고 시스템생물학은 통합적이다. 시스템생물학은 게놈 서열이나 단백질 구조 같이 분자 생물학이 제공하는 데이터를 필요로 하고, 분자생물

학은 성분의 기능을 규명하는 시스템생물학의 고차원적인 통찰력을 필요로 하고 있다.

질문: 시스템생물학은 한의학과 일맥상통하는 부분이 있는 것 같은데 시스템생물학과 한의학을 비교, 설명한다면?

답: 시스템생물학이 분자생물학에 비해 전체론적인 접근방식에 호의적인 것은 사실이지만 실제로 전체론적이라고 할 수는 없다. 전체론적이라는 단어보다는 '통합적'이라는 단어가 적합한 것 같다. '전체론'은 하향식 접근방식을 나타내거나 상향식(환원주의식) 접근방식과 구분하기 위해 사용된다. 시스템생물학은 2개의 접근방식을 한데 아우르기 때문에 '중도주의적'인 접근방식이라고 생각된다.

질문: 시스템생물학은 유전자부터 전체 생물에 이르기까지 생물 조직의 수준에 관계없이 어디에서나 시작할 수 있다. 이것이 '중도주의적' 접근방식의 핵심이다. 그런 다음 단백질이나 유전자 쪽으로 하향 접근하거나 전체 생물을 향해 상향식으로 접근하면 된다. 이것은 중도주의적 접근방식의 '확장성'이다?

답: 한의학은 시스템 접근방식과 몇 가지 특징을 공유하고 있다. 한의학이 심장이나 비장, 간, 신장 같이 인체 기관을 언급할 때는 해부학적인 기관뿐 아니라 인체 조직을 언급하고 있다. 그리고 사상체질의학의 균형을 말할 때는 클로드 버나드가 19세기 중엽 철학에 처음 도입한 항상성 조직 개념과 유사한 개념을 사용하고 있다.

질문: 우리나라 한의학과 시스템생물학 간의 융합을 주장했는데, 어떤 부분에서 융합할 수 있고 구체적인 방안은?

답: 한국의 한의학자들은 이미 사상 체질의 유전학적 토대를 연구하면서 분자생물학의 방법을 사용하고 있다. 체질이 유전체 수준의 차이에 따라 결정되는 범위를 알아내는 작업은 흥미로운 연구임이 분명하다. 그러나 모든 차이가 유전자로 결정된다고 가정해서는 안 된다. 어떤 차이는 시스템 차원의 속성인 것이 있다. 어떤 경우든 생물은 유전자와 환경이 상호작용해서 낳은 결과다. 이런 영향력을 분리해서 사고하는 것은 다소 인위적인 면이 있다. 따라서 사상의학자들이 시스템 차원의 접근방식을 택해 체질과 체질(환자 중심) 의학을 연구하라고 권하고 싶다.

질문: 시스템생물학과 한의학의 융합을 통해 응용할 수 있는 부분은 무엇인지?

답: 시스템생물학은 인체에 다양하게 작용하는 약물의 기제를 이해하는 데 효과적이다. 예를 들어 심근대사 향상제의 일종인 라놀라진(ranolazine)과 같이 심장질환에 효과적인 신약은 복합적인 심장 작용의 분석을 토대로 개발됐다. 한의학은 인체에 다양하게 작용하는 약초요법을 이용하고 있어 시스템생물학의 효과와 새로운 접근방식을 개발하는 데 도움을 줄 수 있다. 다시 말해 한의학은 명상이나 요가, 마음 수행 같이 우리 마음이 인체에 미치는 영향력과 관계있는 치료를 병행하고 있다. 이런 점을 시스템생물학에 응용하면 후생적 작용이나 그 밖의 다른 관련 작용을 규명할 수 있을 것으로 생각된다.

질문: 시스템생물학적인 접근을 통해 사상체질의학이 얻을 수 있는 부분은?

답: 먼저 시스템생물학은 환자 중심의 치료 개념에 대한 사상의학의 접근방식을 연계하는 방법으로 4가지 체질의 특성을 규명하는 데 도움이 될 수 있다. 또한 사상 자체를 발전시켜 보다 체질을 하위 분류로 세분화할 수 있는지 여부를 판단하는 데도 도움이 될 것이다. 결과를 예측하기 너무 이르지만 1만 가지 체질이 나올지 아무도 장담할 수

없다. 이런 맥락에서 사상체질의학은 서양의 환자 중심적 접근방식과 함께 발전할 수 있는 동양식의 환자 중심적 치료라고 볼 수 있다.

질문: 서양과학의 입장에서 볼 때 한의학의 장점과 단점은?
답: 우선 한의학의 장점은 환자 전체, 즉 마음과 몸을 치료하는 데 있다고 할 수 있다. 그리고 단점은 한의학이 실험이 아니라 전통에 의존하고 있다는 데 있다. 특히 한의학은 증거에 기반을 하는 학문이 돼야 한다. 이것은 동양의 접근방식과 서양의 접근방식을 종합해 해결할 수 있다고 본다.

이와같이 시스템생물학과 한의학의 핵심 공통점은 생명현상을 전체주의적인(holistic) 관점에서의 해석으로 이해할 수 있는데 질병과 치료의 관점에서 서양의학의 맞춤의료와 한의학의 사상체질론에서의 공통점의 예로 들 수 있다. 서양의학에서 맞춤의학 또는 맞춤의료의 출현은 획일적 치료(one disease-one target-one-size-fits-all)에 의해 환자치료에 있어서 난관에 봉착했기 때문이다. 즉 하나의 질환을 표적대상으로 하는 획일적 치료(one disease-one target-one-size-fits-all)의 개념은 복합적인 약물 치료와 함께 영양, 심리, 생활습관을 고려하여 최적의 치료방법을 결정하는 맞춤의료(personalized medicine)의 개념으로 옮겨가고 있다. 미국의 대통령 과학기술자문위원회(President's Council of Advisors on Science and Technology, PCAST)는 2008년 개인별 맞춤의학을 환자의 개인별 특성을 고려한 맞춤의료라고 정의했다. 시스템생물학의 발전에 큰 역할을 한 인간게놈프로젝트는 맞춤의료의 기초를 제공했다고 할 수 있다. 인간게놈지도로 확인된 2%의 DNA 염기서열의 차이를 바탕으로 질병에 결정적인 영향을 미치는 유전자를 확인, 교체 또는 기능 억제로 질병 예방 및 치료를 하는 맞춤의료가 널리 이용될 것으로 예상된다. 또한 1990년에 시작된 '인간게놈프로젝트' 당시엔 총 30억 달러가 투입됐지만 2012년에는 1,000달러에 개인 전체 게놈을 분석할 수 있다. 결국 서양의학에서 맞춤의학이란 유전체학을 비롯한 여러 체학이 기초가 되어 발전할 것으로 예상된다. 하지만 한의학에서의 사상의학은 이미 체질에 따라 다른 약을 쓰고 있는 집단 맞춤의학이다. 예를 들어 같은 천식 환자라도 소음인은 폐에 온기가 부족한 것이 원인이니 따뜻한 천식약을 쓰고, 소양인은 폐에 열기가 과다한 것이 원인이니 서늘한 천식약을 쓰며, 태음인은 폐기능 자체가 약해서 천식이 오므로 폐 기능을 보강하는 천식약을 쓴다. 이러한 측면에서 과거부터 한의학에서는 환자개인의 증상과 신체 조건을 바탕으로 그에 적합한 치료방법을 선택하여 의료행위의 맞춤의료를 수행하여 왔기 때문에 오늘날의 시스템생물학에 부합한다고 할 수 있다.

제4장 한의학에서 시스템생물학의 응용 및 흐름

◎ 주요 내용

- 시스템생물학의 도구인 체학을 통해 한의학의 전통적 원리인 음양오행을 비롯하여 사상 체질 등의 이론이 재해석되고 있다.

한의학 이론과 시스템생물학의 유사성은 생물체의 역동적인 생명현상 또는 질병 원인을 단순히 표적만 아니라 생물체 전체의 네트워크를 통한 균형이라고 할 수 있다. <그림 5-2>는 한의학의 핵심 원리인 오행과 시스템생물학의 유사성을 건강과 질병 모델을 통해 나타낸 것이다. 오행(五行)은 동양철학에서 우주 만물의 변화양상을 5가지로 압축해서 설명하는 이론으로 인간 사회의 다섯 개 원소로 생각된 목·화·토·금·수의 운행변전, 즉 나아가고 막히는 현상을 말한다. 한의학에서 오행의 생리적 관계에서 상생(相生)과 상극(相剋)을 설명하고 병리적 관계에서 상생(相生)과 상승(相乘) 및 상모(相侮)를 설명하고 있다. <그림 5-2>처럼 오행이 상생과 상극 관계가 정상일 때 다섯 가지의 요소가 서로 도와주고 제어하며 운동함으로써 체내의 동태적 평형을 유지한다. 그러나 다섯 가지의 요소에 상생과 상승 및 상모 관계가 발생할 때 질병이 발생하게 된다. 따라서 한의학에서 건강은 신체를 지배하는 오행의 요소가 네트워크를 통해 상호 균형적인 기능을 이루는 것이다. 한의학에서 질병은 이들 5가지 요소의 불균형적 영향으로 발생하는 것이며 한약은 오행의 불균형적 영향을 정상적인 상호작용으로 유도하여 오행의 병리적 관계를 생리적 관계로 전환을 유도한다. 따라서 한의학에서 오행은 생체의 생명현상을 유지하는 5가지 상호작용의 네트워크라고 할 수 있다. 이는 생명현상을 부분이 모여 합이 되기 때문에 부분을 중요시 여기는 기계론(mechanistic)이 아니고 전체적 입장에서 바라보는 전체주의적(holistic) 관점을 의미한다. 이는 단어 자체가 의미하듯 시스템 전체가 신호전달체계를 통해 상호작용하여 생명현상을 이해하는 시스템생물학과 유사성이 있다는 것이다. 이러한 유사성을 기반으로 하여 사상체질 등 다양한 한의학 이론이 시스템생물학의 도구인 체학(omics)의 유전체학(genomics), 전사체학(transcriptomics), 단백질체학(proteomics), 대사체학

(metabolomics) 등을 통해 서양과학의 영역 속으로 안착할 수 있다.

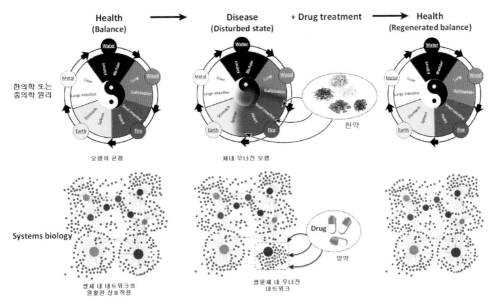

〈그림 5-2〉 한의학의 오행이론과 시스템생물학의 유사성

한의학 오행이론과 시스템생물학은 생체 내에 복잡하게 연결된 요소들의 균형에 의해 건강이 정의된다. 한의학에서 균형은 서로 다른 기관과 오행(금=metal, 수=water, 목=wood, 화=fire, 지=earth) 사이 상호작용에 의해 유지된다. 시스템생물학에서 균형은 개체를 구성하는 유전자, 단백질, 세포, 조직 및 기관 등의 다양한 수준에서 신호전달의 네트워크를 통해 유지된다. 만약 균형이 깨지면 개체는 질병상태가 되지만 약물은 다시 균형을 찾도록 생체를 구성하는 네트워크를 조율하게 된다.

이와 같은 유사성으로 인하여 한의학에서는 시스템생물학을 통해 한의학이론을 해석하는 연구들이 수행되어 왔다. <그림 5-3>의 A)처럼 2000년 인간유전체프로젝트 이후부터 한의학 및 중의학에서 한약의 시스템생물학관련 연구에 대한 많은 논문들이 급격하게 증가되고 있는 것을 확인할 수 있다. <그림 5-3>의 B)는 시스템생물학을 기초로 하여 한의약 및 중의약 특정 분야 및 연구비율을 나타낸 것이다. 한약재로부터 추출된 성분에 대한 연구가 32%의 높은 비율을 차지하고 복합처방에 대한 연구는 18%로 다소 낮은 편이다. 특이한 점은 한의학과 시스템생물학에 대한 리뷰(review)논문이 37%로 가장 많은데 이는 한의학에 대한 향후 연구방향이 시스템생물학의 기초로 하여 이루어져야 할 필요성을 제시하는 것으로 이해할 수 있다.

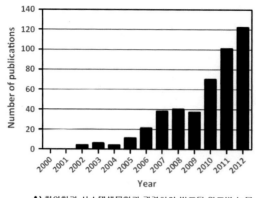
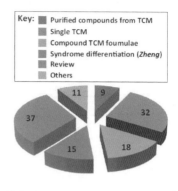

A) 한의학과 시스템생물학과 관련하여 발표된 연도별 논문   **B)** 2012년 발표된 논문의 분석과 내용

⟨그림 5-3⟩ 한의학의 시스템생물학기반 연구에 대한 논문과 분석

TCM(Traditional Chinese medicine)과 System biology의 용어인 genomics, proteomics, metabolomics와 bioinformatics를 이용하여 PubMed database에서 한의학의 시스템생물학-기반 연구에 대한 논문과 분석이 이루어졌다. 2000년부터 2012년 사이에 발표된 논문의 수를 A)에 나타냈고 2012년 논문 122편을 분석하여 B)에 나타냈다.

이와 같이 한의학 원리가 시스템생물학을 통해 재해석되거나 한약으로부터 새로운 약물의 개발에 응용되기도 한다. 시스템생물학을 위한 중요한 도구인 유전체학를 비롯하여 전사체학, 단백질체학 그리고 대사체학 중 ⟨그림 5-4⟩처럼 한의학과 시스템생물학과 연관하여 유전체학의 도구가 가장 많이 이용되었으며 단백질체학 및 대사체학이 다음 순으로 많이 응용된 기술이다.

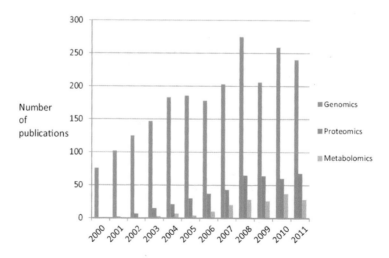

⟨그림 5-4⟩ 한의학에 응용된 시스템생물학의 도구에 대한 빈도

시스템생물학 도구인 유전체학, 전사체학, 단백질체학 그리고 대사체학 중 유전체학이 가장 많은 빈도로 한의학에 응용된 기술이다.

제5장 유전체학과 한의학

◎ 주요 내용

- 의학에서 유전체학의 가장 중요한 응용성은 의료서비스에 있어서 개인의 차이를 고려한 맞춤의료(personalized medicine)인데 한의학에서 맞춤의료를 대표적인 이론인 사상체질론(Sasang constitutional medicine)을 비롯하여 증(syndrome)에 대해 유전체학으로 이해할 수 있다.

- 유전체(genome)란 유전자(gene)와 염색체(chromosome)라는 두 단어의 합성어로서 염색체에 포함된 모든 유전인자 즉 유전자와 이들 주변의 모든 염기서열을 의미한다.

- 유전체학은 유전자를 총체적으로 연구하는 생명정보학(bioinformatics)의 한 분야로 인간게놈 프로젝트(Human Genome Project, HGP), 햅맵 프로젝트(International HapMap Project), 1000 유전체 프로젝트(1000 Genomes Project) 등이 주요 유전체학과 관련된 프로젝트이다.

- 유전체학은 유전자 변이에 의해 개인의 약물반응에 차이에 따라 투약 및 처방이 이루어지는 맞춤의료의 핵심이 된다.

- 유전체학의 기술적 접근을 위해서는 유전체의 지도작성(genome mapping), 염기서열분석(nucleotide sequence analysis)과 유전자의 기능분석(gene functional analysis) 등이 기초가 된다.

- 유전체학의 기술적 방법으로는 유전체 지도작성(genome mapping), 염기서열분석(nucleotide sequence analysis), 그리고 유전자기능분석(gene functional analysis) 등이 있다.

- 단일염기다형성(single nucleotide polymorphism, SNP)은 DNA 염기서열에서 하나의 염기서열(A, T, G, C)의 차이를 보이는 유전적 변이를 의미하는데 SNP 빈도가 높다는 것은 높은 확률의 다형성을 의미한다.

- SNP를 이용해서 질환 관련 유전자나 약물 대사에 관한 유전자 등을 분류하는 방법은 Linkage disequilibrium(연관불평형), Haplotype, Case-Control Study(환자-대조군 연구)와 genotype 등에 근거하고 있다.

- 유전체학은 맞춤의료(personalized medicine)의 주요 도구이며 한의학에서 맞춤의료를 이해하기 위한 대표적인 이론으로는 이제마의 사상체질론(Sasang constitutional medicine)이 있다.

- 한의학에서 맞춤형 진단의 기본은 증(證, syndrome)이다. 증의 일종인 한열변증의 특성으로 한의학에서 질병 분류에도 응용되어 왔는데 이는 유전체학적으로 접근을 통해 설명이 가능하다.

1. 유전체의 개념

인체를 구성하는 기본 단위는 세포(cell)이며 이들의 다양한 조합으로 각종 조직과 기관이 생성된다. 일반적으로 인체를 구성하는 약 100조 개의 모든 세포는 크게 핵(nucleus)과 세포질(cytoplasm)로 구성되어 있으며 이들의 유기적인 상호 작용에 의해 모든 생물학적 기능이 효율적으로 조절되면서 항상성을 유지한다. 특히 핵 안에는 유전물질인 DNA(deoxyribonucleic acid), histone, non-histone 단백질들로 구성된 염색체가 함유되어 있다. 인간의 염색체는 부계(paternal)와 모계(maternal)로부터 각각 23개씩을 물려받아 모두 46개(23쌍)이다. 염색체 23쌍은 22쌍의 상염색체(autosome)와 성과 관련된 1쌍의 성염색체(sex chromosome: X and Y chromosome)로 구분된다. 성염색체가 XX의 조합형을 갖게 되면 여성으로, XY형으로 조합되면 남성으로 분화 발생하는 것이다.

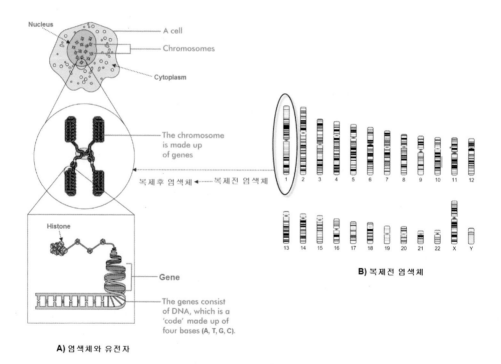

A) 염색체와 유전자

B) 복제전 염색체

〈그림 5-5〉 염색체와 유전자

인간의 염색체는 부계(paternal)와 모계(maternal)로부터 각각 23개씩을 물려받아 모두 46개(23쌍)이며 22쌍의 상염색체(autosome)와 성과 관련된 1쌍의 성염색체(sex chromosome: X and Y chromosome)로 구분된다.

유전체(genome)란 유전자(gene)와 염색체(chromosome)라는 두 단어의 합성어로서 염색체에 포함된 모든 유전인자 즉 유전자와 이들 주변의 모든 염기서열을 의미한다. HGP 이후 인간 유전체는 HGP를 통해 인간이 지니고 있는 모든 유전자의 수와 유전적 변이형의 최신 정보가 갱신되고 있다. 이를 통해 인간의 유전체는 <표 5-3>처럼 복제 전, 즉 반수체인 23개의 염색체가 3,079Mb(megabase pairs)의 염기서열과 32,884개의 유전자로 구성되어 있는 것으로 확인되었다.

〈표 5-3〉 반수체의 인간 유전체

염색체 번호	크기(Mb)	유전자 추정 수
1	247	3,186
2	243	2,093
3	200	1,638
4	191	1,300
5	181	1,448
6	171	1,843
7	159	1,722
8	146	1,162
9	140	1,394
10	135	1,259
11	134	2,000
12	132	1,509
13	114	611
14	106	1,420
15	100	1,143
16	89	1,270
17	79	1,650
18	76	480
19	64	1,861
20	62	824
21	47	386
22	50	812
X	155	1,529
Y	58	344

2. 유전체학의 개념

유전체학은 유전자를 총체적으로 연구하는 생명정보학(bioinformatics)의 한 분야이다. 유전체학은 2000년대 초반에 인간게놈프로젝트의 완료와 더불어 사람의 유전자 서열 정보가 모두 확인된 후 급속도로 발전한 학문이다. HGP는 인간 유전체에 있는 약 30억 개의 뉴클레오티드 염기쌍의 서열을 밝히는 것을 목적으로 한 프로젝트이다. 프로젝트에 의해 확인된 결과는 의학과 과학 분야에 많은 충격과 더불어 많은 질병의 원인이 되는 돌연변이 유전자의 염색체상에서의 위치를 알 수 있게 되었다. 이후 유전체와 관련된 햅맵 프로젝트(International HapMap Project), 1000유전체 프로젝트(1000 Genomes Project) 등이 수행되었다. 이러한 프로젝트는 유전자의 개인 차이에 대한 확인을 통해 질병에 대한 민감성뿐 아니라 약물에 대한 반응의 차이를 확인할 수 있는 기초가 되어 유전체학이 맞춤의료에 중요한 역할을 하는 계기가 되었다.

1) 인간 게놈 프로젝트(Human Genome Project, HGP)

인간 게놈 프로젝트란 2005년까지 인간 게놈에 있는 약 30억 개의 뉴클레오티드 염기쌍의 서열을 밝히는 것을 목적으로 한 프로젝트이다. 이 프로젝트는 미국, 영국, 일본, 독일, 프랑스 5개국의 공동 노력과 셀레라 게노믹스(Celera Genomics)라는 민간 법인의 후원을 받아 이루어지게 되었다. 인간 게놈의 초기 지도는 2000년 6월에 발표되었는데, 이는 예상보다 5년 앞서 완성된 것이다. 인간 게놈 프로젝트의 결과는 의학과 과학 분야에 많은 충격을 주었고 이 결과로 많은 질병의 원인이 되는 유전자의 염색체상에서의 위치를 확인할 수 있게 되었다.

2) 햅맵 프로젝트(International HapMap Project)

미국, 유럽, 중국 및 일본이 참여한 국제 생명과학 프로젝트로서 인간의 염색체의 한 가닥을 지도화하는 프로젝트이다. 본 프로젝트의 목적은 인간 유전체의 haprotype 지도를 만드는 것으로 인간 유전적 변이의 공통된 패턴을 찾아내는 데 있다. 본 프로젝트의 결과는 건강과 질병, 약물반응, 환경요인에 영향을 미치는 유전적 변이 특히 SNP(single nucleotide polymorphism, 단일염기다형성)을 찾는 데 중요한 자원이 된다. 특히 햅맵 프로젝트를 통해 SNP(스닙이라고 발음)를 찾게 되면 시스템생물학에서는 특정 질병과 SNP의 관계에 대한 탐구가 가능하게 되는데 이를 전장유전체연관성분석(GWAS=Genome wide association studies)이라 부른다. GWAS는 질병 유전자를 찾는데 가장 대표적인 연구 방법론으로 유전자 전체를 비교하는 것이 아니라 사람마다 다른 염기를 가지고 있는 부분의 서열만 모아서 더 많은 사람을 비교하는 것으로 이루어진다.

3) 1000 유전체 프로젝트(1000 Genomes Project)

2008년 1월에 영국, 미국, 중국이 합작하여 3년 내에 다양한 인종으로 구성된 인간 1,000명의 유전체를 해독하는 국제 프로젝트이다. 인간 게놈 프로젝트 이후 가장 큰 규모의 유전체 프로젝트이다. 기존에 한두 명의 게놈 지도를 해석하는 것이 아니라 빠른 속도로 많은 사람의 유전체를 동시에 해석하여 변이체학의 기초를 마련할 수 있는 프로젝트이다. 이 프로젝트는 궁극적으로 유전학, 약리학, 의학, 생화학, 생물정보학 등에 도움을 줄 것으로 예상된다.

3. 유전체학에 대한 이해의 중요성

일반적으로 유전자를 포함하고 있다는 측면에서 유전체와 염색체는 유사한 개념이지만 유전자의 개별적 기능을 포함하는 의미를 지닌 유전체를 염색체와 구분하게 되었다. 따라서 유전체에 대한 이해는 유전자의 기능을 이해하는 것이다. 만약 유전자의 돌연변이와 같은 이상이 있다면 유전적 차이에 기인하여 정상적인 기능 상실과 관련이 있기 때문에 이는 곧 질병을 의미한다. 모든 인간은 개인 간에 약 99.9% 동일한 유전적 염기서열을 지니고 있으며 약 0.1%의 염기서열 차이로 인해 개인 간의 유전적 차이를 나타낸다. 이러한 유전적 차이를 유전적 변이(genetic variation)라고 한다. 개인에 따라 다르게 나타나는 유전정보의 차이인 유전자 변이는 인구집단에서 발견되는 빈도에 따라 매우 희귀한 유전자 돌연변이(mutation)나 유전적 다형성(polymorphisms)의 형태로 구분된다. 유전적 다형성은 유전자 변이가 인구집단에서 적어도 1% 이상의 빈도를 보일 경우를 지칭하며 1%보다 더 낮은 빈도로 발견되는 유전자 변이는 돌연변이로 통칭된다. 의학적으로 중요한 돌연변이는 낭섬유증(cystic fibrosis), 혈우병(hemophillia), 헌팅턴병(Huntington's disease) 같은 선천성 질환을 일으키는 예를 들 수 있다. 반면에 유전적 다형성은 치명적인 질환과 관련된 것은 없다고 하더라도 약물반응에 관련된 유전자들에서 자주 발견되고 있다. 특히 의학에서 유전체학의 가장 중요한 응용성은 의료서비스에 있어서 이러한 유전적 다형성에 의한 개인의 차이를 고려하여 투약하는 맞춤의료(personalized medicine)이다. 즉 유전자 변이에 의해 개인의 약물반응에 차이에 따라 투약 및 처방이 이루어지는 맞춤의료의 핵심이 된다.

4. 유전체학의 방법과 SNP의 중요성

유전체학을 위한 기술적 접근을 위해서는 유전체의 지도작성(genome mapping), 염기서열분석(nucleotide sequence analysis)과 유전자의 기능분석(gene functional analysis) 등이 기초가 된다. 그러나 인간 유전체 내에 존재하는 여러 종류의 유전적 변이 가운데 90% 이상으로 가장 빈번하게 관찰되며 질환과 관련된 유전체 연구에 널리 이용되는 것이 SNP(single nucleotide polymorphism, 단일염기다형성)이다. SNP이 질병유전체연구에 있어 많은 관심을 끌고 있는 것은 발생빈도가 높은 만성질환의 발생이나 기전에서 개개인의 차이를 결정짓는 유전적 요인은 인간 유전체에서 비교적 흔한 빈도로 나타나는 이들 SNP에 의해 결정될 것이라는 가설이 받아들여지기 때문이다. 따라서 인간유전체에 대한 이해는 질병과 같은 특정 표현형과 관련된 유전체의 위치정보만 알면 그 지역의 특정 후보유전자의 확인이 가능하여 질병유전자 발굴 연구를 효율적으로 수행할 수 있게 된다. 또한 인간유전체에 대한 이해를 통해 질환 관련 유전자나 약물 대사에 관한 유전자의 분류, 질환의 원인 해명, 새로운 약제 및 치료법의 개발과 개인의 유전정보에 근거한 질환 유무 판정과 치료 등이 가능하게 된다. 따라서 유전체학의 방법인 유전체 지도작성(genome mapping), 염기서열분석(nucleotide sequence analysis)과 유전자기능분석(gene functional analysis) 등은 SNP 분석과 이를 이해하기 위한 기술적 접근이라고 할 수 있다.

SNP 분석의 중요성에 대해서는 앞서 설명한 HapMap project의 이후를 통해 잘 확인되고 있다. 실제로 HapMap에 의해 직간접적으로 발전하게 된 기술적인 진보는 일반질병의 유전학적인 연구에 심대한 영향을 미쳤으며 HapMap project 출범 당시의 기대보다 훨씬 많은 것을 성취하게 되었다. HapMap은 새로운 세대의 고밀도 유전체

전체 SNP 검사 기술개발을 촉발시켜 환자군과 건강인군 사이에 존재하는 유전적인 변이를 정밀하게 비교분석하게 하였다. 또한 유전자형과 표현형 간의 관계를 분석하는 데 있어서 잘못된 해석을 현저히 줄이는 데에도 기여하였다. 짧은 역사에도 불구하고 고밀도 유전자 전체 SNP 검사로 질병과 관련된 유전변이를 찾는 접근방법은 대단히 성공적이었다. 40여 가지의 복잡한 질환과 관련된 유전자상의 변이와 염색체 상의 변이지역이 동정되었으며 이는 여러 인류집단에서 재확인되었다. 각기 다른 복잡한 조건을 보이는 질환인 황반변성, 박탈성 녹내장, 당뇨병, 염증성 장질환, 심혈관계 질환, 신경정신질환, 자가면역 및 감염성 질환, 그리고 다양한 인체측정학적 및 실험실적인 특징에서 최근 유전체 전체 SNP검사를 통해 질환관련 패턴의 특징적인 결과가 확인되었다. 그리고 과거 특정 질병과 관련성이 있다고 여겨졌던 염색체 부위는 해당되는 질병과 관련된 유전자가 전혀 없는 것으로 나타나 놀라움을 주기도 했다. 예를 들어 염색체 8q24 지역은 전립선암에, 그리고 염색체 5p13.1 지역은 Crohan병과 관련이 있다고 믿어져 왔으나 정작 관련 유전자는 하나도 없는 것으로 확인되었다.

일본의 이화학연구소(RIKEN)와 과학기술진흥기구(JST)는 2008년 6월에 35가지 질환에 대한 SNP 빈도정보를 JSNP database를 통해 발표하였다. 여러 종류의 악성 종양, 심혈관계 질환, 뇌혈관 장애, 호흡기 질환, 만성간질환, 눈질환 및 각종 다유전자(polygenic) 질환을 포함하고 있으며, 각 질환별로 약 200명의 일본인 환자집단으로부터 채취한 DNA 시료에 대하여 SNP을 분석하였다. 우리나라에서도 국립보건연구원을 중심으로 한국인 호발 질환과 관련된 SNP 탐색작업을 수행하고 있으며 Korean HapMap을 통하여 연구성과를 공개하고 있다. <표 5-4>는 우리나라를 포함한 세계 도처의 연구기관이 지속적으로 새로운 SNP을 발굴하여 등록하고 있으며 각국의 대표적인 SNP database이다.

〈표 5-4〉 SNP과 관련된 databases

Database	Websites
dbSNP	http://www.ncbi.nlm.nih.gov/SNP/
HapMap	http://www.hapmap.org/
Japanese SNPs(JSNP)	http://snp.ims.u-tokyo.ac.jp/
Korean SNP Database(KSNP)	http://www.ngri.go.kr/SNP/
The SNP Consortium(TSC)	http://www.hapmap.org/
Human Gene Variation Database(HGVbase)	http://hgvbase.cgb.ki.se/

5. 유전체학의 기술적 방법

1) 유전체 지도작성(genome mapping)

유전체 지도작성이란 유전자 또는 DNA의 지도를 작성하여 유전자구조를 밝히는 것을 의미한다. 즉 인간의 유전정보는 23쌍의 염색체를 구성하는 DNA에 담겨 있다. DNA는 아데닌, 구아닌, 시토신, 티민 등 4개의 염기조합으로 이뤄져 있다. 이 DNA에 담겨 있는 각각의 유전정보가 염색체상에서 차지하는 위치 지도를 작성한 것이 인간의 유전체 지도작성이다. 작성의 기술적인 측면에서는 인공 세균염색체(bacteria artificial chromosome)를 비롯하여 인공 효모염색체(yeast artificial chromosome) 등을 사용하여 유전자로부터 유전자 라이브러리(gene library)를 제작하여 각 클론의 콘티그(contig: 중복되면서 연속하는 클론화 DNA의 집합체) 지도 또는 제한지도를 활용하여 물리적 지도가 작성된다. 기본적으로 유전체 지도란 수백 개에서 수천 개 단위로 염기가 모여 만든 유전자의 숫자와 위치를 나타낸 것으로 질병과 관련된 유전자 기능이 분석 가능해져 신약개발과 미래 의학 등의 분야에서 활용가치가 매우 크다.

2) 염기서열분석(nucleotide sequence analysis)

유전체 또는 유전자의 염기서열을 분석하는 것을 의미하며 30억 개에 달하는 인간의 염기서열을 일렬로 분석하는 의미는 아니다. 즉 분석한 특정 염기서열을 인간게놈 프로젝트로 완성된 유전자지도와 비교해 특이유전자를 찾아내는 목적으로 이루어진다. 사람에 있어서 유전체 염기서열을 비교해 보면 어떤 사람은 다른 사람에 비해 특정 유전자의 일부 염기가 결실(deletion)되거나 삽입(insertion)되는 유전변이가 일어난다. 이러한 유전변이를 유전자 구조변이(structural variation, SV)라고 하며 유전병을 비롯한 암, 췌장염, 전신성홍반성낭창, 자폐증 등 여러 질병의 원인이 될 가능성이 높다. 이러한 유전자 구조변이를 찾아내기 위하여 최근에는 차세대 염기서열분석(next generation sequencing, NGS) 기술이 개발되어 이용되고 있다.

3) 유전자기능분석(gene functional analysis)

유전자의 산물은 단백질이며 단백질은 효소, 항체 및 생리활성물질 등으로 역할을 한다. 유전자가 활성화되어 유전자의 이들 산물이 증가되며 생명체의 유지에 긍정적인 영향을 주게 된다. 이와 같이 유전자는 본질적으로 정보일 뿐인 유전자가 그 기능을 발휘하기 위해서는 발현이 되어야 한다. 발현은 DNA가 RNA에 복사되는 전사(transcription)와 RNA가 단백질로 바뀌는 번역(translation) 과정을 말한다. 이렇게 해서 만들어진 단백질이 생체 내에서의 온갖 작용을 일으킴으로써 유전자의 효과가 나타나게 된다. 반면에 유전자의 변이에 의하여 이들 산물의 생성에 문제가 발생한다면 유전병뿐만 아니라 생명체 유지에 많은 문제점을 노출하게 된다. 이와 같이 유전자의 기능은 단순히 유전자의 발현된 단백질을 통해 기능이 확인되기도 하지만 때에 따라서는 어떤 형질의 유전에 관계되는 유전자의 수, 성질, 소속되는 근연군, 유전자좌 등을 결정을 통해서도 확인되고 있다. 인간게놈프로젝트에 의해 확인된 3만여 개의 인간 유전자 염기서열이 규명됐으나 그 대부분의 기능은 아직 정확히 파악되지 않고 있다. 유전자 기능연구는 질병원인 파악과 생명현상 이해에 필수적이다.

6. SNP(단일염기다형성, Single Nucleotide polymorphism)의 개념과 이해

1) SNP의 개념

DNA 염기서열에서 하나의 염기서열(A, T, G, C)의 차이를 보이는 유전적 변이를 단일염기다형성(single nucleotide polymorphism, SNP) 또는 단일 핵산염기 다형현상이라고 한다. 예를 들면 <그림 5-6>의 A)처럼 부모로부터 각각 한 세트의 염색체를 계승하고 있는데 양쪽 염색체의 어느 유전자의 동일한 위치에서 단 하나의 염기쌍인 C-G 대립유전자(allele)와 T-A 대립유전자로 서로 다른 대립유전자의 조합에서 SNP을 확인할 수 있다. <그림 5-6>의 B)처럼 세 사람 모두 동일한 위치의 단 하나의 염기의 차이로 서로 다른 대립유전자 쌍을 가지고 있는데 집단 전체에서 차이가 있는 대립유전자 쌍이 1% 이상이며 이를 SNP이라고 한다.

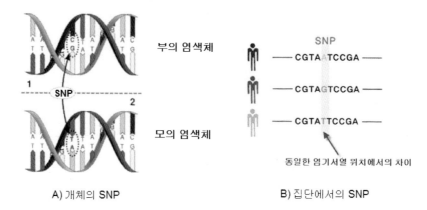

<그림 5-6> 개체의 염색체에 내 SNP과 집단에서의 SNP

부모의 양쪽 염색체의 어느 유전자의 동일한 위치에서 단 하나의 염기쌍인 C-G 대립유전자(allele)와 T-A 대립유전자로 서로 다른
대립유전자의 조합에서 SNP을 확인할 수 있으며 집단에서는 이러한 대립유전자 쌍이 1%가 되어야 SNP이 된다.

2) SNP 해석의 의미

또한 SNP는 300~1,000염기마다 약 하나 정도가 존재하며 인간 유전체의 DNA에는 적어도 300만 개의 SNP이 존재할 수 있다. SNP은 기존 유전자의 염기서열에서 비록 단 하나의 차이이지만 돌연변이로 분류될 수 있으나, 돌연변이인 경우에는 전체의 1% 이하를 의미한다는 점에서 차이가 있다. 인간의 염기서열은 99.9%가 동일하지만 0.1% 차이로 인하여 개체 간 형질에서 차이가 이루어진다. 이러한 개체 간 형질의 차이 중 90% 이상이 동일한 염기서열에서 하나의 염기 차이인 SNP에 기인한다. 특정의 질환에 관한 감수성이나 약제에 대한 부작용 등에는 개인차 등이 유전자의 다형성에 기인하는데, 대부분의 다형성이 SNP이다. 즉 SNP에서처럼 단 하나의 염기 차이에 의하여 각 유전자의 기능이 달라질 수 있고 이런 것들이 상호 작용하여 서로 다른 모양의 사람을 만들고 서로 다른 질병에 대한 감수성의 차이를 만들어낸다. 따라서 SNP 빈도는 한 위치의 염기에서 얼마만큼의 확률로 다형성이 존재하는지를 뜻하는데 SNP이 높다는 것은 높은 확률의 다형성을 의미한다. 즉 대립유전자 쌍이 5% 이상의 빈도로 존재하는 경우의 SNP을 다빈도다형성(common polymorphism) SNP이라고 하며 1~5%의 SNP을 저빈도 다형성(rare polymorphism)으로 분류한다. 이와 같이 발생빈도와 더불어 SNP을 통해 질환 관련 유전자나 약물 대사에 관한 유전자의 분류, 질환의 원인 해명, 새로운 약제 및 치료법의 개발과 개인의 유전정보에 근거한 질환 유무 판정과 치료 등이 가능하게 된다.

3) SNP 종류

확인된 SNP을 수집하여 종합적인 정보를 얻기 위하여 SNP 데이터베이스등록기관인 dbSNP 웹사이트(www.ncbi.nlm.nih.gov/projects/SNP/)가 설립되었다. 인간을 포함하여 약 55종의 생물체로부터 2010년 현재 약 1억 8천여 개의 SNP이 등록된 것으로 추정되고 있다. SNP은 reference SNP ID number인 'rs#'로 표기되는데 SNP는 유전체상의 존재 위치에 따라 각기 구분되어 명명되고 있다. <그림 5-7>에서 유전자의 프로모터 부위에 위치하여 유전자의 발현을 조절하는 기능을 지닌 SNP을 regulatory SNP(rSNP), 유전자를 coding하는 exon부위에 존재하면 coding SNP(cSNP), intron에 위치하면 intron SNP(iSNP), 그리고 유전자와 유전자 사이의 intergenic region에 존재하는 SNP을 genomic SNP(gSNP)라고 한다. 특히 cSNP는 염기서열의 변이에 의해 아미노산의 서열에 변경이 생기는 nonsynonymous SNP과 염기서열의 변이가 생겨도 아미노산의 서열에는 변경이 없는 synonymous SNP으로 구분된다. 그러나 유전자 발현의 질적 또는 양적인 개인차에 결부될 가능성이 높은 SNP은 cSNP와 rSNP가 가장 주목받고 있다.

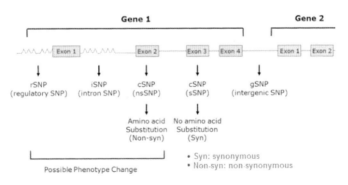

〈그림 5-7〉 유전자에서의 위치에 따른 SNP명명

egulatory SNP; rSNP, coding SNP; cSNP, intron SNP; iSNP, genomic SNP; gSNP.

7. SNP 해석을 위한 응용 방법

SNP을 이용해서 질환 관련 유전자나 약물 대사에 관한 유전자 등을 분류하는 방법은 연관불평형(Linkage disequilibrium), Haplotype, 환자-대조군 연구(Case-Control Study)와 genotype 등에 주로 근거하고 있다. Haploview는 유전체에서 발견되는 SNP의 genotype 데이터를 이용해 HWE test(Hardy-Weinberg Equilibrium test), 전체 SNP 사이의 연관불평형 분석(linkage disequilibrium analysis), 질병과 SNP과의 연관관계 분석(Association analysis between disease and SNP) 등을 GUI(graphic user interface, 컴퓨터 그래픽을 사용하는 사용자 인터페이스)에서 쉽게 수행할 수 있는 프로그램이다. 2005년에 처음으로 개발되었으며 지속적으로 새로운 버전으로 향상되고 있다. 여기서는 <그림 5-8>과 같이 Haploview프로그램을 이용하여 연관불평형과 haplotype 등의 분석을 통해 SNP에 대한 해석이 이루어졌다.

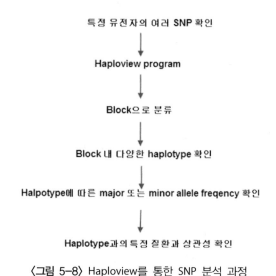

<그림 5-8> Haploview를 통한 SNP 분석 과정

Haploview 프로그램을 이용하여 연관불평형과 haplotype 등의 분석을 통해 특정질환과 상관확인이 SNP 해석으로 이루어진다.

1) 연관불평형의 개념

하나의 염색체에는 수많은 유전자가 존재하는데 집단에서 서로 다른 2개의 특정 유전자에서는 항상 동일한 염색체가 발견되는데 이를 연관(linkage)이라고 한다. 이는

2개 이상의 유전자 위치가 연동하여 존재하는 상태이기 때문이다. 연관된 유전자는 2 또는 그 이상일 수도 있는데 집단에서 동일 염색체상에서 이들 유전자들이 함께 발견되는 빈도의 관찰치가 기대치와 같을 때 연관평형(linkage equilibrium)이라고 한다. 반면에 <그림 5-9>와 같이 교차(crossing over)를 연관된 유전자가 서로 다른 유전자에 위치하여 유전자 재조합이 발생할 수 있다. 이를 경우에 두 유전자가 집단에서 동일한 염색체상에 함께 발견되는 빈도의 관찰치는 이론치와 같지 않게 되는데 이를 두 유전자의 연관불평형(LD, linkage disequilibrium)이라고 한다. 예를 들어 2개의 유전자좌(locus) A, B에 대해 그 대립유전자 a 및 b가 집단 중에 존재하는 빈도를 각각 a_i 및 b_i라고 하면 a와 b가 하나의 배우자에 나란히 하는 빈도는 이론적으로는 $a_i \times b_i$로 나타낸다. 실제로 집단을 분석하여 그와 같은 배우자가 생기는 빈도가 이론치 $a_i \times b_i$에 일치하지 않을 경우, 그 집단에서는 A와 B의 2개의 유전자좌는 연관불평형 상태에 있다고 한다. 반대로 관찰치와 이론치가 같은 경우에는 연관평형 상태에 있다고 한다. A, B의 유전자 자리가 강하게 연관되어 있는 만큼 관찰치는 이론치로부터 크게 벗어나 강한 연관불평형을 나타낸다.

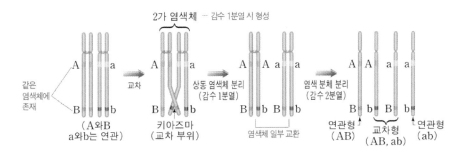

〈그림 5-9〉 연관과 교차

서로 다른 2개 특정 유전자는 항상 동일한 염색체가 발견되는데 이를 연관(linkage)이라고 하고 연관된 유전자가 서로 다른 유전자에 위치하여 유전자 재조합이 발생할 수 있는데 이를 교차(crossing over)라고 한다.

2) SNP의 위치에 따른 block과 haplotype

이와 같이 서로 다른 유전자가 연관되어 다음 세대로 전달되는 것처럼 동일한 유전자 내에도 수많은 SNP이 존재하기 때문에 SNP간의 연관 또는 연관불평형으로 분석된다. 특히 앞에서 A 유전자와 B 유전자가 연관일 경우에는 동일한 염색체상에 위치한다고 할 수 있는데 haploview에서 SNP가 상호 연관인 경우에는 동일한 구역(block)으로 분류된다. 즉 하나의 유전자 내에 여러 개의 SNP이 연관이 아니고 연관불균형일 경우에는 각각 다른 block으로 분류된다. 또한 동일한 block 내에도 여러 종류의 SNP이 존재하는데 이들 SNP의 조합에 따라 다양한 염기서열을 가진 유전자로 구분되는데 이를 haplotype(일배체형 또는 단상형, haploid+genotype의 축약형)이라고 한다. 또한 haplotype은 동일한 유전자 내의 SNP이 아니라 동일한 염색체의 여러 유전자의 집합을 의미하기도 한다. 즉 대립유전자의 쌍을 이루는 각각의 대립유전자(allele)상에서 1차원적으로 배열하고 있는 염기서열의 특정한 type을 haplotype을 의미한다. 결국 SNP는 동일한 염색체뿐만 아니라 동일한 유전자상의 서로 다른 부위에 존재하는 대립인자를 집단으로 분류하여 분석하게 되며, 이를 일배체형분석(haplotype analysis)이라고 한다. 이와 같이 haplotype은 하나의 유전자 좌위에서 교차 또는 유전자 재조합에 따른 염색체 전체의 좌위들까지 해당될 수 있어 유전자 하나의 부분적 또는 염색체 전체 형질을 의미할 수 있다. 따라서 block이란 구역을 의미하는데 유전자 재조합이나 교차에 의해 연관불평형이 이루어지지 않고 자손에게 계승되어 서로 근처에 존재하는 SNP들의 집합을 의미한다. 만약 SNP이 연관불평형이라면 다른 block에 위치하게 되며 많은 종류의 SNP이 존재한다면 여러 개의 haplotype이 haplotype block에 존재하게 된다. 또한 haplotype block의 구역에는 구역의 특성을 대표하는 SNP이 존재하는데 이를 Tag SNP이라고 한다. Tag SNP의 분류는 같은 영역의 다른 SNP에 대해서도 어느 염기의 SNP type인가를 알 수 있으므로 효율적인 해석이 가능하게 한다.

3) SNP 빈도와 major/minor frequency

SNP 빈도는 한 위치의 염기에서 얼마만큼의 확률로 다형성이 존재하는지를 뜻하는 것으로 집단의 DNA에서 특정 SNP이 집단에서 얼마 정도의 비율을 차지하는가를 나타낸 것이다. 예를 들어 다수의 사람이 유전자좌위에서 A라는 염기를 가지고 있고 10%의 사람만이 G 염기를 가지고 있다고 한다면 SNP 빈도는 10%가 된다. 이때 다수 사람의 A 염기를 가진 대립인자 또는 대립유전자를 다수대립유전자(major allele)라고 하고 그 빈도를 다수대립유전자 빈도(major allele frequency)라고 한다.

SNP과 allele의 차이점은 SNP는 염색체의 쌍이 아닌 단일 염색체상에 존재하지만 대부분의 염색체는 쌍으로 존재하는 상동염색체이기 때문에 allele라는 표현을 사용하게 된다. 따라서 G염기를 가진 대립유전자를 소수대립유전자(minor allele)라고 하면 그 빈도를 MAF(minor allele frequency)이라고 한다. 어느 집단에서 3개 이상의 haplotype의 allele를 가지고 있을 수 있는데 이를 경우에는 가장 많은 대립유전자가 major allele라고 하며 나머지 대립유전자는 minor allele가 된다. 일반적으로 1%미만의 MAF는 돌연변이기 때문에 MAF는 항상 1% 이상이 된다.

4) 연관불평형과 SNP 해석의 응용

어떤 측면에서는 haplotype은 염색체상 또는 유전자상에 통계적으로 연관된 SNP 집합이 된다. 이 연관들과 haplotype block의 대립형질 확인을 통해 그 구역의 다른 다형성 구역을 확인할 수 있다. 또한 haplotype 분석을 통해 동일한 유전자 내 또는 염색체상의 다형성 가운데 상호 연관불평형 관계에 있는 인자들 간의 수집을 통해 분석이 이루어진다. 연관불평형은 집단의 크기, 돌연변이, 선발, 유전적 부동 등 요인들에 의해 발생된다. 연관불평형 분석은 복합형질 질환과의 연관성 연구에서의 단일 SNP 간의 분석과 비교해볼 때 그 통계적 검정력과 해석력이 매우 높은 분석이다.

8. 유전체학에서 한의학의 응용

의학에서 유전체학의 가장 중요한 응용성은 의료서비스에 있어서 개인의 차이를 고려한 맞춤의료(personalized medicine)이다. 한의학에서 맞춤의료를 대표적인 이론으로는 이제마의 사상체질론(Sasang constitutional medicine)이며 사상체질론의 유전체학적 이해가 SNP을 통해 가능하다.

1) 유전체학과 사상체질론

사상체질론은 사람의 체질을 기질과 성격에 따라 태음인(Taeum, TE), 소음인(Soeum, SE), 소양인(Soyang, SY), 태양인(Taeyang, TY) 등의 4부류로 구별하여 생리와 병리, 진단, 치료 및 약리를 설명하는 대표적인 체질의학 이론이다. 체질 4부류의 분류는 생물학적 및 생리학적 특징에 따라 이루어지는데 각기 체질에 따라 성격, 심리상태, 내장의 기능과 이에 따른 병리, 생리, 약리, 양생법과 음식의 성분까지 분류가 가능하다. 그러나 사상체질의 4분류에 있어서 폐, 비장, 간 그리고 신장 등의 대표적인 4대 내장기관(internal organs)의 생리적 기능들 사이 균형이 사상체질을 분류하는 데 있어 가장 중요한 요소이다. 특히 <표 5-5>와 같이 일반적으로 사상체질의 4분류에 따라 4대 내장기관의 대소 허실이 결정된다.

〈표 5-5〉 사상체질의 4부류에 대한 4대 주요 내장기관의 특징

사상체질	4대 주요기관의 크기별 특징
태음인	간이 크고 폐가 작음(肝大肺小)
태양인	폐가 크고 간이 작음(肺大肝小)
소양인	비장이 크고 신장이 작음(脾大腎小)
소음인	신장이 크고 비장이 작음(腎大脾小)

사상체질의학이 유전학적 원리가 바탕이 된다는 연구의 결과들이 사상체질에 따라 유전적 다형성(genetic polymorphism), 즉 단일염기다형성(single nucleotide polymorphism, SNP) 분석을 통해 확인되고 있다. 유전적 다형성이란 개인에 따라 다르게 나타나는 유전자 변이(gene variation)라고 하는데 일반적으로 집단에서 가장 흔한 동형접합체(homozygote)의 빈도가 90% 이하일 때 유전자는 다형성이라고 한다. 수정할 때 융합하는 두 생식세포(성세포) 모두가 특정형질에 대해서 동일한 형태의 유전자를 갖고 있으면 그 형질에 대한 동형접합체라 하고 다른 형태의 유전자를 갖고 있으면 이형접합체(heterozygote)라고 한다. 그러나 또 다른 정의에서는 유전적 다형성은 유전자 변이가 인구집단에서 적어도 1% 이상의 빈도를 보일 경우를 지칭하며 1%보다 더 낮은 빈도로 발견되는 유전자 변이는 돌연변이로 통칭되기도 한다. 의학적으로 중요한 돌연변이는 낭섬유증, 혈우병, 헌팅턴병 같은 선천성 질환을 일으키는 예를 들 수 있다. 유전적 다형성은 치명적인 질환과 관련된 것은 없다고 하더라도 약물반응에 관련된 유전자들에서 자주 발견되고 있다. 여기서는 SNP을 이용하여 인간 유전체상의 연관(linkage) 및 block구조를 분석하여 SNP과 질병과의 연관성을 분석하였으며 특히 이러한 결과를 사상체질론 측면에서 또한 이해하였다.

2) 유전자 다형성을 통한 사상체질론의 유전체학연구 방법

(1) 사상체질론에 따른 비만 유전자

사상체질의학의 유전체학적 원리에 대한 이해를 체중 및 관련된 유전자인 FTO (Fat mass and obesity-associated protein 또는 alpha-ketoglutarate-dependent dioxygenase)와 MC4R(melanocortin 4 receptor)의 유전자 다형성을 통해 확인되었다. 먼저 이를 위해 사상체질의 가장 일반적인 4가지 분류인 태음인, 태양인, 소양인과 소음인 등에 대한 체질의 특성이 <표 5-6>과 같이 정의되었다. 태음인은 간과 소장이 크고 강해 에너지 비축 기능(preservative function)이 탁월한 반면에 폐가 작아 호흡기 기능이 약한 특성이다. 이러한 근거로 태음인이 에너지 비축 기능을 통해 비만할 수 있는 가장 강력한 경향을 가진 체질이라고 할 수 있다. 실제로 연구를 통해 사상체질의 4종류 중 태음인이 가장 긴 허리둘레와 체중이 많이 나가는 경향이 있는 것으로 확인되었다. 따라서 사상체질에 따라 사람을 분류를 통해 비만에 대한 위험인자를 보다 세밀하고 엄격하게 분석이 가능할 것으로 추정된다.

〈표 5-6〉 비만과 관련하여 사상체질별 특성

사상체질	체질의 특성
태음인	간과 소장이 강해 에너지 비축 기능(preservative function)이 탁월, 반면에 폐가 작아 호흡기 기능이 약함
태양인	폐가 크고 강하여 호흡기능이 탁월하지만 간이 작아 방부기능이 약함
소양인	위와 췌장이 강하여 강력한 소화 능력을 가지고 있지만 신장과 대장이 약하여 배설기능이 약함
소음인	신장과 대장이 강하여 배설기능이 탁월하지만 위와 췌장이 약하여 소화능력이 약함

이와 같이 비만에 대한 사상체질 이론을 유전체학적 측면을 통해 이해하기 위해서는 유전적으로 비만유전자로 알려진 FTO과 MC4R 유전자에 대한 이해가 필요하다. 연구에 따르면 FTO과 MC4R 유전자의 각각의 변이가 비만과 관련이 있을 뿐만 아니라 두 유전자의 동시 변이는 체질량지수(body mass index, BMI)를 더욱 악화시키는 것으로 확인되었다. BMI는 성인의 신장과 몸무게를 이용하여 지방의 양을 추정하는 공식으로 체지방률 및 건강 위험도를 반영하는 지표로 사용된다. 이러한 지표와 더불어 이들 유전자 변이의 비만에 대한 유전적 영향, 비만치료 그리고 사상체질과의 상호관련성을 통해 유전체학을 사상체질론으로 이해할 수 있다.

(2) 사상체질에 따른 환자 분류

고혈압, 심동맥질환, 뇌졸중, 당뇨병을 비롯하여 고지혈증 등의 만성질환을 가지지 않고 2001년에서 2004년 동안 한방병원에 내원한 835명의 비만환자 집단인 비만환자집단과 2007년에서 2009년 동안에 12개 병원에 내원한 535명의 일반환자 집단인 다병원환자집단이 연구의 대상이었다. 비만환자집단은 의학적으로 비만이라고 판단되는 환자로 구성되었으며 다병원환자집단은 여러 병원에서 수집된 환자들로 비만환자가 일부 포함될 수도 있다. 그리고 835명은 컴퓨터 프로그램인 Win QSCC II software, 그리고 535명은 한의사에 의해 한약과 진단에 의해 <표 5-7>과 같다. 연구대상은 고혈압, 심동맥질환, 뇌졸중, 당뇨병을 비롯하여 고질혈 등의 만성질환을 가진 환자들은 실험대상자에서 제외되었다.

〈표 5-7〉 비만환자집단과 다병원환자집단의 사상체질론별 분류

지표	전체	태음인	소양인	소음인
비만환자집단				
사람 수	835	685	81	69
여성(%)	93.4	92.1	98.8	100
연령(년)	27.7±8.09	27.7±8.01	28.8±9.54	27.0±6.93
BMI(Kg/m^2)	26.5±4.66	27.2±4.63	23.6±3.48	23.0±3.19
다병원환자집단				
사람 수	535	196	172	137
여성(%)	64.2	57.1	70.9	66.9
연령(년)	42.6±13.1	43.7±13.9	43.0±12.1	41.1±12.9
BMI(Kg/m^2)	22.9±3.09	25.0±2.95	22.4±2.54	20.9±2.01

(3) 체중조절 프로그램과 비만 지표

체중조절 프로그램은 저칼로리 식이, 매일 운동, 전기지방분해치료(electrolipolysis treatment)와 17종류 한약의 복합처방인 체감의이인탕 등으로 이루어졌으며 1달 동안 비만환자집단 중 535명 환자에게 적용되었다. 또한 프로그램에 의한 체중 변화가 생체임피던스 분석(BIA, Bio Impedance)을 통해 매일 측정되었다. BMI(체질량지수, BMI)는 몸무게를 키의 제곱으로 나누어 계산된다. BMI수치가 20 미만일 때를 저체중, 20~24일 때를 정상체중, 25~30일 때를 경도비만, 30 이상인 경우에는 비만으로 판정된다.

(4) SNP 분석 및 방법

유전자의 유전형질(genotype)은 표현형(phenotype)과 대비되는 의미로 여기서는 비만이 표현형이 되며 FTO와 MC4R의 대립유전자(한 쌍)에서 변이 상태가 유전형질이 된다. 한 쌍의 유전형질 확인을 위한 SNP분석은 환자의 혈액 샘플로부터 채취된 DNA를 통해 이루어졌다.

3) 유전자 다형성을 통한 사상체질론의 유전체학연구 결과

다음은 한국한의학연구원에서 수행한 「Genetic Effects of FTO and MC4R Polymorphisms on Body Mass in Constitutional Types」의 논문에 대한 이해를 통해 사상체질론의 유전체학적 이해를 위해 접근하였다.

(1) FTO유전자의 23개 SNP

Chinese and Japanese HapMap data를 통해 <표 5-8>처럼 FTO유전자의 첫 번째 인트론에 존재하는 SNP 23개를 확인하였다. RNA에서 번역이 되지 않는 부분을 intron이라고 하는데 FTO유전자의 첫 번째 인트론 부분은 체지방 축적 및 비만과 밀접한 관련이 있는 것으로 알려졌다. 또한 FTO유전자에서 첫 번째 intron 부위의 변이가 아시아인을 비롯한 코카시안 및 아프리카계 아메리카인의 비만과 관련이 있는 것으로 추정되고 있다. FTO유전자의 첫 번째 intron 부위에 존재하는 23개 SNP 중 연구를 위해 사용된 SNP은 <표 5-8>처럼 14개이다. 이들 SNP이 선택된 이유는 집단에서 10% 이하로 나타나는 minor allele도 아니고 아직 연관불평형도 확인되지 않았기 때문이다.

<표 5-8> FTO유전자의 첫 번째 인트론에 존재하는 SNP 23개과 선택된 14개 SNP

23개 SNP 중 선택된 14개	SNP 명	SNP의 염색체 번호	유전자 내 위치
1	rs1075440	chr16	52348407
2	rs7186521	chr16	52350423
3	rs13334933	chr16	52353137
4	rs16952517	chr16	52354558
	rs6499643	chr16	52355019
5	rs4784323	chr16	52355066
6	rs7206790	chr16	52355409
7	rs8047395	chr16	52356024
	rs9940128	chr16	52358255
8	rs16952520	chr16	52360539
9	rs10852521	chr16	52362466
10	rs1477196	chr16	52365759
11	rs1121980	chr16	52366748
	rs16945088	chr16	52370025
12	rs17817449	chr16	52370868
13	rs8063946	chr16	52370999
	rs4783819	chr16	52374148
	rs3751812	chr16	52375961
	rs11075990	chr16	52377394
	rs9939609	chr16	52378028
	rs9941349	chr16	52382989
14	rs6499646	chr16	52401034
	rs17218700	chr16	52402080

* 참고문헌: Cha.

(2) FTO유전자의 선택된 SNP와 연관불평형

FTO유전자의 14개 SNP를 이용한 연관불평형 구조를 <그림 5-10>과 같이 얻었다. 또한 SNP 14개 중 서로 근처에 존재하는 상호 위치상 강도에 따라 연관불평형 구성이 3개의 구역(block)으로 나누어지는 것이 확인되었다. <그림 5-10>에서 오각형의 굵은 검은색으로 둘러쳐진 부분이 동일한 block 내에 포함되는 SNP들을 나타내는데 결국 14개 SNP을 통해 block 1, block 2 그리고 block 3 등의 3개 block으로 확인되었다. 붉은 마름모 안의 숫자는 haploview 프로그램에서 SNP변이들 간의 위치상의 강도를 나타내는데 이를 D'(D prime)값으로 나타낸 것이다. D'값은 100을 기준으로 값이 이에 가까울수록 상호 연관(linkage)될 확률이 높은 것으로 후손에게 교차가 없이 동일한 유전자형을 물려준다는 것을 의미한다. 따라서 14개의 SNP은 3개의 block 으로 나누어지며 이는 3개의 연관불평형 block 또는 haplotype block으로 분류된다.

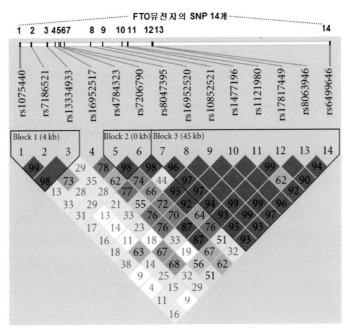

〈그림 5-10〉 FTO유전자의 14개 SNP에 대한 연관불평형 구역(block)

FTO유전자의 14개 SNP 변이들이 haploview 프로그램을 통해 3개의 연관불평형 block으로 분류되었다. 숫자는 D'값은 100을 기준 으로 값이 이에 가까울수록 상호 연관(linkage)될 확률이 높은 것을 의미한다.

(3) Block내의 haplotype빈도

<그림 5-11>은 3개의 Block 내에서 3개의 SNP이 조합할 수 있는 haplotype의 빈도 를 나타낸 것이다. 푸른색은 집단에 많이 존재하는 유전자형으로 major allele이며 붉 은색은 집단에서 소수로 존재하는 minor allele가 되지만 모두 빈도는 집단 내에서 10% 이상 존재한다. Block 1에서 가장 많이 존재하고 전체가 푸른색인 halpotype은 집단 내에서 약 51.5%의 빈도로 존재하는 것으로 추정되었다. 또한 이 halpotype은 block 2의 major allele(전체 푸른색 haplotype)와 연관이 높을 것으로 추정되었다. 즉 연구 집단에서 block 1의 0.517 haplotype이 가장 빈도가 높을 경우에는 block 2의 0.551 haplotype과 0.296 halpotype 빈도로 나타난다는 것을 의미한다.

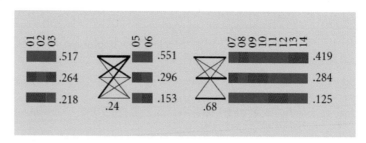

〈그림 5-11〉 Block내의 halpotype빈도와 block사이의 haplotype 상관성

3개의 Block 내에서 3개의 SNP이 조합할 수 있는 haplotype의 빈도를 나타낸 것으로 푸른색은 집단에 많이 존재하는 유전자형으로 major allele이며 붉은색은 집단에서 소수로 존재하는 minor allele이다.

(4) Haplotype의 염기

<표 5-9>는 <그림 5-11>에서 확인된 각각의 haplotype의 SNP 염기서열을 분석한 것이다. 일반적으로 block 내의 haplotype 명명은 block의 이름과 빈도의 순위에 따라 이름이 붙여진다. 예를 들어 bl3-ht1은 연관불평형 blcok 3에서 가장 빈번히 나타나는 halplotype을 의미한다. 예를 들어 halplotype bl1-ht1은 block 1에서 가장 높은 빈도로 나타나며 염기서열은 GAA로 추정된다는 것을 의미한다.

〈표 5-9〉 Block alc halplotype 내의 SNP에 대한 추정 염기

Haplotype	SNP number												
	1	2	3	5	6	7	8	9	10	11	12	13	14
bl1-ht1	G	A	A										
bl1-ht2	A	A	G										
bl1-ht3	A	G	A										
bl2-ht1				G	C								
bl2-ht2				A	C								
bl2-ht3				G	G								
bl3-ht1						A	G	C	G	G	T	T	C
bl3-ht2						G	A	T	A	G	T	C	T
bl3-ht3						A	A	C	G	A	G	C	T

(5) MC4R유전자와 SNP

FTO유전자와 더불어 부분적으로 MC4R유전자와도 함께 비만과 사상체질과의 상관성이 분석되었다. MC4R유전자의 대표적인 SNP인 rs17782313와 rs12970134 등 2

개가 선택되었다.

(6) 비만환자집단과 다병원환자집단에서의 두 유전자의 SNP분석

FTO유전자의 haplotype인 bl2-ht3와 bl3-ht3이 다병원환자집단에서보다 체중이 더 높은 집단인 비만환자집단에서 3~4% 정도의 더 높은 빈도로 확인되었다. 또한 MC4R유전자의 2개 SNP도 다병원환자집단에서보다 체중이 더 높은 집단인 비만환자집단에서 3~4% 정도의 더 높은 빈도로 확인되었다.

(7) 비만환자집단에서의 FTO와 MC4R의 haplotype영향

비만환자집단에서 2개의 FTO haplotype인 bl2-ht3과 bl3-ht3는 <표 5-10>처럼 BMI 증가와 밀접한 관계가 있는 것으로 확인되었다. 이러한 상관성은 모든 비만환자집단에서 관찰되었지만 비만환자집단의 사상체질 분류에 따른 태음인 집단에서 더 강한 관련성이 확인되었다. 즉 비만환자집단 전체에서는 66%의 환자가 FTO haplotype인 bl2-ht3과 bl3-ht3를 소유하지만 태음인 집단에서는 이들 haplotype을 가진 환자가 95%로 전체 환자보다 약 1.4배 증가되었다. 또한 MC4R의 2개 haplotype인 rs17782313와 rs12970134도 비만환자집단 전체와 태음인 집단에서 BMI 증가와 상관성이 있는 것으로 확인되었다. 반면에 비만환자집단의 소양인 및 소음인에서는 FTO와 MC4R의 halplotype에 의한 BMI 증가와는 유의성이 없는 것으로 확인되었다.

〈표 5-10〉 비만환자집단의 FTO와 MC4R의 대립유전자와 BMI와의 관계

Allele	All(n=835)		태음인(n=685)		소양인(n=81)		소음인(n=69)	
	AF	Effect size (95% CI)	AF	Effect size (95% CI)	AF	Effect size (95% CI)	AF	Effect size (95% CI)
FTO								
b11-ht1r	0.49	0.11 (-0.32, 0.55) p=0.61	0.50	-0.18 (-0.29, 0.65) p=0.45	0.46	0.43 (-0.71, 1.6) p=0.46	0.43	-1.5 (-2.6,-0.34) p=0.011
b11-ht2	0.26	-0.16 (-0.63, 0.31) p=0.51	0.26	-0.14 (-0.66, 0.38) p=0.60	0.27	0.25 (-0.91, 1.4) p=0.67	0.25	-0.90 (-2.1, 0.33) p=0.15
b11-ht3	0.22	0.32 (-0.18, 0.81) p=0.21	0.22	0.40 (-0.13, 0.94) p=0.14	0.19	-1.0 (-2.4, 0.37) p=0.15	0.18	-1.1 (-2.5, 0.40) p=0.15
b12-ht1r	0.46	0.28 (-0.13, -0.70) p=0.18	0.47	0.29 (-0.16, 0.74) p=0.21	0.48	0.49 (-0.52, 1.5) p=0.33	0.41	1.0 (-0.17, 2.2) p=0.091
b12-ht2	0.29	-0.035 (-0.51, 0.44) p=0.89	0.30	-0.20 (-0.72, 0.33) p=0.46	0.27	-0.26 (-1.5, 0.96) p=0.67	0.27	1.2 (-0.059, 2.49) p=0.061
b12-ht3	0.17	0.66 (0.12, 1.2) **p=0.0017**	0.16	0.95 (0.35, 1.5) **p=0.0019**	0.20	0.46 (-0.48, 1.7) p=0.46	0.14	-0.062 (-1.8, 1.7) p=0.94
b13-ht1	0.41	-0.20 (-0.62, 0.23) p=0.36	0.41	-0.16 (-0.63, 0.31) p=0.50	0.44	0.61 (0.48, 1.7) p=0.27	0.41	-1.2 (-2.3, -0.16) p=0.025
b13-ht2	0.28	-0.23 (-0.70, 0.25) p=0.035	0.28	-0.27 (-0.78, 0.25) p=0.32	0.27	-0.67 (-1.9, 0.59) p=0.29	0.28	0.66 (-0.64, 2.0) p=0.31
b13-ht3	0.13	0.70 (0.11, 1.3) **p=0.020**	0.13	1.0 (0.37, 1.7) **p=0.0022**	0.17	-0.14 (-1.4,1.1) p=0.82	0.14	0.34 (-1.4, 2.1) p=0.70
MC4R								
rs17782313(c)	0.28	0.64 (0.18, 1.1) **p=0.0067**	0.29	0.70 (0.19, 1.2) **p=0.0072**	0.33	-0.062 (-1.3, 1.1) p=0.92	0.23	0.63 (-0.73, 2.0) p=0.36
rs12970134(A)	0.23	0.64 (0.15, 1.1) **p=0.011**	0.23	0.64 (0.10, 1.2) **p=0.020**	0.24	0.25 (-1.3, 1.5) p=0.70	0.20	0.66 (-0.90, 2.2) p=0.40

AF, allele frequency; Effect sizes, 95% CLs, P value, p=0.05 수준에서 BMI와 haplotype와의 유의성.

(8) 다병원환자집단에서의 FTO와 MC4R의 haplotype영향

<표 5-11>은 다병원환자집단에서 FTO와 MC4R의 haplotype과 BMI와의 상관성을 나타낸 것으로 사상체질의 태음인, 소양인과 소음인 집단과 BMI증가와 유의성이 없

〈표 5-11〉 다병원환자집단의 FTO와 MC4R의 대립유전자와 BMI와의 관계

Allele	All(n=383)		태음인(n=141)		소양인(n=134)		소음인(n=108)	
	AF	Effect size (95% CI)	AF	Effect size (95% CI)	AF	Effect size (95% CI)	AF	Effect size (95% CI)
FTO								
b11-ht1r	0.49	0.32 (-0.37,1.0) P=0.37	0.53	0.20 (-0.89,1.3) P=0.72	0.46	-0.0050 (-0.94,0.93) P=0.99	0.44	-0.26 (-1.2,0.65) P=0.57
b11-ht2	0.27	0.14 (-0.44,0.73) P=0.63	0.29	0.32 (-0.65,1.3) P=0.51	0.26	0.31 (-0.48,1.1) P=0.44	0.24	-0.43 (-1.1,0.28) P=0.23
b11-ht3	0.22	0.50 (-0.091,1.1) P=0.097	0.24	-0.035 (-1.0,0.94) P=0.94	0.20	-0.029 (-0.85,0.79) P=0.94	0.20	0.27 (-0.49,1.0) P=0.48
b12-ht1r	0.44	-0.32 (-1.1,0.41) P=0.38	0.45	-0.53 (-1.8,0.70) P=0.40	0.45	-0.28 (-1.3,0.72) P=0.58	0.39	0.10 (-0.76,0.97) P=0.81
b12-ht2	0.30	-0.46 (-1.0,0.12) P=0.12	0.29	-0.49 (-1.5,0.48) P=0.32	0.32	-0.28 (-1.1,0.51) P=0.48	0.28	-0.23 (-0.93,0.48) P=0.53
b12-ht3	0.14	0.81 (0.14,1.5) P=0.018	0.16	-0.26 (-1.3,0.75) P=0.62	0.12	0.51 (-0.47,1.5) P=0.31	0.11	0.54 (-0.39,1.5) P=0.25
b13-ht1	0.42	0.30 (-0.31,0.90) P=0.33	0.41	0.64 (-0.35,1.6) P=0.20	0.41	0.74 (-0.071,1.5) P=0.074	0.46	0.24 (-0.53,1.0) P=0.53
b13-ht2	0.28	-0.37 (-0.96,0.21) P=0.21	0.27	-0.36 (-1.3,0.61) P=0.47	0.30	-0.55 (-1.4,0.25) P=0.18	0.27	0.36 (-0.36,1.1) P=0.33
b13-ht3	0.11	0.75 (0.023,1.5) P=0.43	0.13	-0.17 (-1.2,0.90) P=0.75	0.085	0.084 (-1.0,1.2) P=0.88	0.088	0.87 (-0.15,1.9) P=0.093
MC4R								
rs17782313 (c)	0.24	-0.067 (-0.66,0.52) P=0.82	0.23	-0.053 (-1.0,0.94) P=0.92	0.24	0.044 (-0.75,0.84) P=0.91	0.24	-0.14 (-0.86,0.57) P=0.69
rs12970134 (A)	0.19	-0.20 (-0.81,0.41) P=0.52	0.18	-0.30 (-1.3,0.73) P=0.57	0.18	0.13 (-0.70,0.97) P=0.75	0.21	-0.044 (-0.77,0.68) P=0.90

AF, allele frequency; Effect sizes, 95% CLs, P value, p=0.05 수준에서 BMI와 haplotype와의 유의성.

는 것으로 확인되었다. 따라서 비만환자와는 다르게 일반 환자 집단에서는 BMI증가와 관련된 FTO와 MC4R haplotype과 사상체질과는 유의성이 없는 것으로 추정된다.

(9) 비만환자집단과 다병원환자집단의 전체에 대한 FTO와 MC4R의 haplotype과 BMI와의 관계

비만환자집단과 다병원환자집단을 하나의 전체 집단으로 구성하여 단일집단인 비만환자집단과의 FTO와 MC4R의 유전자 haplotype, 그리고 비만과 관계를 <표 5-12>에서처럼 사상체질 측면에서 분석하였다. FTO halpotype인 bl2-ht1r(r: risk), bl2-ht3, bl3-ht33과 MC4R SNP인 rs17782313과 rs12970134 등이 전체 집단에서 BMI 증가와 상관성이 있는 것으로 확인되었다. 그러나 사상체질 측면에서는 bl2-ht1r을 제외한 FTO halpotype인 bl2-ht3과 bl3-ht3이 태음인의 BMI 증가에 영향이 있었다. 특히

〈표 5-12〉 전체집단과 비만환자집단에서의 BMI에 대한 FTO와 MC4R의 haplotype의 영향

대립유전자	집단	Effect size(95%CI)	BMI에 대한 P-value
FTO			
bl1-ht1r	비만환자집단	-0.09(-0.78, 0.59)	0.79
	전체 집단	-0.04(-0.59, 0.50)	0.89
bl1-ht2	비만환자집단	-0.46(-1.2, 0.29)	0.23
	전체 집단	-0.48(-1.1, 0.13)	0.12
bl1-ht3	비만환자집단	0.32(-0.45, 1.1)	0.41
	전체 집단	0.48(-0.16, 1.1)	0.14
bl2-ht1r	비만환자집단	**0.82(0.17, 1.5)**	**0.013**
	전체 집단	**0.89(0.36, 1.4)**	**0.001**
bl2-ht2	비만환자집단	0.07(-0.68, 0.82)	0.86
	전체 집단	0.06(-0.55, 0.67)	0.84
bl2-ht3	비만환자집단	**1.3(0.46, 2.1)**	**0.0031**
	전체 집단	**1.6(0.86, 2.3)**	**0.000016**
bl3-ht1r	비만환자집단	-0.71(-1.4, -0.04)	0.038
	전체 집단	-0.42(0.95, 0.11)	0.12
bl3-ht2	비만환자집단	-0.15(-0.88, 0.58)	0.69
	전체 집단	-0.15(-0.74, 0.44)	0.62
bl3-ht3	비만환자집단	**1.5(0.56, 2.4)**	**0.0016**
	전체 집단	**1.7(0.89, 2.4)**	**0.000025**
MC4R			
rs17782313	비만환자집단	-	-
	전체 집단	-	-

Effect sizes, 95% CLs, P value, p=0.05 수준에서 BMI와 haplotype와의 유의성.

bl2-ht3와 bl3-ht3 halpotype은 MC4R haplotype과 비교하여 BMI증가를 보인 환자 규모면에서 비만환자집단에서는 2배, 전체 집단에서는 1.5배, 그리고 bl3-ht3 halpotype 인 경우에는 비만환자집단에서는 2.1배, 전체 집단에서는 1.7배 증가를 유도하는 것으로 추정되었다. 따라서 FTO와 MC4R haplotype은 비만환자집단 및 다병원환자 집단을 합친 전체 집단에서 BMI증가와 유의한 상관성이 있지만 FTO haplotype에 의한 영향이 더 큰 것으로 추정된다. 특히 FTO haplotype은 사상체질 측면에서 태음인에게 많이 나타나는 것으로 이들의 BMI증가에 결정적인 역할을 하는 것으로 이해된다.

(10) 체중조절 프로그램을 통한 체중감량

비만환자집단 835명의 환자 중 538명을 대상으로 1개월 체중조절 프로그램을 통해 체중감량의 변화를 비만유전자와 비만지수인 BMI와 유의한 관련성을 <표 5-13>과 같이 확인하였다. 체중조절 프로그램을 통해 전체 환자에서 평균적으로 BMI가 7.9% 감소되는 것으로 확인되었다. 특히 태음인의 BMI감소는 소양인 및 소음인뿐만 아니라 전체 평균보다 높음이 확인되었다.

〈표 5-13〉 체중조절 프로그램을 통한 비만환자집단의 BMI 영향에 대한 사상체질의 분류

지표	비만환자집단				P-value
	전체 (n)	태음인 (n)	소양인 (n)	소음인 (n)	
BMI loss (%)	-7.86±4.10 (538)	-8.12±3.98 (443)	-5.74±4.55(48)	-7.55±4.16(47)	5.4×10^{-4}

<표 5-14>는 체중조절 프로그램에 의한 FTO 및 MC4R유전자의 haplotype과 BMI의 영향을 사상체질 측면에서 분석결과에 대한 것이다. FTO 및 MC4R 유전자의 haplotype 중 bl1-ht2, bl1-ht3, bl2-ht3을 가진 소양인에서만 BMI의 유의한 감소가 확인되었다. 따라서 체중조절 프로그램을 통한 BMI 감소는 MC4R 유전자와는 상관없이 일부 FTO haplotype과 밀접한 상관성이 있는 것으로 추정된다.

<표 5-14> 체중조절 프로그램에 의한 유전자의 haplotype의 BMI 영향에 대한 사상체질의 분류

대립유전자	전체(n=538)		태음인(n=443)		소양인(n=48)		소음인(n=47)	
	AF	Effect size (95% CI)	AF	Effect size (95% CI)	AF	Effect size (95% CI)	AF	Effect size (95% CI)
FTO								
b11-ht1r	0.47	-0.56 (-1.4,0.28) P=0.19	0.48	-0.20 (-1.1,0.69) P=0.65	0.42	-0.51 (-4.2,3.2) P=0.78	0.45	-3.5 (-6.6,0.33) P=0.031
b11-ht2	0.27	-0.79 (-1.5,0.098) P=0.025	0.26	-0.34 (-1.1,0.41) P=0.37	0.30	-3.3 (-5.9,-0.64) **P=0.016**	0.31	-2.6 (-5.1,-0.17) P=0.036
b11-ht3	0.20	0.18 (-0.55,0.91) P=0.63	0.21	-0.20 (-0.98,0.57) P=0.61	0.13	4.0 (1.3,6.8) **P=0.0048**	0.14	0.96 (-2.2,4.2) P=0.55
b12-ht1r	0.46	-0.19 (-1.0,0.66) P=0.66	0.46	-0.65 (-1.6,0.24) P=0.15	0.49	-1.0 (-2.2,-4.2) P=0.52	0.42	2.8 (-0.46,6.1) P=0.090
b12-ht2	0.29	-0.34 (-1.0,0.36) P=0.34	0.29	-0.33 (-1.1,0.42) P=0.39	0.34	-2.7 (-5.5,0.19) P=0.067	0.29	1.2 (-1.3,3.8) P=0.33
b12-ht3	0.16	-0.32 (-1.1,0.45) P=0.42	0.17	-1.1 (-1.9,-0.24) P=0.012	0.15	5.0 (2.3,7.8) **P=0.00053**	0.13	1.5 (-1.3,4.3) P=0.27
b13-ht1	0.41	0.019 (-0.71,0.75) P=0.96	0.42	0.061 (-0.72,0.84) P=0.88	0.40	-0.14 (-3.2,2.9) P=0.93	0.40	-0.84 (-3.5,1.8) P=0.53
b13-ht2	0.28	-0.15 (-0.84,0.55) P=0.67	0.28	-0.29 (-1.0,0.45) P=0.44	0.33	-1.1 (-3.9,1.8) P=0.47	0.30	1.5 (-1.1,4.0) P=0.25
b13-ht3	0.13	-0.23 (-1.0,0.59) P=0.58	0.13	-0.44 (-1.3,-0.44) P=0.33	0.15	2.3 (-1.1,5.6) P=0.18	0.13	-0.22 (-3.1,2.7) P=0.88
MC4R								
rs17782313(c)	0.29	0.27 (-0.43,0.96) P=0.45	0.30	-0.018 (-0.76,0.73) P=0.96	0.33	1.7 (-1.1,4.5) P=0.22	0.21	1.7 (-0.92,4.3) P=0.20
rs12970134(A)	0.24	-0.029 (-0.74,0.68) P=0.94	0.24	-0.26 (-1.0,0.50) P=0.49	0.29	0.66 (-2.3,3.6) P=0.65	0.20	1.6 (-0.99,4.2) P=0.22

* 참고문헌: Cha.

(11) 비만 유전자와 사상체질에 대한 분석 결과

비만환자집단과 여러 일반 병원의 환자집단인 다병원환자집단 등의 두 집단에서 비만유전자인 FTO와 MC4R유전자의 SNP를 분석하여 비만과 사상체질 측면에서 이해하였다. FTO유전자의 첫 번째 인트론에 존재하는 14개 SNP는 haploview 프로그램을 통해 3개의 block으로 분류되었다. SNP의 3개 block으로 구분된다는 것은 FTO유전자의 변이체가 다양하게 후손들에게 전달되는 연관불평형이 존재한다는 것이다. 이는 결국 유전형질이 후손에서 다르게 나타난다는 것을 의미한다. 특히 각각의 block 내의 haplotype은 FTO유전자 변이체와 비만과의 상관성을 밝히는 중요한 도구이다. FTO유전자의 haplotype인 bl2-ht3와 bl3-ht3, 그리고 MC4R유전자의 2 SNP가 다병원환자집단에서보다 체중이 더 높은 집단인 비만환자집단에서 3~4% 정도의 더 높은 빈도로 확인되었다. 이는 FTO유전자의 두 변이체를 가진 사람은 비만질환을 가질 가능성이 높다는 것을 의미한다. 특히 비만환자집단에서 2개의 FTO haplotype인 bl2-ht3과 bl3-ht3는 BMI증가과 밀접한 관계가 있는 것으로 확인되었다.

비만과 비만유전자 변이체의 관계뿐 아니라 사상체질 측면에서도 분석이 이루어졌다. 비만환자집단의 환자를 사상체질의 분류인 태음인, 소음인, 소양인 분류를 통해 비만환자집단 전체에서는 66%의 환자가 FTO haplotype인 bl2-ht3과 bl3-ht3를 소유하지만 태음인 집단에서는 이들 haplotype을 가진 환자가 95%로 전체 환자보다 약 1.4배 증가되었다. 이는 결국 FTO유전자의 변이체인 bl2-ht3과 bl3-ht3을 태음인이 많이 보유하기 때문인 것으로 추정된다. 또한 체중조절 프로그램을 통해 전체 환자에서 평균적으로 BMI가 7.9% 감소되었다. 특히 태음인의 BMI감소는 소양인 및 소음인뿐만 아니라 전체 평균보다 높음이 확인되었다. 따라서 사상체질 측면에서 비만에 대한 이해를 유전체학적 접근을 통해 비만유전자의 핵심 변이체로 추정되는 FTO haplotype인 bl2-ht3과 bl3-ht3이 태음인에서 출현 빈도가 높았다.

9. 중의학 체질론과 유전체학

중의학의 체질 분류에서 두 체질인 Yang-hyperactive type의 117명 고혈압 환자와 Phlegm-dampness type의 94명의 고혈압 환자에 대한 α-adducin의 유전자 다형성 사이에 상호 연관성을 확인하였다. α-adducin은 AAD1유전자에서 발현되며 신장에서 염분 재흡수를 조절하는 세포 골격 단백질이다. 유전자 ADD1에 돌연변이가 발생하면 변형된 aaducin은 신장에서 나트륨(sodium) pump의 활성을 증가시켜 세포 기능

장애와 더불어 신장에서 나트륨의 흡수가 증가되어 고혈압을 초래하게 된다. 따라서 α-adducin의 유전자 다형성은 혈압이 정상적인 사람보다 혈압이 높은 사람에게서 많이 발견된다. 중의학에서 응용되는 체질인 YH type과 PD type 중에서 YH type의 고혈압 환자보다 PD type체질의 고혈압 환자에서 심혈관계 질환에 이환될 확률이 훨씬 높았다. 이는 PD type체질을 가진 고혈압 환자에게서 더 많은 α-adducin의 유전자 다형성이 존재하기 때문이다. 이러한 결과를 통해 중의학의 기본이 되는 체질론이 유전체학적 접근으로 입증이 가능하며 이를 질병 예방 및 치료에 응용할 수 있다.

10. 한의학의 증(syndrome)과 유전체학

질병치료의 원리 측면에서 한의학 체계의 근본은 자연과 인간의 상관관계를 뒷받침하는 천인합일설(天人合一說)이다. 또한 모든 현상을 기(氣)의 운동으로서 일원적으로 이해하려는 기의 사상이다. 실제로 질병을 다루는 데 있어 기, 혈(血), 수(水, 체액)로 나누어 증상을 진단하는데 이것을 증(證, syndrome)이라고 한다. 이러한 증의 결정이 곧 치료약의 결정이 된다. 증을 결정하기 위한 진찰은 망진(望診), 문진(問診), 문진(聞診), 절진(切診)의 4가지로 나뉜다. 그중 절진은 맥을 손가락으로 짚어보고 판단하는 맥진(脈診), 복부를 촉진(觸診)해 증상을 파악하는 복진(腹診)으로 나뉜다. 한의학의 원리를 체계화한 것이 음양오행설로 인간의 질병이란 체내 음과 양의 부조화와 오행의 괴리상태를 뜻하는 것이다. 또 진찰이란 바로 질병의 증후들을 관찰하여 음양 또는 오행의 부조화상태 정도를 파악해 신체의 조화와 정상을 찾도록 바로잡아 주는 것이다. 이러한 측면에서 한의학이 현대 의학과 크게 다른 점은 사람의 몸을 환원적인 개체의 모임으로 보는 것이 아니라 하나의 유기체로 보는 정체관(整體觀, holistic view)이다. 정체관이란 환자의 질환의 원인을 국부적으로 보지 않고 질환에 대해 인체 오장육부 전체와의 연관성을 파악하여 치료의 원칙을 마련하는 것을 의미한다. 특히 질환 자체보다 증을 판별하여 질환 치료가 이루어지므로 한의학에서 증은 맞춤형 진단의 기본이 된다. 이와 같이 환자의 진단과 치료의 기본인 증은 환자 개개인에 대한 특징적인 표현형(characteristic phenotype)으로 정의되는데 대표적인 표현적인 증상은 팔강변증(八綱辨證)으로 표현된다. 팔강변증이란 여덟 가지 강령이란 뜻이며 한의학의 진단과 치료 원칙으로 음(陰), 양(陽), 표(表), 리(裏), 한(寒), 열(熱), 허

(虛), 실(實)을 의미한다. 특히 한열변증은 '열이 많다'의 '열증(heat syndrome)'과 '차다'의 '한증(cold syndrome)'으로 환자를 구분하여 진단하여 치료법을 달리하는 증의 예이다. 일반적으로 한증은 인체의 신진대사가 활발하지 못하여 조직이나 장기에서 신진대사의 결과물인 열이 부수적으로 발생하지 못하고 있는 상태를 의미한다. 반대로 열증은 특정 기관이나 조직의 신진대사가 지나치게 왕성하여 과잉의 대사열이 발생한 상태를 의미한다.

이와 같은 한열변증의 특성으로 한의학에서 질병분류에도 응용되어 왔는데 한의학의 한열변증분류와 신경내분비-면역체계(neuroendocrine-immune system: NEI)의 유전체학적 접근을 통해 한의학의 과학적 설명이 이루어졌다. 즉 신경내분비-면역체계에서 증의 유전자 기초에 대한 확인을 통해 한의학 이론의 유전체학적 접근의 예로 들 수 있다. 이를 위해 <표 5-15>와 같이 PubMed 데이터베이스(http://www.ncbi.nlm.nih.gov/pubmed/)에서 한열변증 및 신경내분비-면역체계의 여러 증상 양상 및 주요 용어를 이용하여 유전자를 검색하였다.

〈표 5-15〉 한열변증 및 신경내분비-면역체계의 증상 양상과 관련된 용어

Subjects	Terms(key words)
한증관련 용어	Cold(chill, coldness), cold pain, tastelessness, clear abundant urine(clear urine in large amounts), loose stool, pale tongue, white fur(white moss), tight pulse(stringy pulse)
열증관련 용어	Fever, heat(hot), diaphoresis, flushed face, burningpain, deep coloured urine, red eyes, thirst, desire for drinking, constipation, red tongue, dry tongue, thin fur(thin moss), yellow fur(yellow moss), rapid pulse
신경내분비-면역 관련 용어	Neuro-endocrine-immune,nerve-endocrine-immune, hypothalamic-pituitary, hypothalamus-pituitary, neuro-endocrinology, neuro-immunology, neuro-immunomodulation, immune-neuroendocrine, endocrine-immune, neuroimmunoendocrinology

오늘날 서양의학에서 신경내분비-면역체계는 호르몬, 시토카인 및 신경전달물질 등의 화학물질에 의한 개체 내 신호전달을 통해 항상성 및 최적의 건강 상태를 유지하는 데 있어서 핵심 시스템이다. PubMed 데이터베이스에서 수많은 연구초록의 컴퓨터 프로그램 분석을 통해 신경내분비-면역체계를 비롯하여 한열변증에 대한 상호 관련된 유전자 및 화학물질메신저(chemical messenger, CM)의 네트워크를 만들었다. 이러한 네트워크의 구성은 신경내분비-면역체계는 수많은 화학물질메신저로 구성된

네트워크와 수많은 유전자의 네트워크를 통해 조절된다는 점에서 이해할 수 있다. 특히 신경내분비-면역체계의 CM과 유전자 네트워크는 수많은 정점(node)과 정점을 연결하는 간선(Edge)들로 이루어져 있다. 정점들 사이 간선은 2개의 유전자 또는 2개의 CM이 연결해주는 역할을 한다. CM-관련 신경내분비-면역체계 네트워크는 108개 CM의 정점과 1607개 CM의 간선으로 구성되어 있다. 그리고 유전자-관련 신경내분비-면역체계 네트워크는 1,585개 유전자의 정점과 8,161개 유전자의 간선으로 구성되어 있다. 반면에 한증의 유전자-관련 네트워크는 142개 정점과 120개 간선, CM-관련 네트워크는 36개 정점과 69개 간선으로 구성되었다. 그리고 열증의 유전자-관련 네트워크는 202개 정점과 169개 간선, CM-관련 네트워크는 43개 정점과 55개 간선으로 구성되었다.

<표 5-16>은 유전자와 CM에 대한 3개의 네트워크인 신경내분비-면역 네트워크, 한증 네트워크와 열증 네트워크를 나타낸 것이다. 괄호 안의 숫자는 유전 및 CM의 정점이 간선과 관련된 숫자를 나타낸다. 숫자가 높으면 높을수록 표기된 정점이 간선과 연관성이 높으면 네트워크에서 그만큼 중요하다고 할 수 있다. 이를 근거로 유전자-관련 신경내분비-면역체계 네트워크에서 핵심정점(hub node)이 CM-관련 신경내분비-면역체계 네트워크에서도 또한 겹치게 나타나는 것을 확인할 수 있다. 신경내분비-면역체계 네트워크는 표와 같이 면역체계의 시토카인을 비롯하여 시상하부-뇌하수체(hypothalamic-pituitary, HP)의 표적기관 축과 관련된 HP-adrenal(HPA)과 HP-thyroid(HPT) 호르몬 같은 CM 및 유전자로 구성되어 있다. 호르몬으로는 proopiomelanocortin(POMC), prolactin(PRL), corticotropin releasing hormone(CRH), adrenocorticotropic hormone(ACTH), Thyrotropin-releasing hormone(TRH), Arginine vasopressin(AVP), gamma-amino butyric acid(GABA), Neuropeptide Y(NPY), Vasoactive Intestinal Peptide(VIP), noradrenalin(NA), 5-hydroxytryptamine (serotonin) receptor 1A(HTR1A), Insulin-like growth factor-binding protein 7(IGFBP7), 5-hydroxytryptamine (5-HT), cortisol(CORT)이 확인되었다. 면역인자로는 tumour necrosis factor(TNF), interleukin-1(IL-1), interleukin-6(IL-6), interleukin-1B(IL1B), nitric oxide synthase 2A(NOS2A), IFNA(interferon-α), nuclear factor kappa-light-chain-enhancer of activated B cells(NF_KB), IGF Insulin-like growth factor(IGF), interleukin 1 receptor accessory protein(IL1RAP), tumour necrosis factor-α(TNF-α)이 확인되었다. 또한 PubMed 데이

터베이스를 통해 한증과 열증과 관련된 유전자 및 CM의 네트워크에서 핵심정점을 확인할 수 있다. 한증과 열증 네트워크에서 유전자의 핵심정점이 이들 생산물인 CM 핵심정점과 유사함을 알 수 있다. 예를 들어 한증의 유전자-관련 네트워크에서 핵심 정점이 POMC, TRH, CORT, CRH와 AVP인데 CM-관련 네트워크에서 핵심정점은 ACTH, TRH, AVP, CORT와 CRH로 대체적으로 유전자와 CM이 유사하다는 것을 알 수 있다. 열증의 유전자-관련 네트워크에서 핵심정점은 TNF, IL6 그리고 IL1RAP 인데 CM-관련 네트워크에서도 확인할 수 있다. 앞서 신경내분비-면역체계 네트워 크에서 유전자와 CM의 핵심정점을 호르몬과 면역인자로 구분하였다. 마찬가지로 한증 및 열증 네트워크의 유전자 및 CM의 핵심정점을 호르몬과 면역인자로 구분한 결과, 한증 네트워크의 유전자 및 CM의 핵심정점들은 시상하부-뇌하수체 호르몬 (hypothalamus-pituitary hormones)이거나 신경전달물질이며 열증 네트워크의 유전자 및 CM의 핵심정점들의 대부분이 면역인자들인 것을 알 수 있다. 한의학의 한열변증 이론이 오늘날 서양의학의 신경내분비-면역체계에 대한 유전체 기반으로 설명이 부 분적으로 가능하다는 것을 의미한다.

〈표 5-16〉 네트워크에서 유전자와 CM의 핵심정점

신경내분비-면역 네트워크		한증 네트워크		열증 네트워크	
관련-유전자	관련-CM	관련-유전자	관련-CM	관련-유전자	관련-CM
TNF (315)	TNF (146)	POMC (20)	ACTH (18)	TNF (19)	TNF-α (13)
POMC (274)	ACTH (79)	TRH (12)	TRH (14)	IL6 (10)	IL-6 (9)
IL6 (201)	IL-6 (74)	CORT (8)	AVP (8)	IL1RAP (4)	IL-1 (7)
PRL (156)	IL-1 (73)	CRH (7)	CORT (6)		
CRH (142)	CRH (75)	AVP (5)	CRH (6)		
TRH (112)	PRL (69)				
AVP (102)	NF-kB (68)				
IL2 (101)	AVP (58)				
VIP (63)	IFN-γ (57)				
NPY (70)	VIP (56)				
NA (69)	NA (54)				
NOS2A (44)	TRH (54)				
HTR1A (33)	IL-2 (53)				
IL1B (25)	NO (50)				
IGFBP7 (21)	IGF (49)				
IFNA (20)	NPY (49)				
NFKB (15)	5-HT (48)				

한증의 전형적인 증상은 열이 없는 한기(chill)인데 반면에 열증의 전형적인 증상은 한기가 없는 열이다. 이를 토대로 <표 5-17>과 같이 임상의약 데이터베이스(http://www.cintcm.com)로부터 증과 유사한 증상을 나타내는 59개의 대표적 질환을 탐색하였다. 한증관련 질병 한증관련 질병 및 열증관련 질병은 각각 21종과 38종으로 조사되었다. 한열변증의 유전학적 이해를 위해 이들 질환과 유전자와의 관련성을 확인하기 위해 유전사를 탐색하였다.

〈표 5-17〉 데이터베이스에서 한열변증의 질환 및 수

분류	질환 수	질환
한증관련 질환	21	Protein deficiency; hypothyroidism; child pituitary dwarfism; amenorrhoea-galactorrhoea syndrome; over weakness; deficiency and cold in large intestine; anaemic cardiopathy; adult anterior pituitary hypofunction; hypopituitarism; chronic pulmonary heart disease; occlusive arteriosclerosis; chronic renal failure; litchi disease; cretinism; neurosis; hyperprolactinaemia; empty sella syndrome; hypothalamus syndrome; psychonosema associated with hypothyroidism; impotence
열증관련 질환	38	Infectious mononucleosis; rheumatic fever; epidemic haemorrhagic fever; typhoid fever; paratyphoid; acute interstitial nephritis; acute pyelonephritis; acute enteritis; hyperthyroidism; acute appendicitis; acute pancreatitis; acute cholecystitis; suppurative infection; acute thyroiditis; acute peritonitis; trench fever; Australian tick-borne spotted fever; Q fever; Rocky mountain spotted fever; miliary fever; Kyasanur forest fever; Omsk haemorrhagic fever; Lassa fever; yellow fever; ratbite fever; child high-fever convulsion; kala-azar; epidemic haemorrhagic fever; relapsing fever; relapsing febrile non-suppurative panniculitis; septicemia; acute hepatitis gravis; epidemic cerebrospinal meningitis; epidemic encephalitis B; acute leukaemia; child acute pancreatitis; child viral myocarditis; acute febrile dermatosis of neutrophilic granulocytosis

OMIM 데이터베이스는 유전자를 비롯하여 세계 각국의 분자생물학적 연구자료가 담겨 있는 데이터베이스이다. ONIM 데이터베이스(http://www.ncbi.nlm.nih.gov/entrez/query.fcgi?db=OMIM)로부터 한증-관련 질환과 관련된 유전자 201개와 열증-관련 질환과 관련된 유전자 603개를 확인하였다. 이들 유전자 중 60개는 한증 및 열증-관련 질환에 동시에 연관된 유전자로 확인되었다. 따라서 <표 5-18>처럼 공통 유전자 60개를 한증 및 열증-관련 질환의 유전자에서 제외하여 한증-관련 질환의 유전자는 151개 유전자, 열증-관련 질환의 유전자는 543개 그리고 공통-관련 유전자 60개 유전자 등의 3분류로 구분하여 신경내분비-면역체계와 관련된 신호전달경로(pathway)로 확

인하였다. 앞서 언급한 것처럼 신경내분비-면역 네트워크는 호르몬과 면역인자로 구성되어 있다. 이들의 활성은 결국 신호전달체계에 의해 조절되며 신호전달체계는 리간드 또는 특정물질의 결합하는 상호작용의 형태인 ligand-receptor(수용체) 또는 단백질-receptor의 형태로 이루어진다. 마찬가지로 <표 5-18>에서 언급된 신경내분비-면역 네트워크에서 호르몬 조절은 신경활성 리간드-수용체 상호작용(neuroactive ligand- receptor interaction) 경로, 그리고 면역인자의 조절은 시토카인-시토카인 수용체 상호작용(cytokine-cytokine receptor interaction) 경로를 통해 이루어지는 것으로 데이터베이스를 통해 확인되었다. <표 5-18>은 한증 및 열증-관련 질환의 유전자들이 신경내분비-면역 네트워크의 상호작용에서 어느 경로에 존재하는가를 확인한 결과를 나타낸 것이다. 한증-관련 질환의 유전자는 신경활성 리간드-수용체 상호작용과 시토카인-시토카인 수용체 상호작용 등의 두 경로에 존재한다는 유의성은 없는 것으로 확인되었다. 반면에 열증-관련 질환의 유전자는 두 경로와 유의성이 있는 것으로 확인되었다. 또한 한증 및 열증의 공통-관련 유전자는 신경활성 리간드-수용체 상호작용의 경로와 유의성이 있는 것으로 확인되었다. 특히 열증-관련 질환의 유전자가 시토카인-시토카인 수용체 상호작용의 경로에 존재한 유의성 정도는 상당히 강력하며 이는 열증 네트워크의 유전자 및 CM의 핵심정점들의 대부분이 면역인자이라는 것과 일치한다. 또한 두 증의 질환과 관련된 공통의 유전자가 신경활성 리간드-수용체 상호작용의 경로에서 존재하는 것이 강한 유의성으로 확인되었다.

〈표 5-18〉 한증 및 열증-관련 질환의 유전자가 신경내분비-면역 네트워크의 경로에서 존재 유무

증관련 유전자	유전자 수	상호작용의 경로	P-value
한증-관련 질환의 유전자	151	신경활성 리간드-수용체 상호작용	0.180
		시토카인-시토카인 수용체 상호작용	0.225
열증-관련 질환의 유전자	543	신경활성 리간드-수용체 상호작용	0.030
		시토카인-시토카인 수용체 상호작용	5.9×10^{-5}
두 증의 질환과 관련된 공통의 유전자	60	신경활성 리간드-수용체 상호작용	2.21×10^{-7}

이와 같이 한증 및 열증의 유전자가 신경활성 리간드-수용체 상호작용의 경로에서 존재한다는 것이 확인되었는데 이는 결국 두 증은 신경전달물질에 의해 상호 소통이 이루어진다고 할 수 있다. <그림 5-12>는 음양이론의 기초로 하여 한증 및 열증의

CM-관련 네트워크에서 핵심정점들과 간선을 표시한 것으로 푸른색은 한증의 정점, 붉은색은 열증의 정점 그리고 자주색은 한증 및 열증의 공통 정점을 나타낸다. 두 네트워크에서 정점들은 한증 및 열증 네트워크에서 각각 호르몬과 면역인자이지만 이들은 신경전달물질에 의해 상호 연결되어 있다는 것을 알 수 있다.

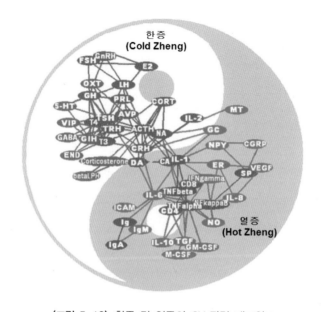

〈그림 5-12〉 한증 및 열증의 CM-관련 네트워크

붉은색은 열증의 정점 그리고 자주색은 한증 및 열증의 공통 정점을 나타낸다. 공통 정점의 간선을 통해 한증 네트워크와 열증 네트워크가 상호 소통이 이루어지는 것으로 추정된다.

증의 중요한 종류인 한증과 열증의 증상과 질환 등과 관련된 유전자 또는 유전체를 오늘날 서양의학의 중요한 분야인 신경내분비-면역체계의 유전체를 데이터베이스를 이용하여 비교하였다. 신경내분비-면역체계에 존재하는 유전자와 일치하는 유전자가 한증 및 열증에 존재하는 것으로 확인되었다. 특히 한증 네트워크에 존재하는 유전자는 호르몬과 관련이 있으며 열증 네트워크에 존재하는 유전자는 면역인자와 관련이 있는 것으로 추정되었다. 그러나 한증 및 열증의 두 네트워크에 공통적으로 존재하는 유전자도 있으며 이는 결국 한증과 열증이 상호 소통이 이루어지는 것으로 추정된다. 이와 같이 한의학의 한열변증 분류와 신경내분비-면역체계의 유전체학적 도구를 통해 한의학의 과학적 접근 및 설명이 가능하다고 할 수 있다.

제6장 한의학과 전사체학

◎ **주요 내용**

- 전사체학은 수많은 유전자 발현에 의한 RNA 양의 증감과 관련된 전사기전에 대한 연구 분야인데 한약 성분에 의한 전사기전의 핵심 단백질인 핵수용체 활성 및 저해를 통해 한의학의 약리 기전을 전사체학적으로 이해할 수 있다.

- 한약에 의한 독성도 전사체학적 접근을 통해 이해할 수 있는데 한약에 의한 수많은 유전자의 발현 및 mRNA 총량 변화는 독성의 전사체학적 접근이라고 할 수 있다.

- 한약의 일부 성분은 유전자 발현을 유도하는 과정인 전사에 관련이 있으며 이에 대한 이해는 한의학의 전사체학적 약리 개발을 가능하게 한다.

- 에스트로겐에 의한 다양한 유전자의 발현은 스테로이드 핵수용체인 ER(estrogen receptor)에 결합을 통해 이루어지는데 ER에 친화력이 높은 한약 성분도 존재하여 약리효능을 나타낸다.

- 시스템생물학적 이해를 위한 전사체학적 접근(transcriptomic approach)은 전사체 생성에 핵심적인 역할을 하는 수많은 핵 수용체에 대한 한약성분의 영향을 네트워크 이해를 통해 가능하다.

- 다양한 한약재 성분은 핵수용체의 활성을 억제하는 길항제(antagonist) 역할뿐 아니라 핵수용체의 활성을 유도하는 작용제(agonist) 역할을 통해 약효 기전으로 설명이 되기도 한다.

전사체(transcriptome 또는 transcript)란 전사를 의미하는 transcription과 전체를 의미하는 접미어 -ome이 결합하여 만들어진 합성어이다. 전사체는 어떤 종류의 세포 또는 조직에서 특정 순간에 발현 중인 단백질 코딩 RNA들을 모두 포함한 RNA의 총합을 말한다. 따라서 전사체학(transcriptomics)은 다양한 종류의 세포 또는 체조직의 총합 RNA를 회수하여 분석하는 연구이다. 특히 mRNA는 유전자와 단백질의 매개체이기 때문에 전사체는 다른 어떤 RNA보다 게놈으로부터 전사되는 mRNA의 총체를 의미한다. 이와 같이 단백질의 매개체인 mRNA의 양은 단백질의 양을 결정하는 중요한 지표이다. 정상적인 경우에는 mRNA가 발현이 많이 되면 단백질의 양도 증가한다. 그러나 특정 상황에서 mRNA의 양이 증가하더라도 단백질의 양이 증가하지 않는 경우가 있다. 이와 같이 다양한 원인이 있지만 단백질의 양이 정상적 이하의 농도활성일 경우에 대체적으로 질환과 관련이 있다. 또한 전사되는 mRNA의 양뿐 아니라 mRNA가 유전자로부터 전사를 조절하는 전사조절인자의 역할도 중요하다. 핵수용체(nuclear receptor)는 호르몬에 의해 활성화되어 세포의 증식, 분화 및 동물 생리작용을 조절하는 주요 전사조절자(transcription factor: TF)이다. 따라서 전사체학 이해를 이들 핵수용체에 대한 역할에 대한 이해가 필요하며 오늘날 한약의 약리적 표적으로 핵수용체 활성의 조절이 응용되고 있다.

1. Aflatoxin B1과 유전자 발현

수많은 유전자의 발현 변화는 각각 유전자의 mRNA 측정을 통하여 이루어지기 때문에 전사체학적 접근이라고 할 수 있다. <그림 5-13>은 발암성 곰팡이독으로 잘 알려진 aflatoxin B1의 농도 0.25(저농도), 0.75(중농도), 1.5(고농도) mg/kg을 랫드에 투여한 후 간에서 유전자 발현의 변화를 확인한 것이다. 저농도의 aflatoxin B1경우에는 대조군과 비교하여 32개 유전자의 발현에 있어서 변화가 있었다. 중농도 및 고농도

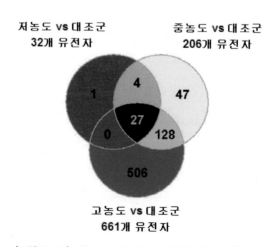

〈그림 5-13〉 Aflatoxin B1의 농도별 유전자 발현 변화

Aflatoxin B1의 농도 0.25, 0.75, 1.5mg/kg을 랫드에 투여한 후 간에서 유전자 발현의 변화가 용량-의존적으로 증가하였다.

의 aflatoxin B1 경우에는 206개와 661개 유전자에서 발현의 변화가 유도되었다. 간에서 aflatoxin B1에 의한 유전자 발현의 변화는 용량-의존적으로 확인되었다.

비록 aflatoxin B1에 의해 유전자 발현의 변화가 농도-의존적으로 증가되었지만 반드시 유전자의 변화를 유도한 모든 용량에서 간세포 손상이 유발되지는 않는다. <그림 5-14>의 A)는 aflatoxin B1의 용량별 투여 후 간손상의 혈액지표인 ALT와 AST 활성을 확인한 것이다. 이들 효소들의 활성은 용량-의존적으로 증가하는 것을 확인할 수 있다. <그림 5-14>의 B)는 aflatoxin B1의 용량별 투여 후 간의 조직병리학적 결과를 나타낸 것이다. 염증성세포침윤, 수포변성(hydropic degeneration), 세포질내 공포(cytoplasmic vacuoles), 새로운 담관형성 등이 고농도군에서 확인되었다. 반면에 중농도군에는 광범위한 수포변성만 유일하게 관찰되었으며 반면에 저농도군에서는 어떠한 독성적 병변도 확인되지 않았다.

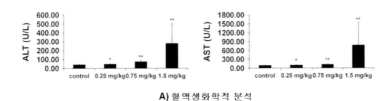

A) 혈액생화학적 분석

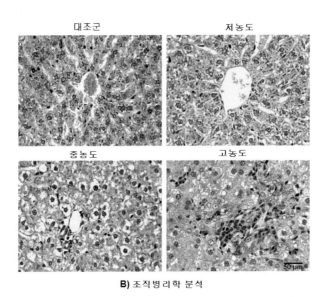

B) 조직병리학 분석

〈그림 5-14〉 Aflatoxin B1에 의한 농도별 혈액생화학적 및 조직병리학적 지표의 변화

Aflatoxin B1에 의한 간손상의 혈액지표인 ALT와 AST 활성 증가와 조직병리학적 변화가 확인되었다.

이와 같이 간독성을 유발하는 aflatoxin B1에 의해 유전자 발현의 변화를 확인하였고 이들의 유전자 발현의 변화는 간독성을 유발하는 원인으로 추정할 수 있다. 한약에 의한 독성도 전사체학적 접근을 통해 이해할 수 있지만 한약의 약리적 효능도 이러한 전사체학적 접근을 통해 설명이 가능하다.

2. 한약의 약리효능에 대한 전사체학적 접근

투약에 있어서 한약의 가장 큰 특성 중의 하나가 여러 식물성-추출물의 복합처방이다. 이는 다양한 성분이 존재하여 여러 성분이 동시에 활성과 저해를 통한 생리적 균형을 회복하여 단일성분의 양약보다 더 효율적으로 한의학에서는 설명되고 있다. 그러나 현대의학적인 측면에서 한약의 이러한 성분들에 의한 작용기전을 설명할 수 있는 근거중심의학(evidence based medicine)의 접근이 무엇보다도 필요한 것이 오늘날 한의학에 요구되는 현실적 견해이다. 이러한 측면에서 한약의 효능기전에 유전자 발현의 전사체학적 연구를 접근하는 것은 좋은 접근이라고 할 수 있다. 그러나 한약 성분 등에 대한 전사체학적 연구는 아직 많이 이루어지지 않고 있다. 본 장에서는 한약의 성분 중 유전자 발현을 유도하는 과정인 전사에 관련이 있는 성분을 확인하여 궁극적으로 한의학의 전사체학적 이해에 도움이 된다.

유전자의 발현기전은 호르몬 및 단백질 같은 신호전달물질로 이루어지는데 수많은 유전자의 발현을 유도하는 대표적인 단백질은 세포질에 존재하는 핵수용체이다. 핵수용체는 호르몬에 의해 활성화되어 세포의 증식, 분화 및 동물 생리작용을 조절하는 주요 전사조절자(transcription factor: TF)이다. 핵수용체는 다양한 신호전달물질을 감지하여 유전자 발현을 조절하는 단백질의 일종이다. 이와 같이 핵수용체를 활성시키거나 핵수용체와 결합하는 물질을 리간드(ligand)라고 한다. 리간드에는 스테로이드 및 티로이드 호르몬, 그리고 비타민 A와 D와 같은 내인성물질, 호르몬과 같이 행동하는 환경호르몬, 약물 등의 외인성물질 등이 있다. 수많은 유전자의 발현이 핵수용체에 의해 조절되기 때문에 핵수용체의 활성을 유도하는 리간드는 생명체에 큰 영향을 주는데 이는 질환과도 밀접한 관계가 있다. 물론 환경호르몬과 같은 리간드는 핵수용체의 활성화를 통해 암과 같은 질환도 유발하지만 오늘날 미국 FDA에 등록된 치료약의 13%가 핵수용체 조절과 관련될 정도로 리간드 개발은 곧 신약개발로 이어지고 있다. 이와 같이 리간드와 핵수용체는 수많은 유전자 발현을 유도 또는 조절하기 때문에 약물의 개발에 있어서 약리적 표적(pharmacological target)이 되어 왔다.

일반적으로 체내 호르몬뿐만 아니라 양약 및 한약의 성분 등의 외부 물질에 의해서도 유전자가 발현되는데 이들 내인성물질 및 외인성물질 등의 물질에 의한 유전자 발현기전 또는 전사기전(transcriptional mechanism)을 핵수용체-매개기전(nuclear receptor-mediated mechanism)이라고 한다. 또한 사람에게서 핵수용체는 48종이 있는데 이중 24개 정도가 리간드에 의해 활성화되는데 이들을 리간드(ligand)-의존성 핵수용체라고 한다. 리간드에 의한 핵수용체의 활성화는 동일한 핵수용체의 2개 결합체인 동종이합체(homodimer), 서로 다른 핵수용체의 2개 결합체인 이종이합체(heterodimer) 형성을 통해 이루어진다. <그림 5-15>처럼 호르몬, 약물 또는 환경물질 등과 같은 리간드가 세포 내로 유입되면 핵수용체 보조활성자(coactivator)와 결합하여 리간드-보조활성자와 결합한다. 결합된 복합체는 핵수용체와 동종이합체 또는 이종이합체를 형성하여 핵으로 이동하게 된다. 이합체의 핵수용체는 표적 유전자의 특정 DNA 염기서열로 구성된 프로모터(promoter)에 존재하는 핵수용체-반응부위(nuclear receptor-responsive element)에 결합하여 전사체의 발현을 유도한다.

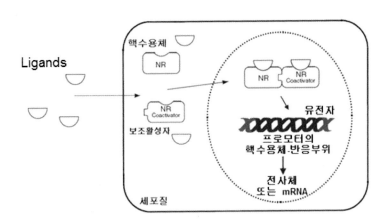

〈그림 5-15〉 유전자의 전사 또는 발현에 있어서 핵수용체-매개기전

Ligand는 외인성물질이며 NR(nuclear receptor: 핵수용체)가 리간드와 결합하여 복합체를 형성하여 핵으로 이동한다. 복합체는 핵에서 coactivator(보조활성자)와 이종이합체(heterodimer) 또는 동종이합체(homodimer)를 형성하여 유전자의 프로모터의 핵수용체-반응 element에 결합을 통해 유전자 전사를 유도한다. 핵수용체 종류가 다르며 또한 프로모터 내의 조절부위도 다르다.

약물 및 한약의 성분도 핵수용체의 리간드 역할을 하는데 리간드-의존성 핵수용체는 리간드에 따라 스테로이드 핵수용체(steroid receptor)와 대사체핵수용체(metabolic receptor)가 있다. 스테로이드 핵수용체는 estrogen, androgen, glucocorticoid 등의 스테로이드 호르몬에 의해 매개되는 핵수용체로 ER(estrogen receptor), AR(androgen receptor)과 GR(glucocorticoid receptor) 등이 있다. 대사체핵수용체는 지방산(fatty acid), 담즙산(bile acid) 등과 같이 생체대사에 의해 생성되는 중간대사체(intermediates)에 의해 매개되는 핵수용체이다. 대사체핵수용체로는 FXR(farnesoid X receptor), LXR(liver X receptor)와 PPAR(peroxisome proliferators-actived receptor) 등이 있다. 또한 약물과 같은 외인성물질 대사에 핵심 효소인 cytochrome P450을 발현하는 유전자과 관련된 핵수용체는 CAR(constitutive androstane receptor) and PXR(pregnane X receptor) 등이 있다. 이와 같이 리간드가 알려진 핵수용제도 있지만 48종 중 50% 정도는 체내에 존재하는 리간드가 확인되지 않았으며 이러한 핵수용체를 리간드-미상 핵수용체(orphan receptor)라고 한다. 따라서 현재까지 확인된 48종의 핵수용체는 반응하는 리간드에 따라 스테로이드 핵수용체와 리간드-미상 핵수용체 등으로 분류될 수 있다. 한약의 성분에 의해 유전자 발현에 영향을 주는 핵수용체에 대해 조사가 이루어졌다. <표 5-19>는 호르몬에 의해 매개되는 핵수용체를 'hormone', 대사체에 의해 매개되는 핵수용체 'metabolic'으로 구분하여 핵수용체에 영향을 주는 한약의 성분에 의한 핵수용체 영향을 활성(activation)과 저해(inhibition)로 표시한 것이다. 핵수용체의 활성은 유전자 발현을 유도하며, 핵수용체의 저해는 유전자 발현을 억제하는 개념이다. 즉 모든 리간드가 핵수용체 활성을 통해 유전자의 발현 증가(up-regulation)만 유도하는 것이 아니라 리간드가 핵수용체에 결합하여 활성 저해를 통한 유전자 발현의 억제(down-regulation)를 유도할 수 있다. 따라서 한약재의 성분도 다양한 핵수용체에 대한 영향을 통해 유전자의 발현을 조절할 수 있다. 특히 단일한 한약재에서의 여러 성분이 핵수용체의 활성 또는 저해를 유도할 수 있다는 것을 <표 5-19>에서 단삼의 경우에서 확인할 수 있다. 단삼의 tanshinone IIA는 핵수용체 PPAR 활성을 증가시키지만 핵수용체 PXR 활성을 억제시킨다. 이는 단삼이 PPAR의 활성을 통해 발현되는 유전자로부터 전사체의 증가를 유도하며 PXR의 활성을 통해 발현되는 유전자로부터 전사체의 합성을 감소시킨다는 것을 의미한다. 전사체학이 수많은 유전자 발현에 의한 RNA 양의 증감기전에 대한 연구분야라는 측면을 고려했을 때 한약 성분에 의한 핵수용체 활성 및 저해는 RNA 양에 영향을 준다는 측면에서 전사체학적 접근이라고 할 수 있다. 또한 핵수용체가 어떤 한약 성분과 결합하느냐에 따라서 유전자 발현의 증가(up-regulation)와 억제(down-regulation) 기능도 조절가능하기 때문에 신약개발 측면에서도 접근이 가능하다고 할 수 있다.

〈표 5-19〉 한약의 성분에 의한 다양한 핵수용체 활성에 대한 영향

핵수용체	핵수용체 분류	핵수용체에 대한 영향	한약	한약의 성분
RAR	Hormone/ Metabolic	저해	보중익기탕	n-Hexaecanoic acid
PPAR	Metabolic	활성	칠엽담(덩굴차)	Gypenoside XLIX
		활성	진피	Naringenin
		저해	단삼	Tanshinone IIA
LXR	Metabolic	저해	대황	Rhein
FXR	Metabolic	활성	영지	lanostanes triterpenes
		저해	다양한 한약재	oleanolic acid
VDR	Hormone/ Metabolic	활성	섬소(두꺼비독)	Bufalin
PXR	Metabolic	활성	단삼	Tanshinone IIA
CAR	Metabolic	활성	인진쑥	6,7-dimethylesculetin
HNF4	Metabolic	저해	소시호탕	HD-1S 분획
RXR	Metabolic	저해	대황	Danthron
ER	Hormone	활성	골쇄보	Naringenin
		활성	인삼	Ginsenoside Rg1
		저해	뇌공등	Triptolide
ERR	Metabolic	활성	황금	Baicalin
GR	Hormone	활성	인삼	Ginsenoside Rg1
		저해	작약	PGG,NPF
AR	Hormone	저해	뇌공등	Celastrol, Triptolide
NGFIB	Orphan	활성	견혈봉후	Toxicarioside D
NURR1	Orphan	활성	보신활혈탕	탕 자체

- 호르몬에 의해 매개되는 핵수용체를 hormone, 대사체에 의해 매개되는 핵수용체 metabolic.
- RAR: retinoic acid receptor, ER: estrogen receptor, AR: androgen receptor, GR: glucocorticoid receptor, FXR: farnesoid X receptor, LXR: liver X receptor, PPAR: peroxisome proliferators-actived receptor, CAR: constitutive androstane receptor, PXR: pregnane X receptor, HNF4: Hepatocyte nuclear factor-4, NGFIB: Nerve Growth factor IB receptor, NURR1: Nuclear receptor related 1 receptor.

Estrogen receptor(ER)은 생식 기능발달과 항상성 유지를 위한 estrogen(스테로이드 호르몬의 이종으로 17ß-estradiol, estrone, estriol 등이 있음)의 생리적 기능을 매개하는 스테로이드 핵수용체이다. ER의 전사유도 기전은 AhR과 유사한데 AhR이 HSP90

과 XAP2과 결합하여 세포질에 불활성 상태로 존재하는 대신에 ER은 HSP70 외 p60 과 결합하여 존재한다는 차이가 있다. ER에는 구조적으로 차이가 있는 하위군인 ER α와 ERβ 등이 있으며 또한 어류에서만 존재하는 ERγ가 있다. 또한 ER은 GR과는 달리 리간드 estradiol이 직접적으로 핵으로 이동하여 ER-ER의 동종이합체 형성을 통 해 활성화된다. 활성화된 ER 동종이합체는 P450 유전자 프로모터 영역 내의 estrogen-responsive element(ERE)와 결합하여 전사를 유도하게 된다. ER의 리간드는 17ß-estradiol와 tamoxifen 등이 대표적이다. ER에 의해 전사가 조절되는 대표적인 P450 유전자는 CYP1B1이다. CYP1B1은 17ß-estradiol 대사에 핵심 효소이다. CYP1B1은 내분비계(endocrine system: 다른 기관이나 부위에 특이적 효과를 나타내 는 물질을 혈액이나 림프액 중에 분비하는 기관 또는 구조)에 의해 조절되는 사람의 조직인 유선조직, 자궁과 난소 등에서 주로 발현된다. 이들 조직에서 CYP1B1 유전 자 발현이 ERα에 의해 조절되는 것으로 알려졌다. 이러한 발현은 CYP1B1의 프로 모터 내의 -63과 -49 사이에 존재하는 estrogen response element(ERE)에 ER 동종이 합체의 결합을 통해 이루어지는 것으로 추정되고 있다. 또한 ERα은 AhR과 ARNT 와의 cross-talk을 통해 AhR의 활성을 조절한다. AhR의 리간드 TCDD와 ERα의 리 간드 17ß-estradiol을 동시에 노출하였을 경우에 TCDD 단독으로 노출하였을 때보다 AhR의 표적유전자인 CYP1A1의 전사가 더욱 증가되는 것은 AhR-의존성 전사기전에 있어서 ERα의 보조-활성자 역할을 추정할 수 있다. 이러한 AhR-의존성 전사기전에 서 보조-활성자의 역할은 ERα가 직접적으로 CYP1A1의 프로모터와의 상호작용을 통해 이루어지는 것으로 알려졌다.

3. 에스트로겐 핵수용체와 한약의 전사체학적 접근

에스트로겐(estrogen)은 생식 및 심장 기능 등을 비롯하여 중추신경계에서 중요한 역할을 하는 스테로이드 호르몬이다. 이러한 기능을 위한 에스트로겐의 기본적인 기 전은 25,000개에서 30,000여 개의 인간 유전자 중 약 0.5%에 해당하는 약 180여 개 의 유전자 발현의 직간접적인 조절이다. 에스트로겐에 의한 다양한 유전자의 발현은 스테로이드 핵수용체인 ER(estrogen receptor)에 결합을 통해 이루어진다. 그러나 에 스트로겐은 에스트로겐이 풍부하게 존재하는 유방, 난소 등에서 암을 유발하는 발암물질로 분류되어 있다. 에스트로겐의 발암성에 대한 가장 근본적인 이유는 유전자 발현의 증가를 통해 정상세포의 성장과 분열을 유도하듯 돌연변이를 가진 세포의 증식을 촉진하여 암세포 콜론을 유도하는 촉진물질(promoter)이기 때문이다. 이러한 이유로 폐경에 의한 다양한 증상인 폐경증후군 치료를 위해 투여되는 phytoestrogen(식물유래 유사 에스트로겐)과 합성 에스트로겐은 발암을 유도할 수 있는 주장도 제기되고 있어 에스트로겐 치료에 대해 논란이 있다. 그러나 이와 같은 식물유래 천연 에스트로겐인 phytoestrogen은 에스트로겐과 동일한 기능뿐 아니라 항-에스트로겐 역할에 기인하여 신약으로 개발되기도 하였다. 예를 들어 에스트로겐-유사 물질인 tamoxifen은 ER 길항제(antagonist)로 ER에 결합하여 핵수용체-의존성 유전자 발현을 저해를 통해 항암효능을 나타내게 된다. 이와 같이 이중적인 에스트로겐의 역할은 <그림 5-16>에서처럼 ER에 대한 영향을 통해 확인되고 있다. ER은 난소와 유방에 집중적으로 분포된 ERα과 관상혈관 쪽에 집중적으로 분포되어 있는 ERβ 등의 2가지 하부종(subtype)이 존재한다. 이들 ER에 대한 영향을 통해 유전자 발현 조절인자로 확인된 한약의 성분은 bakuchiol, ginsenoside Rg1, puerarin, naringenin, liquiritigenin 등이다. 먼저 보골지의 bakuchiol 성분은 2종류 모두의 ER의 활성를 유도하는 작용제(agonist)로 에스트로겐 역할을 통해 골다공증 치료에 사용된다. 그러나 비록 Rg1이 에스트로겐과 동일한 활성을 가지고 있더라도 두 ER에 결합하는 능력이 Rg1의 농도에 따라 반대적인 현상도 존재한다. 예를 들어 Rg1 농도가 낮으면 Rg1이 ER에 결합이 이루어지지 않고 농도가 높을 때 ER에 결합하는 것으로 알려졌다. Rg1에 의한 에스트로겐-유사 기능은 생체 내 에스트로겐의 화학물질명인 17ß-estradiol과 유사하게 핵수용체 내에 있는 리간드 결합부위인 LBD(ligand-binding domain)에 결합을 통해 이루어진다. 이러한 결합을 통해 Rg1은 신경세포에서 ERα의 세포핵으로 이동을 유도하여 신경보호 효능이 있는 것으로 추정되고 있다.

앞에서도 언급하였듯이 근본적으로 외부 투여에 의한 에스트로겐은 다양한 질병에 있어서 치료적 효과와 병적인 효과의 이중적인 기능을 가지고 있다. 마찬가지로 ER에 결합하는 식물유래 에스트로겐(phytoestrogen)도 에스트로겐 고유의 기능을 나타내기도 하지만 17β-estradiol와의 경쟁을 통해 항에스트로겐영향(anti-estrogenic effect)의 길항작용을 보이기도 한다. 이러한 측면은 비록 한약이 phytoestrogen 성분을 가지고 있을지라도 처방 후 에스트로겐의 효능이 없거나 더 저하시킬 수 있다는 것을 의미한다. 이러한 예는 갈근의 주요 성분인 puerarin의 에스트로젠-의존성 ER 활성 경로를 통해 확인이 가능하다. Puerarin은 ERα의 보조활성자(coactivator)의 ER로 집합을 억제할 뿐 아니라 보조억제자(corepressor)의 ER로의 집합을 촉진하는 기능을 한다. 이와 같은 현상은 한방에서 골다공증의 예방과 치료에 사용되는 골쇄보(*Rhizoma drynariae*)의 주요 성분인 naringin과 이의 대사체인 naringenin에 의해서도 확인되고 있다. Naringin과 naringenin의 두 길항제는 저농도에서는 ERα보다 ERβ에 결합력이 높은 에스트로젠-유사 기능을 한다. 반면에 고농도의 naringin과 naringenin는 항에스트로젠 기능이 나타나는 것으로 확인되었다. 특히 naringenin은 ERα의 탈파미트산(depalmitoylation)를 유도하여 ER의 정상적인 활성을 유도하게 된다. 이와 같이 합성된 단백질이 활성을 통해 변형되는 과정을 번역후변형(post-tranlational modification)이라고 하는데 phytoestrogen에 의한 ER의 활성화가 종류에 따라 다양한 기전에 의해 이루어지는 것을 알 수 있다. 이와 같이 한약재의 phytoestrogen인 bakuchiol,

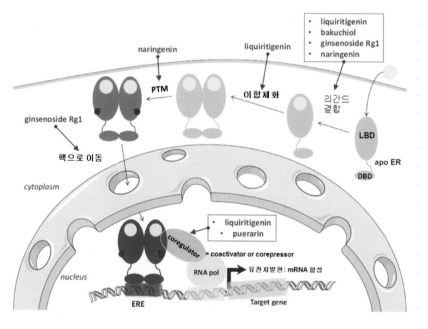

〈그림 5-16〉 한약재의 성분에 의한 핵수용체(ER)의 활성화 기전

회색은 리간드가 결합하기 전의 ER인 apo ER이며 리간드가 결합 후 동종 ER의 이합체화(dimerization)가 이루어진다. 골쇄보(Rhizoma drynariae)의 주요 성분인 naringin의 대사체인 naringenin은 ER의 변역후변형(post-translational modification, PTM)을 유도한다. 인삼의 Rg1은 ER 이합체를 핵내로 이동을 유도하여 ER이 ERE(estrogen response element)에 결합을 유도한다. 이후 유전자의 발현이 시작되는데 일부 한약의 phytoestrogen은 coregulator(보조조절인자), 즉 활성을 억제하는 보조억제자(corepressor)와 활성을 촉진하는 coactivator의 역할을 한다. 이러한 이중적 기능을 하는 대표적인 phytoestorhen은 감초의 liquiritigenin이다. Coregulator는 보조활성자(coactivator) 또는 보조억제자 중 하나를 의미한다.

ginsenoside Rg1은 ER에 대한 완전히 작용제(agonist)로 역할을 하지만 puerarin과 naringenin은 상황에 따라 항에스트로겐 역할이 유발되는 부분적 작용제(partial agonist) 역할을 한다. 이러한 이중적 역할 때문에 선택적 에스트로겐 수용체 조절제(Selective Estrogen Receptor Modulator, SERM)가 치료제로의 사용, 특히 폐경증후군 치료를 위한 호르몬 요법에서 이슈화되고 있다. SERM은 조직마다 활성이 선택적으로 이루어지는 약물을 의미한다. 예를 들어 유방암 치료제인 tamoxifen은 자궁에서는 작용제(agonist)로 작용하지만 유방에서는 길항제(antagonist)로 작용한다. 이러한 선택적 기능은 ER의 보조활성자와 보조억제자의 유도 여부와 ER에 대한 결합력 또는 친화력에 기인한다. 한약의 성분 중 대표적인 SERM은 감초의 liquiritigenin이다. Liquiritigenin은 난소와 유방에 집중적으로 분포된 ERα보다 관상혈관쪽에 집중적으로 분포되어 있는 ERβ에 대해 약 20배 정도 높은 친화력을 가지고 있다.

4. 한약의 핵수용체 영향에 대한 네트워크

시스템생물학이 유전자를 포함하여 다양한 생체분자 등의 네트워크에 대한 분석이라면 한의학에서 이에 해당하는 부분은 조화와 균형 상태를 분석할 수 있는 전체 또는 총체의 개념을 가진 정체관이다. 이러한 측면에서 전사체 생성에 핵심적인 역할을 하는 수많은 핵수용체에 대한 한약성분의 영향을 네트워크로 이해하는 것도 한의학의 시스템생물학적 이해를 위한 전사체학적 접근(transcriptomic approach)이다. <그림 5-17>은 한약의 주요 성분이 다양한 핵수용체에 대한 작용제(aginist) 및 길항제(antagonist)의 역할에 대한 네트워크를 나타낸 것이다. 데이터베이스에서 핵수용체에 대해 작용제 또는 길항제로의 역할을 하는 한약 성분으로 네트워크가 작성되었다. 식물성 성분 및 한약 성분은 단삼의 salvianolic acid, 골쇄보의 naringenin, naringin, 로즈마리의 rosmarinic acid, 단삼의 tanshinone IIA, 노박등굴의 celastrol, 뇌공등의 triptolide, 인삼의 ginsenoside Rg1, 사과, 양파, 부추, 감귤류, 포도, 레드와인, 고추나물 등에 많이 함유되어 있는 kaempferol, 대황의 rhein, 단삼의 cryptotanshinone 등이다. 이들 물질 각각에 의해 최소한 2개 이상의 핵수용체에 영향이 있는 것으로 확인되어 한약성분에 의한 유전자의 다면발현성(pleiotropy)을 확인할 수 있다. 예를 들어 단삼의 tanshinone IIA은 PPAR, ER, GR, PXR와 CAR 등의 핵수용체에 작용제로 역할을 한다. 이는 결국 한약이 다양한 핵수용체에 영향을 통해 교차소통(cross talk)을 유도하여 수많은 유전자의 전사체 합성에 영향을 준다고 할 수 있다. 특히 에스트로겐과 같이 생체 내의 리간드는 ER에만 작용하는 것이지만 한약의 성분이 여러 핵수용체의 리간드로 작용한다는 점에서 한약과 생체 내 물질 사이에 차이가 있다는 것을 이해할 수 있다. 따라서 한약의 수많은 성분은 유전자의 다면발현에 영향을 주기 때문에 유전자 발현과 생체분자의 상호작용에 대한 네트워크 분석을 기초로 시스템생물학으로 설명이 가능하다고 할 수 있다.

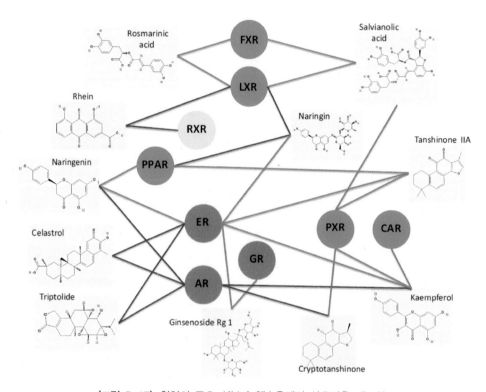

〈그림 5-17〉 한약의 주요 성분과 핵수용체의 상호작용 네트워크

한약의 성분은 적어도 2개 이상의 핵수용체와 상호작용을 한다. 녹색은 한약의 활성 작용제(agonist)의 역할을 나타내며 붉은색은 한약의 길항제(antagonist)의 역할을 나타낸다. 스테로이드 핵수용체는 오렌지색으로 ER, AR, GR 등이 있으며 대사체핵수용체는 청색으로 PPAR, LXR, FXR, PXR, CAR 등이 있다. 이러한 분류에 속하지 않는 RXR은 노란색으로 표시되었다.

5. 한약의 핵수용체 영향을 통한 대사조절

<표 5-19>처럼 전사인자인 핵수용체는 매개하는 내인성물질에 따라 호르몬 핵수용체와 대사체핵수용체(metabolic NR)로 크게 분류된다. 대사적 수용체는 대사적 항상성을 비롯하여 약물과 같은 외인성물질(xenobiotics)을 조절하는 영양성 감지자(nutritional sensor) 역할을 한다. 예를 들어 일상 식이의 대사로부터 생산된 지방산이나 콜레스테롤 또는 약물 대사체 등이 리간드 역할을 하여 대사체핵수용체와 결합을 통해 대사와 관련된 유전자의 발현을 조절하게 된다. 한약의 성분도 이들 대사체핵수용체와 상호작용을 통해 대사성 질환에 대한 치료 기전으로 이해된다. 대사체핵수용체는 지방산, 담즙산 등과 같이 생체대사에 의해 생성되는 중간대사체(intermediates)에 의해 매개되는 핵수용체이다. 대사체핵수용체로는 FXR (farnesoid X receptor), LXR(liver X receptor)와 PPAR(peroxisome proliferators- actived receptor) 등이 있다. <그림 5-18>은 대표적인 대사체핵수용체로는 FXR (farnesoid X receptor), LXR(liver X receptor)가 있는데 이들 핵수용체는 콜레스테롤(chlesterol), 담즙산(bile acid), 지방산(fatty acid)과 포도당(glucose) 등의 대사를 위해 여러 유전자를 발현한다. 이러한 조절은 고지혈증 및 비만 등과 관련된 대사성 질환 치료를 위해 응용되는 한약의 핵심 기전이 된다. 영지(Ganoderma lucidum)의 lanostane-type triterpene 성분인 ergosterol peroxide과 ganodermanontriol 등은 FXR 활성을 유도하는 작용제 리간드이다. 이들 리간드는 FXR과 LXR은 동일한 대사 경로에서 역할하고 다양한 종류의 스테로이드에 의해서도 활성화되기 때문에 두 핵수용체를 동시에 활성화를 유도할 수 있다고 추정된다. 이와 같이 한약의 다양한 성분이 핵수용체에 대한 영향을 주는데 영지의 ergosterol peroxide과 ganodermanontriol뿐만 아니라 단삼의 salvianolic acid, 로즈마리의 rosmarinic acid, 인삼의 N-butanol 추출물인 dammarane-type saponin은 FXR와 LXR의 활성을 유도하는 작용제 역할하는 리간드이다. 반면에 일엽차(llex kudingcha)의 에탄올 추출물, 대황의 rhein과 골쇄보의 naringin 등은 LXR 핵수용체의 활성을 억제하는 길항제이다. 특히 다양한 한약재에 존재하는 oleanolic acid, 인도 허브 일종인 commiphora mukul의 스테로이드 성분인 guggulsterone 등은 FXR 핵수용체의 활성을 억제하는 길항제 역할뿐 아니라 FXR와 LXR 활성을 억제하는 핵수용체이며 리간드-미상 핵수용체(orphan receptor)인 SHP(small heterodimer protein)의 활성을 유도하는 작용제

역할을 한다.

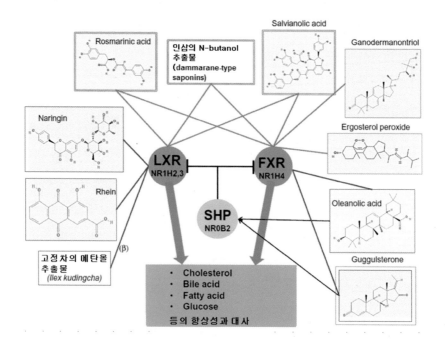

〈그림 5-18〉 다양한 한약 성분에 의한 LXR와 FXR 핵수용체에 대한 조절

NR1H1, 2, 3은 LXR 핵수용체의 다양한 아종, NR1H4은 FXR 핵수용체의 아종이며 NR0B2는 리간드-미상 핵수용체(orphan receptor)인 SHP(small heterodimer protein)의 아종이다. 녹색은 핵수용체의 활성을 유도하는 작용제(agonist) 역할을 나타내며 붉은색은 핵수용체의 활성 억제를 유도하는 길항제(antagonist) 역할을 의미한다. 검은색 화살표는 작용제 역할을 나타내는데 oleanolic acid와 guggulsterone 성분은 SHP 활성을 유도하여 LXR과 FXR 핵수용체의 활성을 억제한다.

제7장 한의학과 단백질체학

◎ **주요 내용**

- 단백질체는 세포 내의 한 유전체에서 생성될 수 있는 단백질 전체를 의미하는데 '생물학의 모든 길은 단백질로 통한다'라고 할 정도로 생물체의 구성 성분이며 한약은 단백질의 네트워크에 대한 영향을 통해 약리작용을 이해할 수 있다.

1. 단백질체학의 개념

단백질체는 세포 내의 한 유전체에서 생성될 수 있는 단백질 전체를 의미한다. 단백질체학은 단백질체의 기능과 단백질 사이의 상호 연관성, 즉 단백질 네트워크를 연구하는 학문이다. 단백질체학은 역사가 매우 짧은 새로운 학문 분야이다. 단백질체학(proteomics)이란 용어는 1994년에 '유전체에 의해 발현되는 단백질(protein in expressed by genome)'의 합성어로 처음 사용되었다. 궁극적으로 인간 생체 활동의 기본 단위는 단백질인데 하나의 기능단위에 대한 모든 가능한 단백질 집합을 단백체(proteome)라고 부른다. 단백질체학에 대한 관심이 고조된 것은 2003년 종료된 인간유전체사업이 끝난 뒤였다. 인간유전체사업이 종료되면서 과학자들은 혼란에 빠졌다. 단백질의 수가 10만 개였기 때문에 유전자의 수도 10만 개가 될 것으로 예상했는데 그보다 훨씬 적은 3만여 개 정도에 불과했기 때문이다. 이러한 결과는 'One gene, one enzyme'이 아니며 여러 개의 유전자가 하나의 단백질 생성에 간여하는 다인자발현(polygeny) 또는 하나의 유전자가 여러 개의 단백질 생성에 관여하는 다면발현(pleiotropy)에 대한 가능성을 확인하게 되었다. 약 3만 개의 유전자 청사진으로 10만 개에 달하는 단백질의 생성과정을 추적하기란 매우 어려울 수밖에 없다. 그러나 인간유전체사업을 통해 유전체에 대한 데이터베이스가 구축되었고, 생물정보학의 발전에 따라 시스템적으로 유전정보를 처리할 수 있는 능력이 향상되면서 단백질의 생성과정은 물론 그 구조와 기능을 직접적으로 연구할 수 있는 길이 열렸다. 단백질체학은 단백질체의 기능과 단백질 사이의 상호 연관성, 즉 단백질 네트워크뿐만 아니라 단백질 복합체의 동정(identification) 및 정량분석, 생물학적 외란(perturbation)에 의한 단백질의 발현양상(expression profiling) 변화 등의 측면에서 단백질체학에 대한 연구가 이루어졌다. 이를 위해 주요 연구 방법은 단백질체의 성질 발현, 기능, 구조, 번역후 변형, 다른 단백질과의 연관성 등에 초점을 둔다. 결국 이러한 연구들은 수많은 단백질의 정상적인 네트워크에서 질환의 원인이 되는 단백질 변이체를 규명하는 데 기여한다. 가령 우리 몸의 질병이나 암은 이상 단백질의 생성에 따른 것인 까닭에 단백질의 생성 메커니즘을 충분히 이해할 수 있다면 이상 단백질을 치료하여 질병으로부터 벗어날 수 있다. 이는 "생물학의 모든 길은 단백질로 통한다"라고 할 정도로 단백질이 생물체의 구성 성분일 뿐만 아니라 세포 속의 촉매작용, 면역과 같은 생리작용 등의 중요한 역할 수행이 단백질의 네트워크에 기인하기 때문이다.

2. 한약 탕제의 간보호효능에 대한 단백질체학적 접근

인진호, 대황과 치자로 구성된 인진호탕(茵陳蒿湯)은 전통적으로 황달치료에 응용되어 왔지만 오늘날 담즙분비중지증, 간섬유증, C형간염, 담관간경화증과 담즙정체간병 등의 치료에 응용되고 있다. 인진호탕의 간보호효능에 대한 단백질체학적 분석은 간독성물질인 사염화탄소(CCL_4)로 간손상을 유발한 랫드에 9일 동안 인진호탕을 투여한 후 단백질 발현 양상을 통해 이루어졌다. 단백질의 발현 양상은 대조군, 간손상군과 간손상 후 인진호탕투여군 등의 간문맥으로부터 획득한 혈청에서의 단백질을 2차원 폴리아크릴아미드 겔 전기영동(Two-dimensional polyacrylamide gel electrophoresis) 분석을 통해 이루어졌다. <그림 5-19>는 대조군, 간손상군과 인진호탕투여군의 혈청

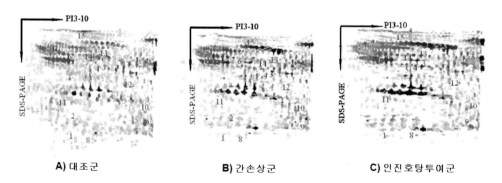

A) 대조군   **B)** 간손상군   **C)** 인진호탕투여군

〈그림 5-19〉 사염화탄소로 유도된 간손상에 대한 인진호탕투여군에서의 단백질 양의 변화

대부분의 단백질 점이 전기영동상의 pI 3에서 pI 10 사이에 위치하는데 숫자처럼 15개 단백질 점이 군간 발현의 양에 있어서 유의하게 차이가 확인되었다.

에서 확인된 전기영동상의 단백질의 양상을 나타낸 것이다. 대부분의 단백질 점이 전기영동상의 pI 3에서 pI 10 사이에 위치하는데 숫자처럼 15개 단백질 점이 군간 발현의 양에 있어서 유의하게 차이가 확인되었다.

전기영동상의 15종류의 단백질을 회수한 후 말디토프 질량분석기(MALDI-TOF MS, matrix-assisted laser desorption-ionization-time-of-flight mass spectrometer)를 통해 군별 단백질 발현양이 측정되었다. 또한 <그림 5-20>의 A)는 전기영동상에서 군간 차이가 확실히 나타나는 15종류의 단백질 양에 대한 상대적 비교를 나타낸 것이다. 이들의 대부분은 대사, 에너지 생산, 면역, 단백질 안정화(chaperoning), 항산화작용, 신호전달 등과 관련된 단백질이다. <그림 5-20>의 B)에서 붉은 글씨의 7종의 단백질은 zinc finger protein 407, haptoglobin, macroglobulin, alpha-1-antitrypsin, transthyretin, vitamin D-binding protein과 prothrombin 등은 사염화탄소에 의해 유발된 간손상에 대해 인진호탕에 의한 간보호 작용과 관련된 단백질이라는 것을 데이터베이스를 통해 확인되었다.

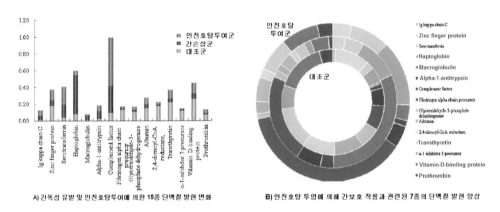

〈그림 5-20〉 간독성 및 인진호탕 투여에 의한 단백질 발현 양상

A)는 대조군, 간독성군 및 인진호탕투여군에서 차이가 있다고 추정되는 15종의 단백질 발현 양상, B) 붉은색 글자의 단백질 7종은 사염화탄소(CCL4)에 의해 유발된 간독성에 대한 보호 작용의 역할을 수행하는 것으로 추정되는 단백질.

이와 같이 정상대조군, 간손상군과 인진호탕투여군의 여러 단백질의 각각 다른 단백질 발현 양상이 확인되었는데 이는 결과적으로 인진호탕에 의한 단백질-단백질의 상호작용 네트워크에 대한 영향에 기인하는 것으로 추정된다. 단백질체학이 생체 내의 기능 및 약물의 효능을 여러 단백질 사이의 상호 연관성, 즉 단백질 네트워크를 연구하는 학문이기 때문에 이러한 추정 즉 인진호탕에 의한 단백질-단백질의 상호작용에 영향이 한약의 시스템생물학에서의 단백질체학적 접근과 이해라고 할 수 있다.

<그림 5-21>은 인진호탕의 간독성 보호 효능을 위해 조절되는 것으로 추정되는 7종의 단백질이 인진호탕의 신호에 의한 단백질-단백질 상호작용의 네트워크를 데이터 베이스를 통해 확인한 것을 도식화한 것이다. 인진호탕의 신호와 관련된 대부분의 단백질들은 상호 간 직접적으로 또는 단 하나의 매개 단백질을 통해 신호 연결이 되어 있다는 것을 확인할 수 있다. <그림 5-21>처럼 인진호탕에 의해 신호전달을 받은 7종의 단백질은 27종의 숭점단백질과 상호작용을 통해 69종의 간선단백질로 신호가 전달된다. 인진호탕에 의해 자극을 받은 7종의 단백질 중 Zinc finger protein 407는 ransthyretin, haptoglobin, prothrombin alpha-1-antitrypsin, vitamin D-binding protein 과 macroglobulin 등의 나머지 6종과 가장 많은 빈도로 상호작용을 한다. 이러한 수 많은 단백질의 상호전달체계에서 이와 관련된 20개의 단백질이 간손상 유도와 관련된 단백질인 것으로 추정된다. 이와 같이 단백질체학적 네트워크의 단백질 종류 및 상호작용에 대한 분석을 통해 인진호탕의 간손상 보호기전은 7종류의 단백질과 더불어 대사, 에너지생산, 단백질 안정화(chaperone), 항산화, 신호전달체계(signal transduction), 세포내부의 계단식 신호체계(intracellular signaling cascade), 단백질 접힘(protein folding) 그리고 세포자멸(apoptosis) 등과 관련이 있는 것으로 추정되었다.

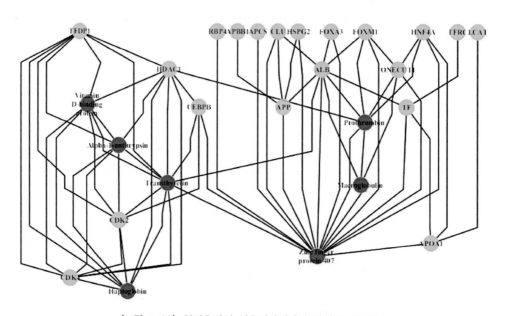

〈그림 5-21〉 인진호탕의 신호전달체계의 단백질 네트워크

붉은색의 원은 인진호탕이 직접적인 표적 단백질이며 녹색 원은 신호전달과 관련된 단백질들이다. 인진호탕에 의해 신호전달을 받은 7종의 단백질은 27종의 중점단백질과 상호작용을 통해 69종의 간선단백질로 신호가 전달된다.

제8장 한의학과 대사체학

◎ 주요 내용

- 대사체학(metabolomics)은 생체 내 단백질 기능에 의해 나타나는 대사물질들의 생성 및 전환을 분석하는 학문으로 한약의 효능이 비정상적인 환자의 소변 대사체프로파일링을 정상적 대사체프로파일링의 전환을 통해 확인이 가능하다. 대사체학(metabolomics)은 생체 내 단백질 기능에 의해 나타나는 대사물질들의 생성 및 전환을 분석하는 학문으로 세포 내의 대사물질과 대사회로의 총체적인 분석이 이루어진다.

- 대사체학(metabolomics)은 전체 대사체(metabolite)의 집합체인 대사체군(metabolome)의 구성과 농도를 분석하고 해석함으로써 생명현상의 변화원인을 시스템적으로 규명해 나가는 분야이다.

- 대사체학은 체내 대사의 최종산물에 대한 총체적인 분석을 통해 개체의 내부적 변화를 확인하는 것으로 대사체의 바이오마커(biomaker)는 정상적인 생물학적 과정뿐만 아니라 병리적 과정과 이를 변화시키는 약리학적 처방의 결과로 나타나는 생체지표가 된다.

1. 대사체학의 개념

유전질환이란 유전자의 돌연변이 등으로 인하여 유전자의 최종산물인 단백질 즉 효소에 문제가 생겨 대사적 기능이 상실된 것이 주요 원인이다. 여기서 대사적 기능 상실이란 정상적인 대사체가 생성되지 않는다는 것을 의미한다. 지금까지 논하였던 유전체학, 전사체학 그리고 단백질체학 등의 시스템생물학의 핵심은 치료 및 진단이 '하나의 표적'이 아니라 표적과 연관된 '네트워크'를 통한 총체적 분석이다. 이러한 표적의 개별적 분석이 아니라 총체적 분석이 질병 및 치료에서 한의학의 전체주의적 관점(holistic approach)과 일치한다는 점에서 한의학에 대한 시스템생물학 이해가 의미가 있다는 것이다. 따라서 대사체학(metabolomics)은 생체 내 단백질 기능에 의해 나타나는 대사물질들의 생성 및 전환을 분석하는 학문으로 세포 내의 대사물질과 대사회로를 총체적으로 분석이 이루어진다. 즉 다양한 유전적, 생리적 또는 환경적 조건하에서 변화되어 나타나는 전체 대사체(metabolite)의 집합체인 대사체군(metabolome)

의 구성과 농도를 분석하고 해석함으로써 생명현상의 변화원인을 시스템적으로 규명해 연구하는 분야가 대사체학이다. 따라서 대사체학에서는 대사체 집단의 분포 양상(metabolome profiling)의 분석을 통해 진단 및 치료 이론을 개발하게 된다.

대사체학은 생물체의 세포, 조직, 체액에 존재하는 분자량 100~1,000정도의 저분자 화합물의 전체적 분석을 통해 생명현상의 변화원인을 규명하게 된다. 일반적으로 생체 내의 대사과정에서 발생하는 내인성물질의 대사체도 포함되지만 한약과 같이 약물의 대사체를 다루는 대사체학은 외인성물질(xenobitics)의 대사와 관련되어 유전체학 및 단백질체학 등에서 다루는 유전자 및 단백질의 분자량과 비교하여 <표 5-20>에서처럼 다루는 대상의 분자량이 작다. 이러한 대사체학(metabolomics) 연구분야에서, 대사물질의 변화를 관찰하기 위하여 대사체의 수집 및 조사 방법인 대사체 프로파일링(metabolic profiling)연구는 크게 비표적프로파일링(non-targeted profiling)과 표적 프로파일링(targeted metabolic profiling) 방법으로 나누어 진행된다. 비표적 프로파일링은 특정한 대사산물보다는 세포 또는 생체 내의 모든 대사산물에 대한 전반적인 패턴 변화를 조사하는 방법으로 대사체 지문분석(metabolic fingerprinting)이라고도 한다. 이는 비교적 간편한 추출과정을 통해 주로 FTIR(푸리에 변환 적외분광분석, Fourier Transform Infrared Spectrometry) 및 핵자기 공명자치(NMR)을 통해서 이루어진다. 표적 프로파일링은 세포나 생체 내 전체 대사산물 중에서 lipid, 당류 등과 같은 특정 대사산물의 종류 및 정량적 변화에 대한 분석을 하는 것으로 주로 LC-MS, GC-MS 등 분석기기를 통해 이루어진다.

〈표 5-20〉 대사체학의 연구대상인 대사물질(metabolite)의 상대적 크기와 연구방법

연구분야	유전체학 및 전사체학	단백질체학	대사체학
연구대상	유전자, 전사체	단백질	대사물질
분석대상 분자량	>100,000	5,000~200,000	100~1,000
분석기술	DNA 염기서열 분석	이차원 전기영동 질량분석 기술	융합 장비 기술 핵자기 공명 및 질량분석 기술

2. 한약 투여에 의한 대사체학적 접근

울혈증(blood stasis syndrome)을 가진 건선환자의 소변에서의 총체적으로 생물학적

특성을 파악하기 위해 대사체학적 접근이 이루어졌다. 울혈증은 혈류장애에 의해서 정맥 내에 혈액이 뭉치는 병적 상태이며 건선은 피부가 건조하고 가려우며 은백색 비듬이 일어나는 피부질환이다. 울혈증을 가진 건선환자군 41명과 건강한 정상대조군의 19명의 소변에서 대사체프로파일링을 분석하였다. 또한 건선환자는 작약, 울금, 죽절초, 감초, 오매, 자초와 반지련 등의 한약재로 구성된 은설령(銀雪嶺) 탕제를 복용하는 0, 4, 8과 12주 동안 투여 후에 각각 공복 상태에서 소변이 채취되어 은설령 투여 전 환자군과 정상대조군이 비교되었다. <표 5-21>은 은설령투여 후 건선환자로부터 상태가 호전된 것을 PASI(Psoriasis Area Severity Index: 건선부위의 면적 및 중증도 지수)로 나타낸 것이다. PASI는 건선 판상의 붉어짐, 크기, 두께의 감소와 건선 침범부위 심각성 정도를 측정해 치료제의 효능을 평가하는 척도이다. 은설령투여 후 PASI의 감소가 95% 이상인 경우 전체 41명 중 2명이었으며 50% 이상 감소된 환자가 25명으로 약 61%가 호전되었다.

〈표 5–21〉 은설령 투여 후 건선환자에서의 PASI 감소율

	I≥95%	≥75%	≥50%	<50%	<0%
case(n)	2	11	25	11	5
case(%)	4.9	26.8	61	26.8	12.2

은설령에 의한 효능을 투여 기간별로 정확하게 확인하기 위해 Orthogonal Projection on Latent Structures Discriminant Analysis(OPLS-DA)방법이 대사체프로파일링에 적용되었다. OPLS-DA는 은설령투여 전과 후의 소변 대사체에서 특징적인 대사체 양상을 규명하기 위한 다변량 통계 프로그램이다. 점수 그림(OPLS-DA score plot)를 통해 정상인과 건선환자 및 은설령 투여 기간인 1개월, 2개월 그리고 3개월에 따라 소변 샘플이 <그림 5-22>처럼 다른 4개의 사각 구역에 다르게 타점되어 분포하는 것을 확인할 수 있다. 이와 같이 건선환자의 소변 대사체 타점이 정상대조군의 타점으로부터 멀리 떨어졌다는 것을 확인할 수 있는데 이는 대사체프로파일이 유의하게 변화되었다는 것을 의미한다. <그림 5-22>는 점수 그림을 다시 중증도에 따라 타점을 한 것이다. 4개의 구역을 기준으로 정상인의 대사체 타점과 가장 심각한 상태의 건선 환자에 대한 대사체 타점은 대각선적 구조를 하며 확연하게 차이가 있는 대사체프로

파일링을 확인할 수 있다. 이는 건선의 중증도가 크면 클수록 대사체의 타점이 정상
대조군의 타점에서 더 멀리 분포한다는 것을 의미한다. 즉 대사체프로파일링은 중증
도에 따라 차이가 있는데 특히 중증도가 심할수록 정상대조군의 대사체프로파일링으
로부터 더 먼 거리에서 형성된다.

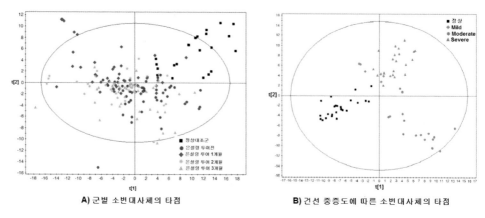

A) 군별 소변대사체의 타점   **B)** 건선 중증도에 따른 소변대사체의 타점

〈그림 5-22〉 군별 및 건선 중증도에 따른 소변 대사체의 점수 그림

OPLS-DA는 소변 대사체에서 특징적인 양상을 규명하는 다변량 통계 프로그램으로 각각의 군별 및 건선(psoriasis) 중증도에 따라 다
른 4개의 사각 구역에 다르게 분포하는 것을 확인할 수 있다. OPLS-DA score plots에 따른 중증도의 분류는 Mild psorias: PASI≤7
의 군, Moderate psorias: 7PASI≤12의 군, Severe psoriasis: 12PASI의 군.

또한 은설령투여 기간 및 은설령투여에 의한 호전 정도에 따라 이러한 차이는 더
욱 명확하게 이루어지는 것이 확인되었다. <그림 5-23>의 A)는 건선환자에 은설령
투여 3개월 후의 대사체프로파일링을 은설령투여 전군과 정상대조군의 대사체프로
파일링과 비교한 것으로 각 군별 대사체프로파일링 즉 타점의 위치가 겹치지 않고
좀 더 명확하게 위치한다는 것을 확인할 수 있다. 이러한 타점의 위치가 좀 더 명확
하게 위치하는 것은 은설령투여에 의한 건선의 호전정도에 의해서도 확인된다. <그
림 5-23>의 B)는 75% 이상의 PSAI점수 감소(PSAI reduction rate≥75%, PSAI) 즉
은설령 투여 후 75% 이상의 호전을 나타낸 군의 대사체프로파일링을 정상대조군 및
은설령 투여전군의 프로파일링과 비교한 것이다. PSAI 75군의 타점 위치가 정상대조
군의 프로파일링의 타점에 은설령투여 전군의 타점보다 유의하게 가깝게 위치하고
있다는 것을 확인할 수 있다. 이와 같이 PSAI 75군을 통해 은설령투여에 의해 건선
이 호전되면 될수록 소변의 대사체프로파일링이 정상대조군의 프로파일링과 유사한

형태가 된다는 것을 알 수 있다. 결국 OPLS-DA방법은 이러한 은설령 투여 전과 후의 대사체프로파일링 차이를 기초로 하여 환자의 치료과정에서의 변화를 보여주는 객관적 확인 방법으로도 응용될 수 있다는 것을 의미한다. 오늘날 한의학의 원리를 전통의학적으로 설명하기에는 많은 어려움이 있는데 이러한 대사체프로파일링은 수많은 성분을 함유하고 있는 한약의 어려운 효능의 원리를 설명하는 데 중요한 도구가 될 수 있다.

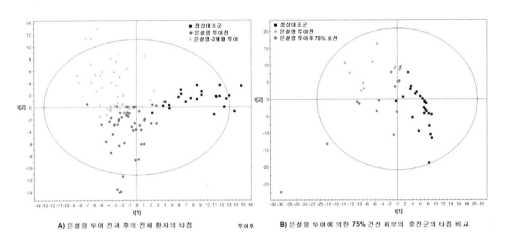

A) 은설령 투여 전과 후의 전체 환자의 타점   투여후   **B)** 은설령 투여에 의한 75% 건선 피부의 호전군의 타점 비교

〈그림 5-23〉 은설령투여 기간 및 호전 정도에 의한 대사체프로파일링

A)는 건선환자에 은설령 투여 3개월 후의 대사체프로파일링을 은설령-투여전군과 정성대조군의 대사체프로파일링과 비교한 것이며 B)는 75% 이상의 PSAI 점수 감소(PSAI reduction rate≥75%, PSAI) 즉 은설령 투여 후 75% 이상의 호전을 나타낸 군의 대사체프로파일링을 정상대조군 및 은설령-비투여군의 프로파일링과 비교한 것이다.

대사체학은 체내 대사의 최종산물에 대한 총체적인 분석을 통해 개체의 내부적 변화를 확인하는 것이다. 특히 대사체의 바이오마커(biomaker)는 정상적인 생물학적 과정뿐만 아니라 병리적 과정과 이를 변화시키는 약리학적 처방의 결과로 나타나는 생체지표이다. 확인된 결과를 통해 울혈증을 가진 건선환자는 주로 지방대사에서 변화가 있다는 것이 대사체 바이오마커를 통해 확인되었다. 특히 탄소사슬 체인구조의 지방산(aliphatic acid)이 은설령 투여 전의 건선환자에서 고농도로 확인되었는데 이러한 고농도의 지방산 대사체프로파일링은 대사의 잠재적 기능장애를 의미한다. 은설령 투여 후 건선환자에서 이러한 비정상적인 대사체프로파일링이 정상적인 대사체프로파일링으로 전환되는 것이 확인되었다. 이러한 결과는 울혈증을 가진 건선환자들이 정상인과 비교하여 낮은 농도의 actose 6-phosphate, glucosamine 6-sulfate, malonic acid,

12a-Hydroxy-3-oxocholadienic acid, 7 alpha-Hydroxy-3-oxo-4-cholestenoate, FAPy-adenine, 4-hydroxybutyric acid와 L-arginine를 가지고 있는 반면에 증가된 농도의 androsterone sulfate, 5,6-dihydroxyprostaglandin F1a, 11-hydroxyeicosatetraenoate glyceryl ester, 20-carboxyleukotriene B4, J2-2-glycerol ester와 inosinic acid를 가지고 있기 때문이다. 이러한 울혈증을 가진 건선환자 대사체의 바이오마크들의 농도 변화는 <표 5-22>에서처럼 확인할 수 있는데 은설령투여 전과 투여 후의 fold change를 확인할 수 있다. Fold change이란 초기수치(initial value)에 대한 최종수치(final value)의 비(ratio), 즉 final value/initial value로 나타낸 것으로 양적 변화를 배수로 나타낸 것이다. 대사체 프로파일링의 잠재적 바이오마커인 malonic acid의 은설령 투여 전의 fold change는 0.267이었지만 은설령투여 후의 fold change는 1.582이며 반면에 L-arginine는 전과 후의 fold change가 0.511과 0.910이었다. 이는 건선환자에서 낮은 농도로 유지되는 malonic acid와 L-arginine의 농도가 은설령투여에 의하여 농도가 증가되어 건선의 치료 효과가 있다는 것을 의미한다. 이와 같이 은설령투여 전과 후의 fold change가 차이가 있는데 투여 전보다 fold change 크다는 것은 은설령투여에 의해 그만큼 생성이

〈표 5-22〉 각종 대사와 관련된 바이오마크 대사체의 fold change

대사체 분자식		대사체 물질명	은설령 투여 전 fold change	은설령 투여 후 fold change
당대사로부터의 대사체	$C_{12}H_{23}O_{14}P$	Lactose 6-phosphate	252.076	1.627
	$C_5H_6O_5$	Oxoglutaric acid	0.899	2.488
	$C_6H_{13}NO_8S$	Glucosamine 6-sulfate	0.092	5.613
지방대사로부터 의 대사체	$C_3H_4O_4$	Malonic acid	0.267	1.582
	$C_{24}H_{34}O_4$	12a-Hydroxy-3-oxocholadienic acid	0.323	0.498
	$C_{19}H_{30}O_5S$	Androsterone sulfate	11.328	0.988
	$C_{20}H_{36}O_7$	5,6-Dihydroxyprostaglandin F1a	4.173	0.473
	$C_{23}H_{38}O_5$	11-Hydroxyeicosatetraenoate glyceryl ester	3.734	0.163
	$C_{20}H_{30}O_6$	20-Carboxyleukotriene B4	1.451	0.793
	$C_{27}H_{42}O_4$	7 alpha-Hydroxy-3-oxo-4-cholestenoate	0.559	2.111
	$C_{23}H_{34}O_5$	J2-2-glycerol ester	5.051	0.368
	$C_5H_7N_5O$	FAPy-adenine	0.567	1.921
아미노산 및 nucleotide의 대사로부터의 대사체	$C_{10}H_{13}N_4O_8P$	Inosinic acid	20.091	0.215
	$C_4H_8O_3$	4-Hydroxybutyric acid	0.327	1.551
	$C_6H_{14}N_4O_2$	L-Arginine	0.511	0.910

Fold change: 초기 수치(initial value)에 대한 최종 수치(final value)의 비(ratio), 즉 final value/initial value로 나타낸 것.

많이 된다는 것을 의미한다. 반면에 은설령투여 후 fold change의 감소는 은설령에 의해 최종생산물이 초기생산량 대비 감소했다는 것을 의미한다. 결국 이러한 fold change의 변화는 주어진 변수에 대한 반응으로 은설형투여 후 fold change의 변화를 통해 정상인의 대사체프로파일링으로의 전환 과정이라고 할 수 있다.

<표 5-23>은 건선 유발과 관련된 9개의 중요한 표적단백질인 Peptidyl-prolyl cis-trans isomerase, MAP kinase p38(mitogen-activated protein kinase 12), Cytosolic phospholipase A2, Integrin alpha-L(LFA-1), E selectin, 92 kDa type IV collagenase (MMP-9), Low affinity immunoglobulin gamma Fc region receptor II-a, Integrin beta-3(ITGB3), Purine nucleoside phosphorylase 등에 대해 이들과 결합하는 리간드(ligand)와 단백질과의 친화력 또는 결합력을 확인하였다. 리간드와 결합력이 높을수록 건선 유발에 있어서 역할이 크다고 할 수 있다. 리간드로는 건선환자의 대사체프로파일링에서 바이오마크 대사체인 malonic acid와 L-arginine이다. 이들 리간드와 건선과 관련된 9개의 표적단백질 중 가장 높은 결합력을 가진 단백질은 MAP kinase p38과 Purine nucleoside phosphorylase이었다. MAP kinase p38은 유전자 발현과 관련된 신호전달체계인 mitogen-activated protein kinase(MAPK) cascade에 속하는 단백질이다. 대부분의 건선환자의 피부병변에서 MAP kinase p38 활성이 증가되는데 사이토카인이나 자외선과 같은 자극에 의해 피부의 각질세포에서 활성이 증가되는 것으로 확인되었다. 따라서 건선환자의 대사체의 일부 리간드와 결합력이 높다는 것은 MAP kinase p38 활성 증가가 건선의 발병에 핵심적인 역할을 한다는 것을 의미한다. Purine nucleoside phosphorylase는 염기인 guanine과 hypoxanthine를 분해하는 효소이다. 건선은 T-세포 매개 자가면역질환(T-cell-mediated autoimmune disease)의 일종인데 T-세포 증식 동안에 Purine nucleoside phosphorylase의 활성이 증가하는 것으로 알려졌다. 은설령이 건선환자의 병변이 크게 개선되었다는 것이 PASI를 통해 확인되었다. 이와 같은 은설령의 효능 기전에 대한 추정은 은설령의 어떤 성분이 건선의 주요 원인으로 사료되는 MAP kinase p38과 purine nucleoside phosphorylase의 활성 감소를 유도하는가에 대한 이해로 가능하다.

〈표 5-23〉 대사체의 리간드와 건선과 관련된 단백질과 친화력

대사체프로파일링에서의 바이오마크	친화력	건선과 관련된 단백질 또는 효소
malonic acid	6.16	**MAP kinase p38(mitogen-activated protein kinase 12)**
	3.5	lowaffinityimmunoglobulingammaFcregionreceptorⅡ-a
	3.38	integrin alpha-L(LFA-1)
	3.37	peptidyl-prolyl cis-trans isomerase A
	3.13	E selectin
L-arginine	4.8	**purine nucleoside phosphorylase**
	4.47	integrin beta-3(ITGB3)
	4.05	cytosolic phospholipase A2
	3.98	92kDatypeⅣcollagenase(MMP-9)
	3.25	integrin alpha-L(LFA-1)
	3.2	E selectin
	2.8	low affinity immunoglobulin gamma Fc region receptor Ⅱ-a

    결론적으로 울혈증은 지방대사의 변화로 기인하는데 이는 건선의 발생 또는 환자에 영향을 주어 지방대사 장애를 확인할 수 있다. 또한 고농도의 지방산이 확인되었으며 이는 대사체프로파일링에 영향을 준다. 은설령투여를 통해 건선환자의 대사체 프로파일링이 정상인의 대사체와 유사한 경향의 프로파일을 확인하였다. 특히 변화된 대사체프로파일링에서 확인된 바이오마크 대사체를 이용하여 건선의 주요 원인으로 확인된 MAP kinase p38과 Purine nucleoside phosphorylase의 활성과 높은 결합력이 확인되었다. 따라서 은설령의 성분이 이들 효소 활성 저해제로 작용한다면 은설령의 건선 효능 기전으로 설명이 가능하다. 이와 같이 상호연관이 있는 질환에 대한 공통점을 대사체학적 측면에서 접근하여 질환의 원인과 효능 기전 확인이 가능하고 한의학의 약리기전 규명이 가능하다. 이러한 접근은 약물대사체학(pharmaco-metabolomics)으로 분류할 수 있는 새로운 접근이라고 할 수 있다. 약물대사체학이란 개개인의 약물반응표현형(drug response phenotype)을 예측하는 것으로 약을 복용하기 전에 소변 등의 체액을 이용하여 대사물질의 프로필을 작성하고 컴퓨터 모델링을 통해 이 프로파일로부터 한약 복용 후의 치료와 진단에 응용이 가능하다.

제9장 임상에서 한약독성평가를 위한 시스템생물학의 응용

◎ **주요 내용**

- 오늘날 시스템생물학을 위한 도구인 체학의 중 유전체학 등의 도구들은 '고속 대량 검색 기술(high throughput technologies)'로 이루어지는데 이를 이용하여 한약의 독성 유무에 대한 판단을 위한 모델 개발이 진행되고 있다.

2009년 5월 시작하여 2012년에 끝난 GP-TCM(Good Practice in Traditional Chinese Medicine Research in the Postgenomic Era) project를 통해 중의약의 연구 분야에 대한 조사가 이루어졌다. 조사는 제출된 보고서 20편의 참고문헌, 1,426 논문에 대한 핵심어 검색을 통해 9개 연구분야인 중의약 품질(Chinese materia medica, CMM quality), 중의약 독성/안전성(CMM toxicity/safety), in silico, in vitro, in vivo, 중의약재임상시험(clinical trials using CMM), 침술임상시험(clinical trials in acupuncture), 규제(regulation), 미래방향(future direction) 등으로 이루어졌다. 조사의 가장 중요한 목적은 중의약의 근거중심 연구에 대학 파악을 통해 중의약이 동서양의 통합의학으로서의 안착에 도움과 미래의 방향을 제시하는 것이다. <그림 5-24>는 핵심어를 넣어 조사한 결과, 독성과 안전성 관련 논문은 1,426개 중 약 200개 정도의

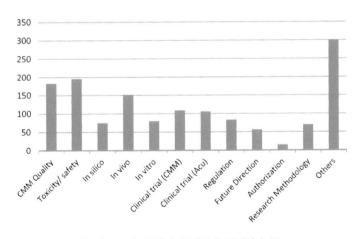

〈그림 5-24〉 독성과 안전성에 관련된 논문

20편의 참고문헌 1,426 논문 중 약 200편 정도로 확인되어 중의약 연구에 중요한 부분이다.

논문에서 언급되어 상당히 많은 수준으로 중의약에 대한 안전성에 대한 연구가 이루어지고 있다고 할 수 있다.

인간유전체 프로젝트의 부분적 완성이 2000년에 발표된 후 약물 및 환자치료의 개발에 있어서 유전체학, 전사체학, 단백질체학, 대사체학의 혁신적 진전을 가져온 계기가 되었고 또한 독성 평가에 있어서도 중요한 역할을 할 수 있을 것으로 추정되고 있다. 그러나 현실적으로 시스템생물학적 도구가 독성을 평가하는 데 있어서는 널리 활용되고 있지는 않다. 이러한 이유는 시스템생물학을 기반으로 한 독성시험의 방법들이 규제를 위한 독성시험 가이드라인에 포함되지 않았기 때문이다. 본 장에서는 유전독성시험(genotoxicity test)의 전통적인 독성시험 방법과 시스템생물학-기반 유전독성시험에 대한 현황에 대해 간단히 서술하였다.

유전독성시험은 유전자 돌연변이, 염색체의 수적 이상(aneugenicity) 및 구조적 이상(clastogenicity) 등을 포함한 DNA 및 관련 장치에 대한 모든 손상 형태와 이에 의한 형태적 변화나 기능적 이상을 일으키는 현상을 관찰하는 시험분야이다. 또한 의약이나 농약, 각종 화학물질의 발암성 잠재력 및 변이원성을 찾아내기 위한 시험이다. 특히 유전독성시험은 발암성시험에 소요되는 많은 비용을 절감하는 차원에서 새로운 신약이나 화학물질을 개발 시 물질의 screening 단계에서 반드시 수행해야 하는 가장 중요한 시험항목 중의 하나이다. 유전독성시험은 유전독성을 일으키는 기작이 매우 다양하므로 시험물질에 대한 정확한 유전독성을 측정하기 위해서는 한 가지가 아니라 몇 가지 유전독성시험을 한 세트로 하여 수행되어야 한다. <그림 5-25>는 전통적인 유전독성시험 방법과 최근에 개발된 시험을 서술한 것이다. In silico방법이나 structual alert방법 등은 비교적 최근에 개발되고 있으나 인허가를 위한 가이드라인에 응용되어 수행되고 있는 독성시험은 아니다. 반면에 in vitro방법과 in vivo방법 중 미생물을 이용한 복귀 돌연변이 시험(bacterial reverse mutation test, Ames test), 포유동물세포를 이용한 염색체이상시험(chromosome aberration test), 그리고 in vivo방법에서 마우스를 이용한 소핵시험(micronucleus test) 등이 유전독성시험을 위한 세트로 활용되고 있다. 또한 이외에도 <그림 5-25>에서 서술된 in vitro와 in vivo 방법이 OECD(The Organization for Economic Co-operation and Development)와 ECVAM(The European Centre for the Validation of Alternative Methods) 등의 유전독성시험 가이드라인으로 채택되어 있다.

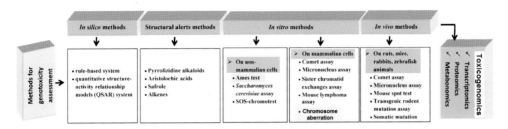

〈그림 5-25〉 유전독성시험의 다양한 방법과 시스템생물학적 접근을 위한 Toxicogenomics

In vitro와 in vivo 방법이 유전독성시험 가이드라인으로 채택되어 유전독성이 응용되고 있지만 인간유전체프로젝트 이후 좀 더 신뢰할 수 있는 방법으로 독성유전체학(toxicogenomics)이 제시되고 있다.

그러나 이들 유전독성시험 방법은 단일 화학물질을 위한 방법이며 이러한 방법을 한약재와 같은 다성분의 추출물을 적용하는 것은 측정의 민감도 측면에서 한계가 있다. 유럽연합의 현행 가이드라인에는 유전독성시험의 세트가 아니라 Ames test에서 음성 결과가 나오면 비유전독성 물질로 판단되고 있다. 그러나 단순히 단 하나의 유전독성시험으로 물질의 유전독성 여부를 판단하는 것은 충분한 검정이 아니라고 주장하는 측면의 논란도 있다. 실제로 Ames test가 모든 화학물질의 DNA손상을 확인할 수 없을 뿐 아니라 특히 한약재 성분 중 플라보노이드(flavonoid)를 포함하여 일부 한약재 성분이 가양성으로 판단되는 경우도 존재한다. 이러한 가양성에도 불구하고 한약재 성분 또는 이들의 대사체가 다양한 유전독성시험에 의해 양성으로 확인되고 있다. 특히 Ames test는 다양한 식물유래 성분 및 한약재에 대한 돌연변이원성의 유전독성 평가에 가장 많이 응용되고 있다.

이와 같이 한약재에 대한 전통적인 유전독성이 응용되고 있지만 한계도 존재한다. 이러한 한계를 극복하기 위해 인간유전체프로젝트 이후 좀 더 신뢰할 수 있는 방법으로 독성유전체학(toxicogenomics)이 자리를 잡고 있으며 한약재의 유전독성에 대한 정확한 판단에 활용될 수 있다. 독성유전체학은 외인성물질에 의한 생물의 부정적 영향과 유전체의 구조와 활성 사이의 상호 연관성을 연구하는 데 목적이 있다. 독성유전체학에서 생물학적 부정적 영향은 시스템생물학적 접근을 통해 확인 가능한 유전자적 손상 영향을 의미한다. 즉 유전자의 발현과 관련된 전사체학 영향, 단백질체학적 영향 그리고 외인성물질의 대사에 의해 생성되는 대사체를 다루는 대사체학적 영향 등의 측면에서 외인성물질의 독성유전체학이 이루어진다. 그러나 다양한 성분이 함유된 추출물일지라도 단일물질에 대한 독성유전체학적 방법은 동일하다. 단지 단일물질에 의한 유전적 손상 기전은 명확하지만 수많은 성분을 함유한 한약재는 유전자 손상을 유발할 수 있는 물질뿐만 아니라 동시에 손상을 예방할 수 있는 물질도 포함하고 있다. 따라서 대부분의 한약재 성분에 대한 유전독성 및 독성유전체학적 접근이 한약재 추출물에 이루어진다면 잠재적 유전독성물질을 파악하는 데 어려움이 있는 한계가 있다. 한약에 대한 독성유전체학적 접근은 앞서 언급한 유전체학에서 언급된 방법들과 동일하다.

다음은 한약의 독성 및 안전성 예측을 위해 전통적인 독성시험 방법을 대신하여 시스템생물학의 중요 구성분야인 유전체학, 전사체학, 단백질체학, 대사체학 등의 체학(omics) 도구가 임상과 연관하여 어떻게 응용되어야 하는지 모델이 제시되었다. 한약의 독성을 탐색하는 데 있어서도 이들 도구의 핵심적인 전략인 여러 종류의 거대분자(macromolecules)에 대한 분석이 동시다발적으로 이루어지는 '고속 대량 검색기술(high throughput technologies)'을 통해 가능하다. 예를 들어 전사체학에서 다루는 수많은 전사체, 그리고 단백질체학과 대사체학에서 다루는 단백질과 대사체를 초고속으로 대량으로 분석하는 기술이다. 이러한 기술을 이용하여 한약의 독성 유무에 대한 판단은 <그림 5-26>처럼 알려진 독성의 특성을 가진 독성물질과 새로운 한약 및 성분의 비교를 통해 이루어진다. 즉 물질의 알려진 독성특성(prototoxicant)을 가진 독성물질을 미생물 및 세포의 in vitro방법과 설치류, 어류 등의 in vivo모델에 노출시키면 모델의 반응이 이들 체학의 방법에 의한 평가를 통해 노출의 잠재적 독성의 바이오마커가 확인된다. <그림 5-26>에서 독성-미확인 한약 및 성분의 독성 검증은 확립된 모델을 통해 나타난 결과와 체학 등의 2개의 검증 시스템을 통해 이루어질 수 있다. 그러나 한약이 전통적으로 오랫동안 임상에서 응용되어 왔다는 측면에서 in vivo 또는 in vitro모델을 통한 검증은 생략될 수 있다. 따라서 임상에서 혈액과 소변 등과 같은 환자의 체액을 점검하여 체학에서 확인된 독성의 바이오마커와의 비교를 통해 한약의 잠재적 특성을 확인할 수도 있다. 이는 한약에 대한 독성을 동물과 인체의 통합적인 방법이라는 측면에서 인체의 잠재적 독성을 확인하는 데 신뢰성이 더 높다고 할 수 있다.

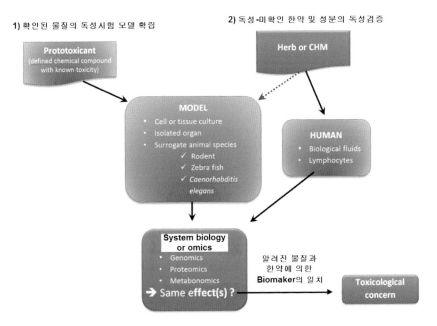

<그림 5-26〉 한약의 독성 확인을 위해 응용되는 시스템생물학의 응용

한약의 독성 유무에 대한 판단은 알려진 독성의 특성을 가진 독성물질과 새로운 한약 및 성분의 비교를 통해 이루어질 수 있는데 동물모델과 사람에서의 바이오마커 응용 결과를 시스템생물학의 체학과의 비교를 통해 확인이 가능하다.

제10장 In silico연구에 대한 이해와 한약과 시스템생물학과의 연구방향

◎ 주요 내용

- In silico란 컴퓨터상에서의 연구 수행을 의미하는데 수많은 자료의 데이터베이스를 통해 한약재의 독성 및 약리를 예측하는 연구를 의미한다.

- In silico연구의 출발은 정량적 구조─활성관계(quantitative structure - activity relationship, QSAR)에 이해로부터 시작할 수 있는데 한약재에 대한 in silico 연구는 이제 시작단계이다. 그러나 in silico 연구를 통해 지만 한약 성분의 약리 및 독성의 작용기전에 대한 확인, 약물 개발을 위한 한약 성분의 잠재적 추정, 체학(omics studiy)으로부터의 복잡한 상호작용에 대한 개념 확립 등을 위해 응용될 수 있다.

- 지금까지 한의학의 과학화를 통한 서구의 이해 측면에서 많은 노력을 기울여 왔지만 궁극적으로 서구에서 서양의학의 제도권으로의 진입은 아직 이루지 못하였는데 시스템생물학은 한의학의 원리와 공통성이 많기 때문에 이를 통해 한의학의 과학적 발전을 도모할 수 있다.

1. In silico연구의 개념과 한약의 데이터베이스

In silico란 컴퓨터 칩(chip)에 사용되는 반도체인 실리콘의 대량사용(mass use)을 의미하는데 컴퓨터 모의실험(computer simulation) 또는 컴퓨터상에서의 수행을 의미할 때 표현되는 용어이다. 생물계를 이용한 실험에는 생체 전체를 대상으로 이루어지는 in vivo, 세포 또는 조직을 분리하여 시험관에서 이루어지는 in vitro, 기관 또는 조직 등에 대한 실험이 생체 내의 그 위치에서 이루어지는 in situ 등과 비교하여 in silico는 수집된 자료로 이용하여 만든 모델을 컴퓨터상에서 프로그램화하여 특정 생물학적 현상을 확인하게 되는 바이오 연구의 새로운 분야이다. 중의학에서 in silico 연구에 대한 관심은 2009년 5월 시작하여 2012년에 끝난 GP-TCM(Good Practice in Traditional Chinese Medicine Research in the Postgenomic Era)이라는 협력사업에 기인한다. GP-TCM은 2000년 인간유전체프로젝트에서 확인된 인간의 유전체에 기인한다. GP-TCM은 중의약의 품질보증, 추출기술, 성분분석, 독성학과 약리학을 비롯하여 정부정책 등에 대해 유전체학적 접근을 논하는 일종의 포럼이다. GP-TCM은 중의약과 관련된 전산자료가 있는 데이터베이스나 소프트웨어 등의 원천을 목록화하여 in silico 중의약 연구를 위해 가능성이 있는 자료를 검토하였다. 데이터베이스의 자료들은 중의약에 대한 지역 고유의 식물, 성분, 약리와 독성, 그리고 식물 성분의 세포 내 표적분자 등의 자료로 구성되어 있다. <표 5-24>는 중의약 연구에 대한 데이터베이스의 목록으로 중의약의 식물정보와 중의약의 조성물 및 용법에 대한 정보, 그리고 식물성 천연화학물질(phytochemical)에 대한 정보를 포함하고 있다.

〈표 5-24〉 중의약의 약재에 대한 다양한 정보를 담고 있는 데이터베이스

데이터베이스	데이터 내용	인터넷 웹페이지 주소
TCM Database@Taiwan	중의약 성분의 현재 352종 중의약의 37,710종의 성분에 대한 3차원 구조와 성분과 생체 내 물질과 결합(docking)에 대한 정보	http://tcm.cmu.edu.tw/review.php?menuid=3
China Natural Products Database (CNPD)	40,000 이상의 구조를 포함하여 중국의 천연물에 대한 정보	http://www.neotrident.com
3D Structure Database of Components from Chinese Herbs	중국산 식물 2,000여 종의 식물로부터의 10,000종 이상 물질에 대한 3차원구조와 임상적 응용 등에 대해 서술	
Comprehensive Herbal Medicine Information System for Cancer (CHMIS-C)	암세포의 표적물질과 중의약 처방 및 성분에 대한 통합정보	http://sw16.im.med.umich.edu/chmis-c/
Chinese herbal constituents database (CHCD) and Bioactive plant compounds Database (BPCD)	가장 많이 처방되는 300여 종이 중의약의 성분 중 13,000여 종에 대한 구조 정보와 활성 Information and structures for>13,000 constituents of ≈300 commonly used herbs.>2500 compounds active against ≈80 targets. Full set of structures	http://www.chemtcm.com/
Ethnopharmacological Database (GPNDBTM)	100,000여 종의 천연물에 대한 3차원구조와 생물학적 활성, 고유 식물종 특성 등에 대한 자료	http://www.greenpharma.com
Traditional Chinese Medicine Information Database (TCM-ID)	중의약의 진단과 치료와 관련하여 1,197 처방전, 1,098 종의 약재, 9,852종의 성분에 대한 정보	http://tcm.cz3.nus.edu.sg/group/tcmid/tcmid.asp
Dictionary of Chinese Herbs	중의약의 처방전, 특이성, 독성과 부작용에 대한 정보	http://Alternativehealing.org/Chinese herbsdictionary.htm

데이터베이스	데이터 내용	인터넷 웹페이지 주소
Traditional Chinese Medicine Database System	중의약에 대한 Bibliographic database(TCMLARS)와 Chinese herb database(TCDBASE) 등 여러 자료의 통합 데이터베이스	http://www.cintcm.com
TCMGeneDIT	중의약의 유전자 발현 조절과 단백질-단백질 상호작용 등과 생물학적 반응 경로와의 관계에 대한 정보	http://tcm.lifescience.ntu.edu.tw/
TCM Knowledge Based Grid	중의약과 티벳 약초의 문헌적 고찰의 데이터베이스	http://www.cintcm.com
TCM Assistant	중의약 약초, 약초 처방전, 질환에 따른 환자에 대한 기술과 처방	http://www.tcmassistant.com
Phytochem DB	중의약 약초를 포함하여 약초 1,278종에 대한 성분 분석	http://ukcrop.net/perl/ace/search/PhytochemDB
Dr. Duke's Phytochemical and Ethnobotanical Databases	1,000여 종의 이상의 식물에 존재하는 천연성분에 대한 정보	http://www.ars-grin.gov/duke/
Dictionary of Natural Products(DNP)	식물 및 생물-유래 천연물에 대한 독성 및 약리에 대한 자료	http://dnp.chemnetbase.com

　　<표 5-25>에서의 데이터베이스가 중의약의 약초에 대한 기본적인 특성과 처방전의 약초 구성 등에 대한 내용이라면 <표 5-25>은 phytochemical의 생체 내 표적분자, 그리고 중의약과 관련하여 유전체학, 단백질체학, 대사체학 등에 대한 정보 등이 포함되어 있다.

〈표 5-25〉 식물유래 천연물질의 생체 내 표적분자에 대한 정보를 담은 데이터베이스

데이터베이스	데이터 내용	인터넷 웹페이지 주소
Therapeutic Target Database(TTD)	질병과 약리 기전을 비롯하여 5,028여 종의 약물과 1,894개의 생체 내 표적분자에 대한 정보	http://xin.cz3.nus.edu.sg/group/ttd/ttd.asp
Potential Drug Target Database(PDTD)	830개의 생체 내 표적분자와 단백질 그리고 활성부위의 구조, 생물학적 기능, 질병과 약리기전에 대한 정보	http://www.dddc.ac.cn/pdtd/
Protein Data Bank	70,000여 종 이상의 단백질 구조에 대한 정보	http://www.rcsb.org/pdb

* 참고문헌: Barlow.

　　이와 같이 중의약에 대한 다양한 전산 데이터베이스가 존재하지만 대부분의 데이터베이스가 in silico 연구를 위한 충분한 정보를 가지고 있지 않거나 제한적이다. 또한 데이터베이스의 부실한 정보뿐 아니라 거짓 자료도 존재한다. 따라서 중의약 또는 한약의 in silico 연구를 위해서는 다양한 측면에서 데이터베이스에 대한 점검이 필요

하다. GP-TCM의 WP4의 in-silico 연구실무진은 다음의 <표 5-26>과 같이 한약재에 대한 데이터베이스의 내용과 기능성에 대한 품질평가 기준을 제시하였다.

〈표 5-26〉 한약재에 대한 in silico 연구가 가능한 데이터베이스의 품질평가 요소

평가 Criteria	
C1	한약재에 대한 처방에 대한 정보
C2	한약재의 원료인 식물에 대한 정보
C3	한약재의 성분에 대한 독성 정보
C4	한약재 성분에 대한 알려진 생물학적 활성에 대한 정보
C5	한약재 성분에 대한 추정되는 생물학적 활성에 대한 정보
C6	한약재 성분에 대한 화학적 구조에 대한 정보
C7	성분에 대한 2차원적 화학구조에 대한 정보
C8	성분에 대한 3차원적 화학구조에 대한 정보
C9	성분에 의한 약리 등에 대한 분자적 기전 정보
C10	1,000 이상의 성분에 대한 정보
C11	최신 정보의 데이터베이스
C12	화학구조에 대한 정보
C13	2가지 분야 이상의 정보가 가능한 데이터베이스
C14	2가지 이상 분야의 조합을 통해 검색이 가능한 데이터베이스
C15	1차에서 3차 화학구조의 검색이 가능한 데이터베이스
C16	여러 측면에서 화학구조에 대한 검색이 가능한 데이터베이스
C17	신뢰할 만한 학술지에 논문으로 발표된 데이터베이스

2. 한약성분과 간독성에 대한 in silico연구의 예

약물의 후보물질에 대한 in silico연구의 출발은 QSAR(quantitative structure-activity relationship, 정량적 구조-활성관계)에 이해이다. QSAR이란 약물의 화학구조와 생체에 대한 약물의 효과 사이의 관계를 정량적으로 규정짓는 통계방식으로 새로운 약물의 활성 또는 특성을 예측하는 데 사용한다. 이와 같이 QSAR이 약물의 효능 예측을 위해 사용되었지만 독성학적 측면에서도 응용되고 있다. 즉 독성학적 측면에서 QSAR은 새로운 약물의 활성이 아니라 독성을 물질의 구조와 생체에 대한 독성을 예측하는 것으로 응용된다. 실제로 in silico연구를 통해 이들 후보 약물에 대한 돌연변이원성 및 피부자극성 등의 독성평가가 광범위하게 이루어지고 있다. 그러나 약물에

의한 독성에 있어서 가장 빈번하고 가장 중요한 약인성간손상(drug-induced liver injury, DILI)을 평가하는 QSAR모델은 개발되지 않아 여기서는 이에 대한 모델을 소개하고자 한다. In vitro독성시험이나 설치류를 이용한 독성시험으로부터 얻은 자료를 기초로 하여 얻은 QSAR과 같은 in silico 방법을 이용한 약물의 평가는 인체 간독성 예측이 가능하도록 쉽게 외삽(extrapolation)이 되지 않는 어려움이 있다. 질병 유무를 측정하는 도구의 신뢰성은 민감도(sensitivity)와 특이도(specificity)로 나타내며 높으면 높을수록 측정도구의 신뢰성이 높다고 할 수 있다. 민감도란 실제 질병이 있는데 실시한 검사에서 질병이 있다고 판정할 수 있는 능력을 의미하며 특이도는 반대로 실제 질병이 없는 경우 검사결과에서 질병이 없다고 판정할 수 있는 능력을 의미한다. 이와 같이 인체자료가 아닌 동물자료를 이용하여 약인성간독성 진단에 대한 민감도와 특이도는 46% 및 73% 정도이며 동물자료와 인체자료의 일치율은 56%정도이다. 이와 같은 낮은 민감도와 특이도는 인체의 간독성과 관련된 자료가 아닌 동물자료에 기인한다. 이러한 측면에서 FDA에 자발적으로 보고된 인체에 대한 자료를 이용하여 약인성간독성의 QSAR모델이 개발되기도 했으나 모델 개발에 사용된 간독성의 생물학적 지표(biomarker)의 적절성 등이 문제가 되었다. 물론 민감도와 특이도는 각각 73.7%와 94.4%로 앞서 언급한 모델보다 높다. 따라서 약인성간독성의 QSAR모델을 위한 in silico접근에서는 무엇보다도 인체 및 동물 자료의 적절한 조화가 요구된다. 다음은 Huang 등에 의해 연구된 한약성분과 약인성간독성 예측을 위해 개발된 QSAR모델에 대한 연구결과이다.

1) 방법

<그림 5-27>은 한약의 성분 또는 활성성분에 유도되는 약인성간독성을 예측하기 위한 QSAR 모델 개발의 흐름도를 나타낸 것이다. 먼저 간독성정보자료집(LTKB, Liver Toxicity Knowledge Base)을 통해 약인성간독성과 관련된 한약의 성분을 확인한다. LTKB는 미국 FDA의 National Center for Toxicological Research(NCTR)에 의해 개발된 약물의 비교평가가 가능하도록 많은 약물에 대한 정보를 담은 데이터베이스이다. LTKB는 또한 미국 FDA에 의해 승인된 약물처방전에 따라 인체에서 나타나는 약인성간독성을 유발하는 약물에 대한 정보도 포함되어 있다. 또한 LTKB 데이터

베이스는 간독성을 위해 사용된 약물은 지난 10년 동안 환자에게 처방되었거나 인체 간독성으로 인하여 사용 금지된 약물 자료를 포함하고 있다. QSAR모델 개발을 위해 데이터베이스의 자료가 처방 및 중증도에 따라 약인성간독성을 유발한 약물을 약인성간독성-유발 높은 우려(most-DILI-concern)와 약인성간독성-유발 낮은 우려(no-DILI-concern)로 분류되었다. Most-DILI-concern약물은 약물설명서에 치명적이고 급성간부전, 간괴사, 황달, 적혈구가 파괴되면서 발생하는 혈액 속의 과도한 빌리루빈의 고빌리루빈혈증 등을 나타내는 약물이다. 반면에 no-DILI-concern약물에는 약물설명서에서 약인성간독성에 대한 어떠한 기술도 없는 약물이 분류되었다. LTKB로부터 획득한 약물은 총 287종이었다. 이들 물질에 대한 2차원 화학물질 구조를 획득하기 위해 Pubchem 데이터베이스를 이용하였다. PubChem은 미국국립보건원(NIH)의 미국 국립생물공학정보센터(NCBI)가 관리하고 화학논문 및 화학분자구조 등의 정보를 검색할 수 있는 데이터베이스이다. LTKG로부터 분류된 287종 중 most-DILI-concern에 속하는 136종 약물(positive dataset)과 no-DILI-concern에 속하는 65종(negative dataset) 등의 201종 약물에 대한 2차원 평면 화학구조를 PubChem으로부터 획득되었다. 또한 모든 화학물질의 구조는 PaDEL-Descriptor 소프트웨어이라는 화학물질 핵심어(chemical descriptor)를 통해 선정된 화학물질의 구조에 대한 정확성을 검정하였다. 대부분 QSAR모델 개발에 있어서 화학물질의 구조와 관련이 없는 키워드가 존재하면 모델개발에 심각한 영향을 주기 때문에 이러한 키워드를 제거하는 소프트웨어인 WEKA filter를 이용하여 특정 선택(feature selection)도 이루어졌다. 특정선택이란 화학구조가 지니고 있는 다수의 특징 중에서 QSAR모델을 개발하는 데 필요 충분하다고 생각되는 소수의 특징을 골라내는 과정을 의미한다. QSAR모델을 Random forest방법이 응용되었고 이를 검정하기 위해 Nested cross-validation이 응용되었다. Random forest방법은 데이터 집합(data set)의 여러 번의 연습 시행을 통해 생성된 데이터 트리를 결합하여 최종적으로 약물의 구조 즉 QSAR과 약인성간독성과의 예측 모델을 생성하게 되는 통계학적 방법이다. 이와 같이 개발된 QSAR모델에 대한 예측을 시험하기 위해 한약 성분 91종의 물질을 자율적으로 선정하여 수행된 독립 검정(independent test)이 이루어졌다. 한약성분 91종 중 83종은 문헌고찰을 통해 간손상과 관련된 표적독성-유발물질, 독성대사체 생성물질 그리고 독성을 유발하는 물질이며 8종은 어떤 독성 및 간질환을 유발하지 않는 물질이다. 또한 한약

453종에서 추출된 약 15,000여 종 이상의 단일성분을 보유하고 있어 최대 데이터베이스로 평가되는 TCMDatabase@Taiwan 모델을 통해 한약 성분에 의한 간독성을 탐색하는 데 이용되었다. 그러나 중복되는 물질 및 치료에 응용되지 않는 물질을 제외하고 15,000여종 중 9,160종이 탐색되었다.

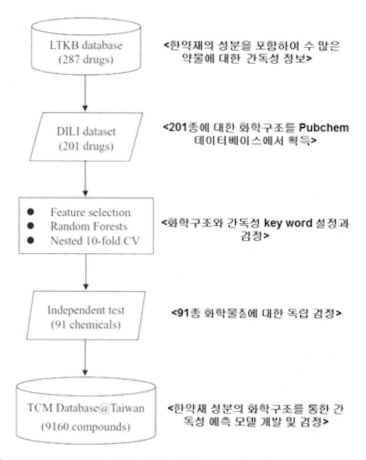

〈그림 5-27〉 한약재의 간독성 예측을 위한 QSAR모델 개발 절차에 대한 흐름도

약인성간독성을 예측하기 위한 QSAR모델 개발의 흐름도는 Liver Toxicity Knowledge Base(LTKB, 간독성정보자료집)을 통해 약인성 간독성과 관련된 한약의 성분을 확인하는 것부터 시작되며 통계학적 방법을 통한 검정 후 한약 성분에 대한 간독성을 탐색할 수 있는 모델이 완성된다.

2) 결과

개발된 QSAR모델의 간독성 예측에 대한 민감도, 특이도는 각각 86.0%와 70.8%

이었으며 두 지표 즉 민감도와 특이도 비율을 합하여 2로 나누어 산출되는 균형 정확도는 81.1%로 추정되었다. 즉 개발된 모델을 이용하여 한약의 특정성분에 대한 구조를 적용하면 간독성에 대한 예측 정도가 80% 정도 수준의 정확성이 있다는 것이다. 또한 QSAR모델에 의한 민감도와 특이도는 동물자료를 이용하여 약인성간독성 진단에 대한 민감도와 특이도인 46% 및 73%보다 높다. 반면에 인체에 대한 자료를 이용한 민감도와 특이도는 각각 73.7%와 94.4%보다 민감도 측면에서는 낮지만 특이도 측면에서는 훨씬 높다는 것을 알 수 있다. 민감도는 특이도와 더불어 정확도(accuracy)와 균형정확도(balanced accuracy)도 모델평가를 위한 지표로 응용되었다. 정확도는 진양성과 진음성의 합한 값을 샘플수로 나누어준 값으로 얼마나 정확하게 진단되었는지를 나타내는 비율이다. 균형 정확도는 민감도와 특이도를 합하여 2로 나누어준 값으로 정확도의 평균을 나타낸것이다.

$$Accuracy = \frac{true\ positives + true\ negative}{N}, \qquad Balanced\ accuracy = \frac{sensitivity + specificity}{2}$$

$$Sensitivity = \frac{true\ positives}{true\ positives + false\ negatives}, \qquad Specificity = \frac{true\ negatives}{true\ negatives + false\ positives}$$

독립검정(independent test)에 이용된 한약 성분 91종 중 83종은 문헌고찰을 통해 간손상과 관련된 표적독성-유발물질, 독성대사체 생성물질 그리고 독성을 유발하는 물질이며 8종은 어떠한 독성 및 간질환도 유발하지 않는 물질이다. 또한 한약 453종에서 추출된 단일성분 약 15,000여 종의 이상을 보유하고 있어 최대 데이터베이스로 평가되는 TCMDatabase@Taiwan모델을 통해 한약 성분에 의한 간독성을 탐색하는 데 이용되었다. 그러나 중복되는 물질 및 치료에 응용되지 않는 물질을 제외하고 15,000여종 중 9,160종이 탐색되었다. 또한 한약성분 중 83개의 간독성 물질은 75개는 pyrrolizidine alkaloid이며 그리고 나머지 8개는 epigallocatechin gallate, dihydrokavain, kavain, ephedrine, gummiferin, l-tetrahydropalmatine, nordihydroguaiaretic acid와 usnic acid 이다. 또한 간독성을 나타내지 않는 물질 8종 성분은 간보호에 효능이 있는 대계(*Silybum marianum*)와 소시호탕으로 분리된 물질이다. Pyrrolizidine alkaloid 75종의 independent test를 통해 간독성 예측에 대한 정확도, 민감도, 특이도 그리고 균형 정확도는 <표 5-27>처럼 각각 87.0%, 90.4%, 62.5%와 76.5%이었다. 특히 간의 발암 물질(liver carcinogen)로 알려진 pyrrolizidine alkaloid 15종 중 14종이 간독성 예측률이 93.3%의 높은 민감도로 확인되었다. 그러나 이들 물질들의 분자구조와 임상적 특징이 다소 차이가 있으며 이러한 이유로 75 pyrrolizidine alkaloid와 independent test의 검정(validation)을 통한 분자 구조의 평균 유사성 값(average similarity values)은 1을 기준으로 0.6608과 0.5167로 확인되었다.

〈표 5-27〉 간독성을 나타내는 한약재 성분에 대한 QSAR모델의 간독성 예측률

간독성 성분	한약재 또는 식물명	임상증상	진양성의 수
Pyrrolizidinealkaloids (PA) (n=75)	Heliotropium Senecio Symrhytum Crotalaria	정맥폐쇄성질환	68
Dihydrokavain	토근 (Piper methysticum)	급만성 담즙 정체성 간염, 전격성 간염	1
(-)-Epigallocatechin gallate	보이차 (Camellia sinensis)	급만성 담즙 정체성 간염	1
Ephedrine	마황 (Ephedra species)	급성간염, 자가면역성 간염	0
Gummiferin	엉겅퀴 (Atractylis gummifera)	급성간염 및 전격성 간염	1
Kavain	토근 (Piper methysticum)	급만성 담즙 정체성 간염, 전격성 간염	1
l-Tetrahydropalmatine	현호색 (Corydalis yanhusuo)	급만성 담즙 정체성 간염, 전격성 간염, 간섬유증	1
Nordihydroguaiaretic acid	고추 (Capsicum frutescens)	답즙분비중지, 만성간염, 간경화증	1
Usnic acid	지의류 (Parmelia saxatilis)	급성간염, 전격성간염	1
비-간독성 성분	한약재 또는 식물명	임상증상	진음성의 수
Isosilybin	대계	간보호	0
Silybin			0
Silychristin			0
Silydianin			1
Saikosaponin b1	소시호탕	만성간염 치료효과	1
Saikosaponin b2			1
Ginsenoside Rb1			1
Ginsenoside Rg1			1
예측도			
정확도			87.00%
민감도			90.40%
특이도			62.50%
균형정확도			76.45%

중의약 데이터베이스에서 탐색된 9,160종의 QSAR모델의 간독성 예측 결과를 <표 5-27>에 나타냈다. 전체 9,160종 중 6,853 종이 모델을 통해 간독성이 예측되어 약 74.5% 정도의 예측률을 나타냈다. <그림 5-28>에서 히스토그램은 QSAR 모델을 통해 간독성 예측치에 따라 해당되는 6,853종의 물질 수를 나타낸 것이다. 간독성에 대한 예측률이 가장 높은 96~100%에 해당되는 물질의 수는 약 250여 개이며 가장 낮은 예측률인 6~16%에 해당되는 물질의 수는 100여 개로 확인되었다. 약 1,150여 개의 가장 많은 물질이 속하는 예측률은 66~70% 사이이었다.

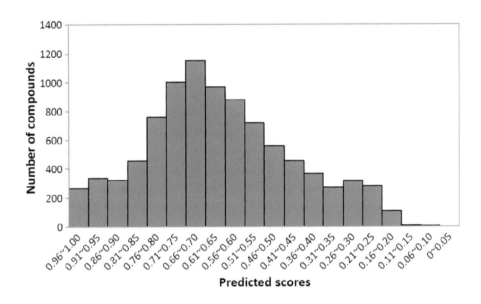

〈그림 5-28〉 중의약 데이터베이스의 천연물질에 대한 QSAR 모델의 간독성 예측 점수의 분포

간독성에 대한 예측률이 가장 높은 96~100%에 해당되는 물질의 수는 약 250여 개이며 가장 낮은 예측률인 6~16%에 해당되는 물질의 수는 100여 개로 확인되었다.

높은 예측률을 가진 물질 100종을 임상증상에 따라 분류한 것을 <표 5-28>에 서술하였다. 임상 증상은 다음과 같이 분류되었다: BASR: 혈액순환 개선(blood-activating and stasis-resolving) CSPC: 기침 및 헐떡거림 완화(cough-suppressing and panting-calming), D: 소화(digestant), DR: 부종 또는 배뇨개선(dampness-resolving), E: 구토(emetic), ER: 발한(exterior-releasing), H: 지혈(hemostatic), HC: 청열(heat-clearing), IW: 내한(interior-warming, dispelling internal cold), P: 하제(purgative), PDDEIR: 기생충 박멸

(parasites destroying), 배뇨와 가려움 완화(dampness eliminating and itchiness relieving), QE: 기 조절(Qi-regulating), T: 진정(tranquilizing), TR: 기력 증강(tonifying and replenishing), WDD: 풍습 제거(wind-dampness dispelling). QSAR모델을 통한 중의약 성분에 의한 간독성 예측률이 100%를 나타내는 임상증상은 DR, E, HC, TR 등이었다. 그러나 중의약에서 분리된 100종의 성분과 QSAR에 대한 벨리데이션 결과인 화학구조의 평균 유사성 값은 1을 기준으로 0.42798 정도였다. 또한 QSAR모델을 적용하여 간독성에 예측률이 높은 성분 100종은 89종의 한약재에 존재한다. 이들 한약재가 처방된

〈표 5-28〉 높은 간독성 예측률을 나타내는 한약재 성분의 증상에 따른 분류와 한약재 수

예측률 (%)	한약 성분의 수	분류	한약 수	예측률 (%)	한약 성분의 수	분류	한약 수
100	5	DR	2	97	40	BASR	4
		E	1			CSPC	3
		HC	3			DR	2
		TR	1			DR	2
99	21	BASR	1			ER	8
		CPSC	1			H	4
		DR	1			HC	15
		ER	4			IW	1
		H	2			P	2
		HC	5			QR	5
		P	1			PDDEIR	1
		PDDEIR	1			T	1
		QR	1			TR	6
		TR	5			WDD	1
		WDD	1				
98	34	BASR	3				
		CSPC	5				
		DR	2				
		ER	3				
		H	2				
		HC	9				
		P	1				
		PDDEIR	1				
		TR	8				

BASR: 혈액순환 개선(blood-activating and stasis-resolving), CSPC: 기침 및 헐떡거림 완화(cough-suppressing and panting-calming), D: 소화(digestant), DR: 부종 또는 배뇨 개선(dampness-resolving), E: 구토(emetic), ER: 발한(exterior-releasing), H: 지혈(hemostatic), HC: 청열(heat-clearing), IW: 내한(interior-warming, dispelling internal cold), P: 하제(purgative), PDDEIR: 기생충 박멸(parasites destroying), 배뇨와 가려움 완화(dampness eliminating and itchiness relieving), QE: 기 조절(Qi-regulating), T: 진정(tranquilizing), TR: 기력 증강(tonifying and replenishing), WDD: 풍습 제거(wind-dampness dispelling).

가장 높은 증상은 청열분야(heat-clearing category)이며 이 증상에 89종의 한약재 중 22종으로 24.7%가 처방되었다. 성분을 포함한 한약재에 대한 분석을 통해 간독성 유발의 잠재적 한약재를 확인할 수 있다. 먼저 rhein성분은 호장과 결명자의 주요 성분인데 인체에서 급성 간부전을 유발한다. Apigenin은 과인초, 밀봉화, 쇠비름, 고삼과 병풀들이 주요성분으로 산화적 스트레스를 유도하여 간독성의 원인이 된다. Danthorn은 anthraquinone함유 물질로 대황과 결명자의 주요 성분으로 급성간손상의 원인이 된다. 건선은 보골지의 주요 성분으로 인체 간독성을 유발하는 것으로 보고되었다. 이들 성분 외에도 8-methoxypsoralen, isopsoralen와 aristolochic acid 등을 함유한 한약재도 청열 환자에게 처방되었는데 간독성을 유발할 가능성이 있다.

이러한 결과는 개발된 QSAR모델이 다양한 화학물질의 간독성을 예측하는 데 있어서 유용하다는 것을 의미한다. 그러나 중의약 또는 한약성분에 대한 이러한 QSAR모델을 개발하기 위해서 가장 어려운 점은 치료를 위한 증상을 분류하는 분류체계가 없다는 것이다. 이는 결국 성분과 특정 독성의 예측 모델 개발을 위한 자료의 접근성에 문제가 있을 수 있다. 이외에도 한약재의 성분별 독성이 다른데 이는 특정 독성을 예측하는 데 있어서 자료가 제외되는 문제가 있을 수 있다. 예를 들어 마황의 주요 성분인 ephedrine은 환자보고서에 의하면 대부분 간독성이 아니라 자가면역질환을 유발하는 것으로 알려졌다. 그러나 마황의 다른 성분인 monocrotaline이 간독성을 유발하는 것으로 알려졌다. 따라서 한약재의 성분에 대한 독성예측의 in silico 모델 개발을 위해서는 한약재 처방이 되는 증상의 분류와 성분별 독성이 한약재 전체를 기술하는 데 포함되어야 한다.

한약재에 대한 in silico연구는 이제 시작단계이지만 한약 성분의 약리 및 독성의 작용기전에 대한 확인, 약물개발을 위한 한약성분의 잠재적 추정, 체학(omics studiy)으로부터의 복잡한 상호작용에 대한 개념 확립 등을 위해 응용될 수 있다. 특히 다양한 성분과 여러 한약재의 복합처방으로 이루어지는 한약의 특성 파악에 있어서 실험의 어려운 점을 고려했을 때 in silico연구는 문제를 해결하는 데 있어서 효과적으로 이용할 수 있다. 특히 in silico연구에서 확인된 한약의 특성을 차후 in vivo 및 in vitro연구의 방향성을 결정하는 데 도움이 된다. 그러나 in silico연구는 데이터베이스를 이용한 검색이기 때문에 in silico도구에 대한 선택과 응용이 한약재로부터 얻고자 하는 특성에 적절한 것이 무엇보다도 중요하다.

3. 시스템생물학을 적용한 한의학의 연구방향

이와 같이 시스템생물학이 한의학의 기본 원리에 대한 서양의학적 재해석을 위해 응용되고 있을 뿐만 아니라 한약의 성분에 대한 약리 및 독성기전의 이해를 위해서도 응용되고 있다는 것을 확인할 수 있다. 지금까지 한의학의 과학화를 통한 서구의 이해 측면에서 많은 노력을 기울여 왔지만 궁극적으로 서구에서 서양의학의 제도권으로의 진입은 아직 이루지 못하였다. 이러한 측면에서 시스템생물학은 한의학의 원리와 공통성이 많기 때문에 복잡한 한의학의 원리를 이해하는 데 좋은 도구라고 할 수 있다. 일반적으로 서양에서 한의학의 서양의학적 제도권으로 진입에서 가장 어려운 점으로 임상에서 치료효과를 정확하게 설명하지 못하고 있다는 점이다. 그러나 시스템생물학의 도구인 체학 기술은 한약에 의한 치료효과를 평가하는 데 도움을 줄뿐만 아니라 한의학에서 중요시하는 '증'과 연관하여 설명이 가능하다. 특히 시스템생물학은 서양의학의 환원주의적 관점과 한의학의 전체주의적 관점을 이어주는 핵심 역할을 할 수 있는 생명정보 기술의 통합적 기능을 수행할 수 있다. 따라서 시스템생물학은 한의학을 연구하는 데 있어서 새로운 시각과 방법을 제공할 수 있다. 또한 한의학과 시스템생물학의 통합적 이해는 한의학이 갖고 있는 고유의 장점을 잘 살릴 수 있는 거대한 잠재력을 유도할 수 있다. 이러한 연유로 한의학과 시스템생물학의 통합적 이해는 한의학의 새로운 발전을 유도하여 한의학의 역사에 새로운 이정표를 제시하게 될 것이다.

〈참고문헌〉

김종열(2007).『한의학, 과학의 길』. 과학과기술. 47~51.

주현, 한진(2004).『프로테오믹스: 단백질에 대한 이해 및 기능 해석의 새로운 접근과 응용』. 범문사.

정지연, 황금숙, 손인철(2008).「한의학의 과학적 연구를 위한 대사체학(Metabolomics)에 대한 고찰」. 경락경혈학회지. 25(4): 147~166.

권순일(2009).「맞춤의학시대를 열어갈 질환관련 SNP 연구의 최근 동향」. 한국전문대학교육연구학회논문집 제10권 1호. 59~67.

"Nature. 2011년 한의학 특집기사". 민족의학신문 2012년 02월 23일.

"한의학, 증거에 기반하는 학문 돼야". ScienceTimes 2009년 04월 30일.

Barlow DJ, Buriani A, Ehrman T, Bosisio E, Eberini I, Hylands PJ. In-silico studies in Chinese herbal medicines' research: evaluation of in-silico methodologies and phytochemical data sources, and a review of research to date. J Ethnopharmacol. 2012; 140(3): 526~534.

Buriani A, Maria L. Garcia-Bermejo, Enrica Bosisio, Qihe Xu, Huige Li, Xuebin Dong, Monique S.J. Simmonds, Maria Carrara, Noelia Tejedor, Javier Lucio-Cazana, Peter J. Hylands. Omic techniques in systems biology approaches to traditional Chinese medicineresearch: Present and future. Journal of Ethnopharmacology. 2012 ;140: 535~544.

Cha Seongwon, Imhoi Koo, Byung L. Park, Sangkyun Jeong, Sun M. Choi, Kil S. Kim, Hyoung D. Shin, and Jong Y. Kim. Genetic Effects of FTO and MC4R Polymorphisms on BodyMass in Constitutional Types. Evidence-Based Complementary and Alternative Medicine. 2011; 1~7.

Chambers JC, P. Elliott, D. Zabaneh et al.. Common genetic variation near MC4R is associated with waist circumference and insulin resistance. Nature Genetics. 2008; 40(6): 716~718.

Chan K, Xiao-Yang Hu, Valentina Razmovski-Naumovski, Nicola Robinson. Challenges and opportunities of integrating traditional Chinese medicine in to mainstream medicine: A review of the current situation. European Journal of Integrative Medicine. 2015; 7: 67~75.

Chan RY, Chen, W.F., Dong, A., Guo, D., Wong, M.S., 2002. Estrogen-like activity of ginsenoside Rg1 derived from Panax notoginseng. J. Clin. Endocrinol. Metab. 87. 3691~3695.

Cheung WI, Tse ML, Ngan T, Lin J, Lee WK, Poon WT, et al.. Liver injury associated with the use of Fructus Psoraleae (Bol-gol-zhee or Bu-gu-zhi) and its related proprietary medicine. Clin. Toxicol. (Phila.). 2009; 47: 683~685.

Chinese herbal medicines' research: Evaluation of in-silico methodologies and phytochemical data sources, and a review of research to date. Journal of Ethnopharmacology. 2012; 140: 526~534.

Dina CD. Meyre, S. Gallina et al.. Variation in FTO contributes to childhood obesity and severe adult obesity. Nature Genetics. 2007; 39(6): 724~726.

Frayling TM, NJ Timpson, MN Weedon et al.. A common variant in the FTO gene is associated with body mass index and predisposes to childhood and adult obesity. Science. 2007;

316(5826): 889~894.

Huang SH, Tung CW, Fülöp F, Li JH. Developing QSAR model for hepatotoxicity screening of the active compounds in traditional Chinese medicines. Food and Chemical Toxicology. 2015; 78: 71~77.

Janosˇek, JK. Hilscherova´ L, Bla´ha I, Holoubek, Environmental xenobiotics and nuclear receptors interactions. effects and in vitro assessment. Toxicology in Vitro. 2006; 20: 18~37.

Ji M, Liu Y, Yang S, Zhai D, Zhang D, Bai L et al.. Puerarin suppresses proliferation of endometriotic stromal cells in part via differential recruitment of nuclear receptor coregulators to estrogen receptor-alpha. J. Steroid Biochem. Mol. Biol. 2013; 138: 421~426.

Li S, Zhang Z, Wu L, et al.. Understanding ZHENG in traditional Chinese medicine in the context of neuroendocrine-immune network. IET Systems Biology. 2007; 1(1): 51~60.

Liu X, Wu WY, Jiang BH, Yang M, De-An Guo DA. Pharmacological tools for the development of traditional Chinese medicine. Trends in Pharmacological Sciences. 2013; 34(11): 620~628.

Loos RJF, CM Lindgren, S Li et al.. Common variants near MC4R are associated with fat mass, weight and risk of obesity. Nature Genetics. 2008; 40(6): 768~775.

Lu C, Deng J, Li L, Wang D, Li G. Application of metabolomics on diagnosis and treatment of patients with psoriasis in traditional Chinese medicine. Biochimica et Biophysica Acta. 2014; 1844: 280~288.

Lu X, Hu B, Shao L, Tian Y, Jin T, Jin Y, Ji S, Fan X. Integrated analysis of transcriptomics and metabonomics profiles in aflatoxin B1-induced hepatotoxicity in rat. Food and Chemical Toxicology. 201; 55: 444~455.

Ouedraogo M, Baudoux T, Stevigny C, Nortier J, Colet JM. Efferth T. Review of current and omics methods for assessing the toxicity (genotoxicity, teratogenicity and nephrotoxicity) of herbal medicines and mushrooms. Journal of Ethnopharmacology. 2012; 140: 492~512.

Qian Y, Zhang Yi, Zhang Weizhong, et al.. Relationship between the Polymorphism of alpha-Adducin Gene and the Two Phenotypes of Constitutions in Patients with Essential Hypertension Classified by TCM. Chinese Journal of Integrated Traditional and Western Medicine. 2006; 26(8): 698~701.

Shim EB, Lee S, Kim JY, Earm YE. Physiome and sasang constitutional medicine. Journal of Physiological Sciences. 2008; 58(7): 433~440.

Sun H, Zhang A, Yan G, Han Y, Sun W, Ye Y, Wang X. Proteomics study on the hepatoprotective effects of traditional Chinese medicineformulae Yin-Chen-Hao-Tang by a combination of two-dimensional polyacrylamide gel electrophoresis and matrix-assisted laser desorption/ionization-time of flight mass spectrometry. Journal of Pharmaceutical and Biomedical Analysis. 2013; 75: 173~179.

Zhang RX, Wang J, Zhang W, Zhang MQ. 2008. Outline study on production place of Chinese medicine in Han dynasty. Zhongguo Zhong Yao Za Zhi. 2008; 33: 1776~1781.

색인

antihistamine 162

Antrodia cinnamomea 137

apamin 153, 155

Apis mellifera 153

apitoxin 165

Apocynum apocyni veneti 196

apoptosis 162, 190, 195, 274

approximate lethal dose 51, 57~59, 95, 164, 170

Arisaema erubescens 197

Aristolochia 28, 44, 61~63

Aristolochia contorta 30, 45

Aristolochia debilis 30, 37, 45, 47, 48, 62, 63

Aristolochia fangchi 28, 45, 63

Aristolochiae fructus 30

Aristolochic acid 30, 31, 44, 56, 61~64, 69, 76, 94, 299

Aristolochic acid nephropathy 30

Artemisia annua 209

artemisinin 209

Asarum heterotropoides 62, 64, 65, 68, 95, 196

Asarum heterotropoides var. mandshuricum 196

Asarum sieboldi Var. 62, 64

Asarum sieboldii Miq. 62, 64, 65, 68, 94, 95

Asarum species 30

Asiasari radix 61

aspartate aminotransferase 137

asphyxiation 166

AST 115, 137, 138, 259

aucubigenin 91, 92

aucubin 91~94

autoantibodies 127

autosome 222

ayurvedic medicine 19

Azadirachza indica 144

(B)

bacterial reverse mutation test 284

Baicalin 138, 194, 263

Bambusa tuldoides 196

Bee venom 179~181

beekeeper's arthropathy 162

benzoic alkaloid 176

benzoylaconine 69~71

bergaptan 84

bilobalide 202

biotransformation 75, 76, 117

Blood-Brain-Barrier 200

Bombyx mori 196

botanical drug 20, 56

Bupleurum chinense 196

Buthus martensi 197

(C)

caffeic acid 78, 83, 86, 195

caffeic acid-semiquinone radical 84

cagulopathy 166

Camellia sinensis 138, 296

cantharidin 172~175, 180, 181

carbocation 76, 77

carbon-centered radical 75

cardiotoxic protein 176

cardiotoxins 168

Carthamus tinctorius 196

Case-Control Study 221, 232

caspase 195

CAT 121, 136~138, 141~143

catalase 121, 136, 142, 167

Catechin 138, 195

Caulis Akebiae quinata 61, 62

Caulis Aristolochiae manshuriensis 62

Caulis Clematidis armandii 62

Centella asiatica 196

centipede 176, 180

Central dogma 75, 76

challenge 128, 301

chemical messenger 251

chemistry-focused study 209

Chinese angelica 83

chinese herbal medicine 24, 36, 43, 56, 57, 205, 206, 301

cholangiocyte 124

cholestasis 123, 125

cholestatic liver disease 123

cholinergic neuron system 168

chromosome aberration test 284

Chrysanthemum indicum 196

Cimicifuga goetida 197

Cimicifuga racemosa 86, 94

(N)

N-acetylcysteine 139
N-acetyl-p-quinone imine 118, 131, 132, 134, 136
natural decomposition 75
natural estrogen 87
necrosis 162, 252
neoantigen 128
neoliquiritin 87
neurofibrillary tangle 198
neuronal nitric oxide synthase 192, 193
neurotoxin 166, 168
nicotine 201
nitrenium ion 76, 77
nitromemantine 191, 192
NMDA receptor-mediated neurotoxicity 192, 193
NMDA 수용체 190~193, 195, 200, 202
NMDA 수용체-매개 신경독성 192, 193
non-clinical research 38
non-targeted profiling 276
nor-wogonoside 194
Notoptergium incisium 197
Nrf2 82
nuclear receptor 258, 261, 263, 302
nuclear receptor-mediated mechanism 261
nucleophilic 77
nucleotide sequence analysis 221, 226, 228

(O)

oligoarticular disease 162
oligosaccharides 91
omics 211, 212, 218, 286, 302
oroxylin A-glucuronide 194
ovulatory disorders 186

(P)

Paeonia lactiflora 196
pain syndrome 162
parenchymal cell 124
parent compound 75, 76
Paris polyphylla var. yunnanensis 197
Perillyl alcohol 138
peroxisome proliferators-actived receptor 262, 263
personalized medicine 7, 217, 221, 226, 235
PGE2 155

pharmacological reaction 125
Phase 1 117, 118
Phase 2 117, 118
phenol glycoside ionone 91
Pheretima asiatica 196
phospholipase A 176
phospholipase A2 153~155, 179, 281, 282
phospholipases 167
phthalide 78, 79
phytochemicals 151
phytoestrogen 87, 206, 265, 266
Pinellia ternata 197
Platycladus orientalis 197
Platycodi radix 138
Platycodon grandiflorus 138
pleiotropy 267, 271
poison 24, 26, 28, 151, 152
Polygala tenuifolia 197, 203
polygeny 271
Polygonum multiflorum 196
polymorphisms 225, 239, 301
polyphenol 138
polysaccharides 91
poria cocos 196
pregnane X receptor 262, 263
presynaptic neuron 168
priapism 172, 174
primary biliary cirrhosis 123
primary infertility 186
primary metabolite 151
prolonged seizures 191
promoter 261, 265
prostaglandin E2 155
protease 166, 195
proteomics 211, 212, 218, 220, 271, 302
prototoxicant 286
Prunus Persica 197
psoriasis 28, 278, 302
Puerarin 138, 265~267, 302
Pureraria lobata 197
pyroaconine 69
pyrrolizidine alkaloid 95, 119, 132, 295, 296

박영철 ───

영남대학교 생물학 이학사
서울대학교 보건대학원 보건학 석사
Oregon State University 독성학 박사
현) 대구가톨릭대학교 화학물질독성평가학과 교수 겸 GLP센터장

『독성학의 분자-생화학적 원리』
『금연보건학개론』
『한약독성학 I』
『한약독성학 II』
상당수의 독성 논문발표
e-mail: ycpark@cu.ac.kr

이선동 ───

원광대학교 한의학사(한의사)
서울대학교 보건대학원 석박사
경희대학교 한의학 박사
현) 상지대학교 한의과대학 예방 및 양생의학과 교수
    한국독성학회 한약독성분과위원회 위원장

『예방한의학 및 공중보건학』
『양생학』
『한약독성학 I』
『한약독성학 II』
다수의 독성 논문발표
e-mail: sdlee@sangji.ac.kr

한약
독성학 Ⅲ

초판발행 2017년 6월 30일
초판 2쇄 2020년 2월 10일

지은이 박영철 · 이선동
펴낸이 채종준
펴낸곳 한국학술정보(주)
주 소 경기도 파주시 회동길 230(문발동)
전 화 031-908-3181(대표)
팩 스 031-908-3189
홈페이지 http://ebook.kstudy.com
E-mail 출판사업부 publish@kstudy.com
등 록 제일산-115호(2000. 6. 19)

ISBN 978-89-268-8070-8 93510